全国医药中等职业技术学校教材

中药制剂分析技术

全国医药职业技术教育研究会　组织编写

陶定阚　主编

朱品业　主审

化学工业出版社
生物·医药出版分社

·北京·

图书在版编目（CIP）数据

中药制剂分析技术/陶定阆主编. —北京：化学工业
出版社，2005.12（2025.1 重印）
全国医药中等职业技术学校教材
ISBN 978-7-5025-8040-7

Ⅰ. 中⋯ Ⅱ. 陶⋯ Ⅲ. 中药制剂学-药物分析-专业
学校-教材 Ⅳ. R283

中国版本图书馆 CIP 数据核字（2005）第 150230 号

责任编辑：李少华　余晓捷　孙小芳　　　　　文字编辑：丁建华
责任校对：陶燕华　　　　　　　　　　　　　装帧设计：关　飞

出版发行：化学工业出版社　生物·医药出版分社（北京市东城区青年湖南街 13 号　邮政编码 100011）
印　　装：北京盛通数码印刷有限公司
787mm×1092mm　1/16　印张 12½　字数 299 千字　　2025 年 1 月北京第 1 版第 16 次印刷

购书咨询：010-64518888　　　　　　　　　　售后服务：010-64518899
网　　址：http://www.cip.com.cn
凡购买本书，如有缺损质量问题，本社销售中心负责调换。

定　　价：32.00 元

《中药制剂分析技术》编审人员

主　　编　　陶定阐（广州市医药中等专业学校）

主　　审　　朱品业（广州市药品检验所）

编写人员　　（按姓氏笔画排序）

　　　　　　凡　华（江苏省徐州高等职业技术学校）

　　　　　　刘少波（广州市医药中等专业学校）

　　　　　　杨工昶（河南省医药学校）

　　　　　　徐　斌（天津市药科中等专业学校）

　　　　　　陶定阐（广州市医药中等专业学校）

全国医药职业技术教育研究会委员名单

会　长　苏怀德　国家食品药品监督管理局

副会长　（按姓氏笔画排序）
　　　　　王书林　成都中医药大学峨眉学院
　　　　　严　振　广东化工制药职业技术学院
　　　　　陆国民　上海市医药学校
　　　　　周晓明　山西生物应用职业技术学院
　　　　　缪立德　湖北省医药学校

委　员　（按姓氏笔画排序）
　　　　　马孔琛　沈阳药科大学高等职业技术学院
　　　　　王吉东　江苏省徐州医药高等职业学校
　　　　　王自勇　浙江医药高等专科学校
　　　　　左淑芬　河南中医学院药学高职部
　　　　　白　钢　苏州市医药职工中等专业学校
　　　　　刘效昌　广州市医药中等专业学校
　　　　　闫丽霞　天津生物工程职业技术学院
　　　　　阳　欢　江西中医学院大专部
　　　　　李元富　山东中医药高级技工学校
　　　　　张希斌　黑龙江省医药职工中等专业学校
　　　　　林锦兴　山东省医药学校
　　　　　罗以密　上海医药职工大学
　　　　　钱家骏　北京市中医药学校
　　　　　黄跃进　江苏省连云港中医药高等职业技术学校
　　　　　黄庶亮　福建食品药品职业技术学院
　　　　　黄新启　江西中医学院高等职业技术学院
　　　　　彭　敏　重庆市医药技工学校
　　　　　彭　毅　长沙市医药中等专业学校
　　　　　谭骁彧　湖南生物机电职业技术学院药学部

秘书长　（按姓氏笔画排序）
　　　　　刘　佳　成都中医药大学峨眉学院
　　　　　谢淑俊　北京市高新职业技术学院

全国医药中等职业技术教育教材
建设委员会委员名单

前　言

半个世纪以来，我国中等医药职业技术教育一直按中等专业教育（简称为中专）和中等技术教育（简称为中技）分别进行。自 20 世纪 90 年代起，国家教育部倡导同一层次的同类教育求同存异。因此，全国医药中等职业技术教育教材建设委员会在原各自教材建设委员会的基础上合并组建，并在全国医药职业技术教育研究会的组织领导下，专门负责医药中职教材建设工作。

鉴于几十年来全国医药中等职业技术教育一直未形成自身的规范化教材，原国家医药管理局科技教育司应各医药院校的要求，履行其指导全国药学教育、为全国药学教育服务的职责，于 20 世纪 80 年代中期开始出面组织各校联合编写中职教材。先后组织出版了全国医药中等职业技术教育系列教材 60 余种，基本上满足了各校对医药中职教材的需求。

为进一步推动全国教育管理体制和教学改革，使人才培养更加适应社会主义建设之需，自 20 世纪 90 年代末，中央提倡大力发展职业技术教育，包括中等职业技术教育。据此，自 2000 年起，全国医药职业技术教育研究会组织开展了教学改革交流研讨活动。教材建设更是其中的重要活动内容之一。

几年来，在全国医药职业技术教育研究会的组织协调下，各医药职业技术院校认真学习有关方针政策，齐心协力，已取得丰硕成果。各校一致认为，中等职业技术教育应定位于培养拥护党的基本路线，适应生产、管理、服务第一线需要的德、智、体、美各方面全面发展的技术应用型人才。专业设置必须紧密结合地方经济和社会发展需要，根据市场对各类人才的需求和学校的办学条件，有针对性地调整和设置专业。在课程体系和教学内容方面则要突出职业技术特点，注重实践技能的培养，加强针对性和实用性，基础知识和基本理论以必需够用为度，以讲清概念，强化应用为教学重点。各校先后学习了《中华人民共和国职业分类大典》及医药行业工人技术等级标准等有关职业分类、岗位群及岗位要求的具体规定，并且组织师生深入实际，广泛调研市场的需求和有关职业岗位群对各类从业人员素质、技能、知识等方面的基本要求，针对特定的职业岗位群，设立专业，确定人才培养规格和素质、技能、知识结构，建立技术考核标准、课程标准和课程体系，最后具体编制为专业教学计划以开展教学活动。教材是教学活动中必须使用的基本材料，也是各校办学的必需材料。因此研究会首先组织各学校按国家专业设置要求制订专业教学计划、技术考核标准和课程标准。在完成专业教学计划、技术考核标准和课程标准的制订后，以此作为依据，及时开展了医药中职教材建设的研讨和有组织的编写活动。由于专业教学计划、技术考核标准和课程标准都是从现实职业岗位群的实际需要中归纳出来的，因而研究会组织的教材编写活动就形成了以下特点：

1. 教材内容的范围和深度与相应职业岗位群的要求紧密挂钩，以收录现行适用、成熟规范的现代技术和管理知识为主。因此其实践性、应用性较强，突破了传统教材以理论知识为主的局限，突出了职业技能特点。

2. 教材编写人员尽量以产学结合的方式选聘，使其各展所长、互相学习，从而有效地克服了内容脱离实际工作的弊端。

3. 实行主审制，每种教材均邀请精通该专业业务的专家担任主审，以确保业务内容正确无误。

4. 按模块化组织教材体系，各教材之间相互衔接较好，且具有一定的可裁减性和可拼接性。一个专业的全套教材既可以圆满地完成专业教学任务，又可以根据不同的培养目标和地区特点，或市场需求变化供相近专业选用，甚至适应不同层次教学之需。

本套教材主要是针对医药中职教育而组织编写的，它既适用于医药中专、医药技校、职工中专等不同类型教学之需，同时因为中等职业教育主要培养技术操作型人才，所以本套教材也适合于同类岗位群的在职员工培训之用。

现已编写出版的各种医药中职教材虽然由于种种主客观因素的限制仍留有诸多遗憾，上述特点在各种教材中体现的程度也参差不齐，但与传统学科型教材相比毕竟前进了一步。紧扣社会职业需求，以实用技术为主，产学结合，这是医药教材编写上的重大转变。今后的任务是在使用中加以检验，听取各方面的意见及时修订并继续开发新教材以促进其与时俱进、臻于完善。

愿使用本系列教材的每位教师、学生、读者收获丰硕！愿全国医药事业不断发展！

全国医药职业技术教育研究会

2005 年 6 月

编 写 说 明

　　本书是根据全国医药职业技术教育研究会组织制定的中药专业中药制剂专门化和药剂专业药物分析专门化中对中药制剂分析技术课程的教学计划要求编写的。

　　本书充分反映了《中华人民共和国药典》2010 年版一部的要求和特色。为了强化中级工的技能训练，本书还大量收载和介绍了实际检验中的记录和数据，从操作步骤、原始记录、计算和结果判断各方面的材料及相应的习题，来培养学生的实际操作技能。

　　本书适用于药剂专业药物分析专门化和中药专业中药制剂专门化，也可供相应的在职员工培训之用。

　　参加编写的人员：陶定阐（第一章、第九章）、徐斌（第二章）、凡华（第三章）、杨工昶（第四章～第八章）、刘少波（实验指导）。本教材经广州市药品检验所主任药师朱品业主审。

　　广州市医药中等专业学校齐韶宗对本书的编写提出许多宝贵意见，在此表示感谢！

　　由于编者水平有限，书中难免有疏漏和不当之处，敬请读者批评指正。

编　者
2010 年 9 月

目　　录

第一章 绪 论

中药制剂分析技术是运用现代各种分析方法和技术，综合分析和评价中药制剂质量的一门应用学科。

中药制剂是以中医理论为指导，以中药为原料，按规定的处方和制法制成规定剂型的成方制剂，也称为中成药。

本课程主要讲授中成药的常规的理化检验方法和技术，即以常用的化学分析法和仪器分析法，对《中华人民共和国药典》（简称《中国药典》）中的中药制剂的鉴别、检查和含量测定。因此，学习本课程应具备一定的分析化学、中药化学、仪器分析和中药制剂技术等方面的基本知识和技能。

第一节 概 述

一、学习中药制剂分析技术的目的和意义

药品是用于预防、治疗、诊断人的疾病，有目的地调节人的生理机能的物质，其质量的优劣不仅影响到对人的疗效，还与人民用药安全有直接关系。为了保障人民用药的安全性和有效性，对药品必须严格管理和控制。对作为药品的中药制剂必须依法进行质量检验。

学习本课程的目的是使学生具备高素质劳动者和中初级中药制剂分析专门人才所必需的基本知识和基本技能；培养学生树立"质量第一"的观念，具备严谨细心的工作态度，扎实的基本操作技能，能依据中药制剂质量标准完成常规的质量检验，并具备不断获取新知识、新技术，适应中药制剂检验技术的发展和继续学习的基本能力，为学生进一步学习相关专业知识和职业技能，提高全面素质，增强适应职业变化和继续学习的能力打下一定的基础。

二、中药制剂分析技术的特点

中药制剂分析的一个显著特点是在检验前，通常对中药制剂供试品进行预处理。由于中药制剂组成复杂，辅料对供试品分析也可能存在干扰，制剂中各类成分之间往往存在相互干扰，同时被测成分含量较低等因素也直接影响到中药制剂的分析。因此，在中药制剂分析前必须对供试品进行处理，将被测成分提取、分离、纯化、富集，从而保证分析结果的准确可靠。

另一个显著特点是，中药制剂的真伪鉴别大量采用了专属性强的薄层色谱鉴别，该法集分离、鉴别双重功效。尤其是大量采用"药材对照品和提取物对照品"，以药材对照品和提取物对照品的完整图谱方式来鉴别中药制剂的真伪，充分体现了从总体组成上有效地控制中药制剂的质量。

三、影响中药制剂质量的因素

原料（药材）、生产工艺和包装三个方面是影响中药制剂质量的主要因素。

为了保证中药制剂的质量，首先要严格控制中药材的质量。要严格按照中药材的质量标准

对投料的中药材进行检验。如乌头类药材含有多种乌头碱，炮制后虽然大部分乌头碱水解成乌头次碱并进一步水解成乌头原碱，毒性大大降低，但仍残留极少量有毒的双酯型乌头碱。因此乌头类药材如草乌、附子的炮制品和含有这类药材的制剂均要检查双酯型乌头碱的限量，要确保制剂中双酯型乌头碱的限量符合规定，就必须保证药材中双酯型乌头碱的限量符合规定。

生产工艺的稳定是药品质量均一的重要保证。如制剂的外观、水分、崩解时限、含量等指标均和生产过程有关。

制剂的包装对药品的最终质量影响也是至关重要的，特别是在贮存、运输过程中尤为重要。例如，对一些全浸膏片、半浸膏片、全浸膏制成的胶囊、颗粒剂等，在贮存期间极易吸潮，而导致外观变形、黏结、霉变、水分超标等，因此在药品的包装上，就要考虑防止上述影响药品质量现象的出现。在制定和修订中药制剂质量标准和通过检验发现问题研究改进措施时，都要综合考虑上述因素。

第二节　药品标准

一、含义与特性

药品标准是国家对药品的质量规格和检验方法所做的技术规定，是药品生产、销售、使用和检验单位必须共同遵守的法定依据。药品质量集中表现在有效性和安全性两方面。药品的有效性是发挥治疗效果的基本条件，安全性则是要保证药品充分发挥疗效而又安全使用和不产生不良影响。

国家药品标准包括《中华人民共和国药典》和国家食品药品监督管理局颁布的药品标准（简称局颁标准）。国家药品标准是保障人体健康和人身安全的标准，属于强制性标准。药品的生产、销售和使用领域必须遵守国家药品标准的规定。

二、制定、修订药品标准的原则

制定药品标准必须坚持质量第一，充分体现"安全有效，技术先进，经济合理"的原则，药品标准应起到促进提高质量、择优发展的作用。

我国现行药品标准为国家药品标准。国家药典委员会负责组织制定和修订国家药品标准，即《中华人民共和国药典》和国家食品药品监督管理局颁布的药品标准。由国家食品药品监督管理局批准颁布；并对其所批准颁布药品标准有解释、修订、废止的权力。

三、中药质量标准

中药是我国传统医药学的重要组成部分，也是中华民族传统文化的重要组成部分，为中华民族的繁衍昌盛做出了巨大的贡献。为了保证用药的安全和有效，中药质量控制的技术和方法一直处于不断标准化、规范化的发展进程中。

（一）药典

《中国药典》是国家为保证药品质量所制定的法典，从1953年到2005年编印发布了8版药典，分别是1953年版（本版药典中药和化学药品合订为一册）、1963年版（从本版药典开始分为两部，中药收载于第一部）、1977年版、1985年版、1990年版、1995年版、2000年版、2005年版和2010年版（自2005年版药典分为三部，中药仍收载于第一部）。

（二）局（部）颁标准

在药典之外，还颁布了《中华人民共和国卫生部药品标准》（简称部颁标准）"中药成方制剂"20 册，之后由国家食品药品监督管理局颁发的国家中药标准，称为局颁标准。部颁、局颁标准均为药典以外的国家标准。

为了强化药品管理，从 1996 年开始对中药地方标准进行整顿，凡能上升为国家标准的，由国家食品药品监督管理局编制颁发了《国家中成药标准汇编》，共 13 册。

（三）新药标准

新药经批准后，其质量标准为试行标准，在试行标准期满后，由国家药典委员会正式转为局颁标准，目前转正的品种已汇编为《新药转正标准》共 41 册。

四、《中国药典》一部

（一）收载情况

历版药典收载品种情况见表 1-1。

表 1-1　历版药典收载品种

版本/年	药材及饮片	植物油脂和提取物	成方制剂和单味制剂	合　计
1953	65		46	111
1963	446		197	643
1977	882		270	1152
1985	506		207	713
1990	509		275	784
1995	522		398	920
2000	534		458	992
2005	551	31	564	1146
2010	619	47	1499	2165

（二）特点

《中国药典》一部最主要的特点是突出了中药特色，提高了中药的检测标准。《中国药典》2010 年版一部本着科学性、实用性和专属性的原则，大量吸纳了现代科学研究成果，与 2005 年版相比新增收的 1019 个品种，修订了 634 种。大量采用了现代分析手段，测定指标更趋合理，强调了中医理论的整体观念，突破单一成分控制质量的模式，采用多成分或特征色谱峰群综合控制质量的方法，2005 年版首次采用提取物对照品按照一组成分的思路检测中药质量。

《中国药典》从 2005 年版一部附录就增加了薄层色谱法的系统适用性试验，进一步规范统一了薄层色谱法的操作方法，提高了该法的科学性和准确性；并且对中药质量标准分析方法和中药注射剂安全性检查法均收载了指导原则；另外，《中国药典》2010 年版一部还大量采用现代分析技术，详见表 1-2。

表 1-2　《中国药典》2005 年版与 2010 年版中含量测定制剂品种数比较

版本/年	高效液相色谱法	气相色谱法	紫外-可见分光光度法	薄层色谱法	合　计
2005	305	21	16	34	376
2010	1308	44	17	29	1398

（三）《中国药典》2010 年版一部的基本结构和内容

《中国药典》2010 年版一部主要分为凡例、正文、附录和索引四大部分。

"凡例"是解释和正确地使用药典进行质量检定的基本原则，并把与正文、附录及质量检定有关的共性问题加以规定，避免在全书中重复说明。"凡例"中的有关规定具有法定的约束力。

正文部分分药材及饮片、植物油脂和提取物、成方制剂和单味制剂三部分排列，是所收载品种的质量标准。正文品种按中文名笔画顺序排列。成方制剂和单味制剂每一品种项下根据品种和剂型不同，按顺序可分别列有：①品名；②来源；③处方；④制法；⑤性状；⑥鉴别；⑦检查；⑧浸出物；⑨特征图谱或指纹图谱；⑩含量测定；⑪炮制；⑫性味与归经；⑬功能与主治；⑭用法与用量；⑮注意；⑯规格；⑰贮藏；⑱制剂；⑲附注等。

附录主要收载制剂通则、通用检测方法和指导原则。

索引包括中文索引和英文索引。中文索引按汉语拼音顺序排列；英文索引按英文字母顺序排列。

（四）凡例简介

在《中国药典》中，药品检验标准中常用专有名词术语在凡例中均有详细的说明。

1. 溶解度

溶解度是药品的一种物理性质。各品种项下选用的部分溶剂及其在该溶剂中的溶解性能可供精制或制备溶液时参考；对在特定溶剂中的溶解性能需作质量控制时，应在该品种检查项下另做具体规定。

药品的近似溶解度以下列名词术语表示：

极易溶解　系指溶质 1g（ml）能在溶剂不到 1ml 中溶解；

易溶　系指溶质 1g（ml）能在溶剂 1～不到 10ml 中溶解；

溶解　系指溶质 1g（ml）能在溶剂 10～不到 30ml 中溶解；

略溶　系指溶质 1g（ml）能在溶剂 30～不到 100ml 中溶解；

微溶　系指溶质 1g（ml）能在溶剂 100～不到 1000ml 中溶解；

极微溶解　系指溶质 1g（ml）能在溶剂 1000～不到 10000ml 中溶解；

几乎不溶或不溶　系指溶质 1g（ml）在溶剂 10000ml 中不能完全溶解。

试验法：除另有规定外，称取研成细粉的供试品或量取液体供试品，置于 25℃±2℃ 一定容量的溶剂中，每隔 5min 强力振摇 30s；观察 30min 内的溶解情况，如看不见溶质颗粒或液滴时，即视为完全溶解。

2. 物理常数

物理常数包括相对密度、馏程、熔点、凝点、比旋度、折光率、黏度、吸收系数、碘值、皂化值和酸值等；测定结果不仅对药品具有鉴别意义，也反映药品的纯度，是评价药品质量的主要指标之一。

3. 贮藏

贮藏系对药品贮藏与保管的基本要求，除矿物药应置干燥洁净处不做具体规定外，一般以下列名词术语表示：

遮光　系指用不透光的容器包装，例如棕色容器或黑色包装材料包裹的无色透明、半透明容器；

密闭　系指将容器密闭，以防止尘土及异物进入；

密封　系指将容器密封，以防止风化、吸潮、挥发或异物进入；

熔封或严封　系指将容器熔封或用适宜的材料严封，以防止空气与水分的侵入并防止污染；

阴凉处 系指不超过 20℃；

凉暗处 系指避光并不超过 20℃；

冷处 系指 2～10℃；

常温 系指 10～30℃。

凡贮藏项未规定贮存温度的系指常温。

4. 检查方法和限度

(1) 药材和饮片、植物油脂和提取物的含量（％）均按重量计。单一成分制剂如规定上限为 100％以上时，系指用《中国药典》2010 版中规定的分析方法测定时可能达到的数值，它为药典规定的限度或允许偏差，并非真实含量；如未规定上限时，系指不超过 101.0％。

(2)《中国药典》2010 版中规定的各种纯度和限度数值以及制剂的重（装）量差异：系包括上限和下限两个数值本身及中间数值，规定的这些数值不论是百分数还是绝对数字，其最后一位数字都是有效位。

试验结果在运算过程中，可比规定的有效数字多保留一位数，而后根据有效数字的修约规定进舍至规定有效位。计算所得的最后数值或测定值均可按修约规则进舍至规定的有效位，取此数值与标准中规定的限度数值比较，以判断是否符合规定限度。

5. 对照品、对照药材、对照提取物、标准品

系指用于鉴别、检查、含量测定的标准物质。对照品应按其使用说明书上规定的方法处理后按标示含量使用。

6. 计量

(1) 法定计量单位名称和符号含义

长度	米 (m)	分米 (dm)	厘米 (cm)	毫米 (mm)	微米 (µm)	纳米 (nm)
体积	升 (L)	毫升 (ml)	微升 (µl)			
质（重）量	千克 (kg)	克 (g)	毫克 (mg)	微克 (µg)	纳克 (ng)	皮克 (pg)
压力	兆帕 (MPa)	千帕 (kPa)	帕 (Pa)			
密度	千克每立方米 (kg/m³)	克每立方厘米 (g/cm³)				

(2) 滴定液和试液的浓度 以 mol/L（摩尔/升）表示者，其浓度要求精密标定的滴定液用 "XXX 滴定液（YYYmol/L）" 表示，作其他用途不需精密标定其浓度时用 "YYYmol/LXXX 溶液" 表示，以示区别。

(3) 温度 以摄氏度（℃）表示：

水浴温度 除另有规定外，均指 98～100℃；

热水 系指 70～80℃；

微温或温水 系指 40～50℃；

室温 系指 10～30℃；

冷水 系指 2～10℃；

冰浴 系指约 0℃；

放冷 系指放冷至室温。

(4) 百分比 用 "％" 符号表示，系指重量的比例；但溶液的百分比，除另有规定外，系指溶液 100ml 中含有溶质若干克；乙醇的百分比，系指在 20℃时容量的比例。此外，根据需要可采用下列符号：

％（g/g）　表示溶液 100g 中含有溶质若干克；

％（ml/ml）　表示溶液 100ml 中含有溶质若干毫升；

％（ml/g）　表示溶液 100g 中含有溶质若干毫升；

％（g/ml）　表示溶液 100ml 中含有溶质若干克。

（5）缩写 "ppm" 表示百万分比，系指重量或体积的比例。

（6）缩写 "ppb" 表示十亿分比，系指重量或体积的比例。

（7）液体的滴　系在 20℃时，以 1.0ml 水为 20 滴进行换算。

（8）溶液后标示的 "（1→10）" 等符号　系指固体溶质 1.0g 或液体溶质 1.0ml 加溶剂使成 10ml 的溶液；未指明用何种溶剂时，均系指水溶液；两种或两种以上液体的混合物，名称间用半字线 "-" 隔开，其后括号内所示的 "：" 符号，系指各液体混合时的容量比例。如牛黄解毒片中薄层色谱鉴别时展开剂的表示：石油醚（30～60℃）-甲酸乙酯-甲酸（15：5：1）。

（9）药筛　选用国家标准的 R40/3 系列，分等如下：

筛号	筛孔内径（平均值）	目号
一号筛	2000μm±70μm	10 目
二号筛	850μm±29μm	24 目
三号筛	355μm±13μm	50 目
四号筛	250μm±9.9μm	65 目
五号筛	180μm±7.6μm	80 目
六号筛	150μm±6.6μm	100 目
七号筛	125μm±5.8μm	120 目
八号筛	90μm±4.6μm	150 目
九号筛	75μm±4.1μm	200 目

粉末分等如下：

最粗粉　指能全部通过一号筛，但混有能通过三号筛不超过 20％的粉末；

粗　粉　指能全部通过二号筛，但混有能通过四号筛不超过 40％的粉末；

中　粉　指能全部通过四号筛，但混有能通过五号筛不超过 60％的粉末；

细　粉　指能全部通过五号筛，并含能通过六号筛不少于 95％的粉末；

最细粉　指能全部通过六号筛，并含能通过七号筛不少于 95％的粉末；

极细粉　指能全部通过八号筛，并含能通过九号筛不少于 95％的粉末。

（10）乙醇未指明浓度时，均系指 95％（ml/ml）的乙醇。

（11）计算分子量以及换算因子等　使用的原子量均按最新国际原子量表推荐的原子量。

7. 精确度

① 试验中供试品与试药等 "称重" 或 "量取" 的量，均以阿拉伯数码表示，其精确度可根据数值的有效数值来确定，如称取 "0.1g" 系指称取量可为 0.06～0.14g；称取 "2g"，系指称取量可为 1.5～2.5g；称取 "2.0g" 系指称取量可为 1.95～2.05g；称取 "2.00g"，系指称取量可为 1.995～2.005g。

"精密称定" 系指称取重量应准确至所取重量的千分之一；"称定" 系指称取重量应准确至所取重量的百分之一；

"精密量取" 系指量取体积的准确度应符合国家标准中对该体积移液管的精密度要求；"量取" 系指可用量筒或按照量取体积的有效数位选用量具。

取用量为 "约" 若干时，系指取用量不得超过规定量的 100±10％；

② 恒重，除另有规定外，系指供试品连续两次干燥或炽灼后的重量差异在 0.3mg 以下的重量。干燥至恒重的第二次及以后各次称重均应在规定条件下继续干燥 1h 后进行；炽灼至恒重的第二次称重应在继续炽灼 30min 后进行。

③ 试验中规定"按干燥品（或无水物，或无溶剂）计算"时，除另有规定外，应取未经干燥（或未去水，或未去溶剂）的供试品进行试验，并将计算中的取用量按检查项下测得的干燥失重（或水分，或溶剂）扣除。

④ 试验中的"空白试验"，系指在不加供试品或以等量溶剂替代供试液的情况下，按同法操作所得的结果；含量测定中的"并将滴定的结果用空白试验校正"，系指按供试品所耗滴定液的量（ml）与空白试验中所耗滴定液量（ml）之差进行计算。

⑤ 试验时的温度，未注明者，系指在室温下进行；温度高低对试验结果有显著影响者，除另有规定外，应以 25℃±2℃ 为准。

8. 试药、试液、指示剂

① 试验用的试药，除另有规定外，均应根据药典附录试药项下的规定，选用不同等级并符合国家标准或国务院有关行政主管部门规定的试剂标准。试液、缓冲液、指示剂与指示液、滴定液等均应符合药典附录的规定或按照附录的规定制备。

② 试验用水，除另有规定外，均系指纯化水。酸碱度检查所用的水，均系指新沸并放冷至室温的水。

③ 酸碱性试验时，如未指明用何种指示剂，均系指石蕊试纸。

第三节　中药制剂分析工作的基本程序

中药制剂分析的基本程序包括取样、性状检验、供试品的制备、鉴别、检查、含量测定及检验原始记录和检验报告七部分。

一、取样

取样是指从整批产品中按国家规定抽取一部分具有代表性供试品的过程。

（一）取样要求

① 取样用具及容器应清洁、干燥，在使用中防止受潮和异物混入，并不得影响药品的质量检验。

② 抽取样品前应注意核对产品的品名、产地、规格、等级包件式样是否一致，检查包装的完整性和清洁程度，以及有无水迹、霉变或其他污染等情况，并详细记录。凡有异常情况的包件应单独检验。

③ 从同批产品中抽取供检验用供试品的原则：中间产品和成品按批取样，设总批件数为 X，当 $X \leqslant 3$ 时按包装单位取样，当 $X \leqslant 300$ 时按 $\sqrt{X}+1$ 取样量随机取样，当 $X > 300$ 时按 $\sqrt{X}/2+1$ 取样量随机取样；除另有规定外，一般所取的中间产品要等量混合后检验，制剂样品取样后，可不经混合，再随机取样检验。

④ 取样时填写取样记录，内容有取样日期、品名、规格、批号、包装、取样量、取样 SOP（标准操作规程）编号、取样人签名等。见表 1-3 取样记录。

⑤ 被取样的包装上都应贴有取样标志，并且要恢复原包装，使被取样物料不受污染。

表 1-3　取样记录

品名：		编号：	
批号：	数量：		取样日期：
包装规格：	总件数：		取样数量：
来源：			
取样 SOP 编号：			
已取样的件数：			
取样目的：　□ 正常检验　□ 复检　□ 重新检验			
检验项目：			
取样方法：			
取样者：			
备注：			

（二）取样的方法

（1）抽取样品法　当药品包装为箱或袋时，且数量较大，可随机从大批样品中取出部分箱或袋，再从中用专用的取样工具从各个部位取出一定供试品，以备检验。

（2）四分法　这种取样方法适用于粉末状或颗粒状样品，其操作方法为：从每个包装的四角及中间五处取样；袋装药品可从袋中间垂直插入；桶装药品可在桶中央取样，深度可达 $1/3 \sim 2/3$ 处；将所取样品充分混匀后，摊成正方形，依对角线划"×"字，使分为四等份，取用对角两份；再如上操作，反复数次至最后剩余的量足够完成所有必要的检验以及留样数量为止，此为平均供试品。

（三）取样的数量

最终抽取的供检验用供试品量，一般为完成检验所需量的 3 倍，即 1/3 供实验室分析用，1/3 供复核用，1/3 则为留样保存，留样保存至产品有效期后一年。特殊情况另定。

二、性状检验

性状检验主要是检验药品的外观。外观性状是对药品的色泽和外表感官的描述，包括形、色、气、味等，是药品检验的第一步。制剂的外观性状往往与投料的原料质量和工艺有关，故制剂的性状能初步反映其质量状况。

三、供试品的制备

中药制剂中成分十分复杂，制剂中被测成分含量较低，同时各成分之间存在相互干扰，制剂中的辅料对检验也存在影响。因此，在对中药制剂检验前，必须对供试品进行预处理，以利于对供试品分析检验。供试品的预处理一般是通过用适宜溶剂对供试品提取、分离、纯化和富集等步骤，提出被测成分，除去干扰成分。

如用薄层色谱鉴别牛黄降压丸冰片成分时，其供试品溶液的制备：取本品 2g，剪碎，加硅藻土 2g，研匀，加三氯甲烷 30ml，超声处理 30min，滤过，取滤液浓缩至 2ml 作为供试品溶液；加硅藻土的目的是为了将蜜丸分散而利于将冰片成分提出，因冰片可溶于三氯甲烷，故采用三氯甲烷超声处理提取冰片成分，再通过浓缩，使供试品液达到分析用的浓度。这样的预处理可将极性较大和中等极性的成分除去。

　　用高效液相法测定牛黄降压丸中芍药苷成分时，供试品溶液制备：取本品小蜜丸，切碎，取约 2g，精密称定；置具塞锥形瓶中，精密加水 50ml，超声处理 45min，离心（300r/min），精密吸取上清液 10ml，加入聚酰胺柱（柱内径 15mm，装填 3g，干法装柱），用水进行洗脱，收集洗脱液 60ml，水浴蒸干，加稀乙醇溶解，转移至 10ml 量瓶中，并稀释至刻度，摇匀，即得。因芍药苷为水溶性成分，本法用超声提取水溶性成分，离心，除去丸中的辅料；由于芍药苷中的酚羟基与聚酰胺中的酰胺基形成氢键被吸附，再用水洗脱与其他成分分离。

四、鉴别

　　主要是利用制剂中各药的组织特征、所含成分的物理化学特征及色谱特征等，对制剂中原药材的真伪检验。鉴别的方法主要有显微鉴别、理化鉴别和色谱鉴别。由于中药复方制剂的特点，除一些含生药粉的制剂，可利用药粉的组织特征采用显微鉴别外，大部分制剂常采用专属性强的薄层色谱法鉴别。本教材重点介绍理化鉴别。

五、检查

　　检查药品在加工、生产和贮藏过程中可能含有并需要控制的物质，主要有常规检查、杂质检查和微生物限度检查三个方面。

　　制剂的常规检查按照《中国药典》附录中各剂型通则中有关规定执行。如丸剂需测定水分、重量差异、装量差异、装量、溶散时限和微生物限度等检查项目；片剂需测定重量差异、崩解时限和微生物限度等检查项目。

　　杂质检查主要是针对原料、生产制造和贮运过程中可能带入的杂质进行检查。其检查方法按药典附录规定执行。如总灰分测定、酸不溶性灰分测定、水分测定和重金属检查等，《中国药典》中规定的杂质检查均为限量检查，即药物中所含杂质的最大允许量，通常用百分之几或百万分之几来表示。如《中国药典》2005 年版一部中规定黄连上清丸含重金属不得过百万分之二十五；含砷量不得过百万分之二。

　　微生物限度检查是指非灭菌制剂及原料、辅料、内包装材料受到污染程度的一种检查。为了保障用药安全，药典附录中规定了各种制剂的微生物限度。其检验方法按药典附录中有关规定执行。检查项目包括细菌数、霉菌数、酵母菌数及控制菌的检查。

六、含量测定

　　含量测定是控制中药制剂内在质量的重要指标，测定对象应该是制剂中起主要作用的有效成分、指标性成分和有毒成分，以保证临床用药的有效性和安全性。由于中药制剂组成复杂，大多数中药制剂的有效成分还不十分清楚，因此在实际工作中主要采用下列方式进行控制。

　　（1）控制主要组分的总量　　当明确了解药材或制剂中某一类成分是活性组分或主要化学组分时，可考虑对该类组分进行总量控制以反映其质量，如测定总黄酮、总蒽醌、总生物碱、总皂苷、挥发油等，常用的有容量法、重量法和分光光度法等，如《中国药典》2005 年版一部中规定昆明山海棠片每片含总生物碱不得少于 1.0mg。地奥心血康胶囊每粒含甾体总皂苷以甾体总皂苷元计，不得少于 35mg。独一味胶囊每粒含总黄酮以无水芦丁（$C_{27}H_{30}O_{16}$）计，不得少于 26mg；新清宁片每片含熟大黄以大黄素（$C_{15}H_{10}O_5$）和大黄酚（$C_{15}H_{10}O_4$）的总量计，不得少于 1.8mg 等。

（2）控制主要活性成分或指标性成分的含量　当检测的供试品中是主要活性成分时，对其进行含量控制能直接并较为有效地反映该产品的质量。有时虽然样品中的有效物质不明确，但主要化学物质清楚，也可用对主要化学物质的含量控制来反映该产品的质量；对于含有贵重中药或毒剧中药的供试品，须对其标示性成分或有毒成分进行含量控制，以保障药品的安全有效。常用的分析方法有薄层色谱法、气相色谱法、高效液相色谱法等。如《中国药典》2005 年版一部中规定牛黄解毒片每片含黄芩以黄芩苷（$C_{21}H_{18}O_{11}$）计，小片不得少于 3.0mg；大片不得少于 4.5mg。小儿清热止咳口服液每 1ml 含麻黄以盐酸麻黄碱（$C_{10}H_{15}NO \cdot HCl$）计，不得少于 0.15mg。疏风定痛丸每 1 丸含马钱子粉以士的宁（$C_{21}H_{22}N_2O_2$）计，应为 3.3～4.1mg 等。

（3）控制主要组分总量和主要活性成分或标志性成分的含量　当检测供试品中有效成分或指标性成分含量较低时，药典规定除测定单一专属性成分外，同时还会测定大类成分如总黄酮、总生物碱、总氮或提取物的总量等。如《中国药典》2005 年版一部中规定银杏叶片每片含总黄酮醇苷规格（1）不得少于 9.6mg，含萜类内酯规格（1）不得少于 2.4mg。清开灵口服液每 1ml 含黄芩苷（$C_{21}H_{18}O_{11}$）不得少于 3.5mg；含氮（N）应为 2.2～3.0mg。九味羌活丸的挥发性醚浸出物不得少于 0.30％，每 1g 含黄芩以黄芩苷（$C_{21}H_{18}O_{11}$）计不得少于 5.0mg 等。

（4）暂不设置含量测定　某些品种由于辅料的干扰，或制剂中各成分之间的干扰，或指标性成分不明确等原因，暂不设置含量测定项。如二十五味珍珠丸、抱龙丸等 179 个品种。

七、检验原始记录和检验报告书

检验原始记录为检验所得数据的记录及计算等原始记录资料，是出具检验报告书的依据；检验原始记录应做到记录原始、数据真实、内容完整、齐全，书写清晰、整洁并按页编号，按批汇总；检验结果由检验人签字，由专业技术人员复核并签字。

药品检验报告书是对检品质量作出的技术鉴定，是具有法定效力的技术文件，要求做到：依据准确，数据无误，结论明确，文字简洁，书写清晰，格式规范；每一张药品检验报告书只针对一个批号。

检验原始记录及检验报告书，保存至药品有效期后 1 年。

（一）检验原始记录

1. 记录内容

检验原始记录一般包含的内容如下：品名、规格、批号、数量、来源、检验依据、收到日期、报告日期、检验项目、检验原始记录、实验数据、计算、结论及检验人与复核人。

2. 基本要求

① 原始检验记录应采用统一印制的活页记录纸和各类专用检验记录表格，并用蓝黑墨水或碳素笔书写。凡用微机打印的数据与图谱，应剪贴于记录上的适宜处，并有操作者签名；如系用热敏纸打印的数据，为防止日久褪色难以识别，应以蓝黑墨水或碳素笔将主要数

据记录于记录纸上。

② 检验记录中，应先写明检验的依据；检验的依据应列出标准名称、版本和页数；如牛黄解毒片检验依据为《中国药典》2005 年版一部 387 页。

③ 检验过程中，应按原始记录要求及时如实记录，严禁事先记录、补记或转抄，并逐项填写原始记录中的有关项目；如发现记录有误，可用单线划去并保持原有的字迹可辨，不得擦抹涂改；并应在修改处签名或盖章，以示负责。

④ 在整个检验工作完成之后，应将检验记录逐页顺序编号，并对本检品作出明确的结论。检验人员签名后，经指定的人员对所采用的标准，内容的完整、齐全，以及计算结果和判断的无误等，进行校核并签名；再经负责人审核并签名。

3. 有效数字与计算规则

（1）有效数字　有效数字是指实际测量到的数字。其位数包括所有的准确数字和最后一位的可疑数字，它反映了测量的准确度。保留有效数字时，最多只能保留一个不定数。

（2）数字的修约规则　在运算时，按一定的规则舍去多余的尾数，称为数字修约。修约的基本原则如下。

尾数的取舍：运算中舍去多余数字时，以"四舍六入五成双"为原则，即当尾数≤4 时则舍，尾数≥6 时则入，尾数等于 5 时，若 5 前面为偶数则舍，为奇数则入。当 5 后面还有不是零的任何数时无论 5 前面是偶或奇皆入。

例如：将下面左边的数字修约为三位有效数字

$$2.324 \rightarrow 2.32 \qquad\qquad 2.325 \rightarrow 2.32$$

$$2.326 \rightarrow 2.33 \qquad\qquad 2.335 \rightarrow 2.34$$

$$2.3251 \rightarrow 2.33$$

只允许对原测量值一次修约到所需位数，不能分次修约。例如 4.1349 修约为三位有效数字，正确的做法为：4.1349 → 4.13；不正确的做法为：4.1349 → 4.135 → 4.14。

在相对标准偏差（RSD）中，采用"只进不舍"的原则；如 0.123%、0.62%，宜修约为 0.13%、0.7%。

（3）有效数字的运算规则　在数据处理中，需要运算一组精确度不同的数值，可按以下规则运算：

在加减法运算中，每数及它们的和或差的有效数字的保留，以小数点后面的位数最少的为标准，以确定其他数值在运算中保留的数位和决定计算结果的有效数位。

例 1-1　　　　　　　　　　$13.65 + 0.00823 + 1.633 = ?$

本例是三个数相加，其中以 13.65 的小数点后位数最少，其最末一位数为百分位（小数点后两位），因此将其他各数均暂保留至小数点后三位，即把 0.00823 修约成 0.008，1.633 不变，进行运算：

$$13.65 + 0.008 + 1.633 = 15.291$$

最后对计算结果进行修约，15.291 应只保留至百分位，而修约成 15.29。

在乘除法运算中，以每数中有效数位最少的为标准，以确定其他数值在运算中保留的数位和决定计算结果的有效数位。

例 1-2　　　　　　　　　　$14.131 \times 0.07654 \div 0.78 = ?$

本例是数值相乘除，在三个数值中，0.78 的有效数位最少，仅为两位有效数，因此各数值均应先保留三位有效数进行运算，最后结果再修约为两位有效数。

$$14.131 \times 0.07654 \div 0.78 = 14.1 \times 0.0765 \div 0.78 = 1.38 \approx 1.4$$

（4）举例　在判定药品质量是否符合规定之前，应将全部数据根据有效数字和数值修约规则进行运算，将计算结果修约到标准规定的有效数位，而后进行判断。

例如逍遥丸（大蜜丸），水分规定不得过 15.0%；今取 4.3298g 供试品，干燥后减失重量为 0.6522g，请判定是否符合规定？

本例为 3 个数值相乘除，其中以 0.6522 的有效数位最少，为四位有效数，以此为准（在运算过程中暂时多保留一位）。

$$0.6522 \div 4.3298 \times 100.0\% = 15.058\%$$

因为药典规定限度为不得过 15.0%，因此将计算结果 15.05843% 修约为 15.1%，大于15.0%，应判为不符合规定

如将上述规定的限度改为"不得过 15%"，而其原始数据不变，则将计算结果修约为15%，未超过 15% 的限度，应判为符合规定。

4. 记录复核

检验记录完成后，应由第二人对记录内容、计算结果进行复核。复核后的记录，属内容、计算错误，复核人要负责；属检验错误复核人无责任。

（二）检验报告书

1. 报告内容

检验报告一般包含的内容如下：品名、规格、批号、数量、来源、检验依据、取样日期、报告日期、检验结果、结论及检验人、复核人与负责人。

2. 检验报告书中各项目的填写要求

报告书编号：为 8 位数字，前 4 位为年号，后 4 位为流水号，如 19970009。必要时，可在年号之后增加检品的分类代码。

检品名称：应按药品包装上的品名（中文名或外文名）填写。

规格：按质量标准规定填写，没有规格的填"/"。

批号：按药品包装实样上的批号填写。

批量：指检品所代表该批检验药品的总量。

检品数量：均按收到检品的包装数乘以原包装规格填写，如"3 瓶×50 片/瓶"，"1 听×500g/听"。

检验目的：填写"抽验"、"复核检验"、"出厂检验"等。

检验项目：有"全检"、"部分检验"或"单项检验"。"单项检验"应直接填写检验项目名称。

3. 检验报告书的结论

内容应包括检验依据和检验结论。

全检合格，结论写"本品按×××检验，结果符合规定"。

全检中只要有一项不符合规定，即判为不符合规定；结论写"本品按××××检验，结果不符合规定"。

如非全项检验，合格的写"本品按×××检验上述项目，结果符合规定"；如有一项不合格时，则写"本品按××××检验上述项目，结果不符合规定"。

（三）检验原始记录和检验报告书

产品检验原始记录和产品检验报告书见表 1-4、表 1-5。

表 1-4 产品检验原始记录

品名：　　　　　　　　　　　　　　　　　　　　　　　　　　编号：

规 格		批 量		收到日期	年 月 日
批 号		检品数量		报告日期	年 月 日
来 源		检验项目		检验依据	
检验项目		检 验 记 录			
结 论					

复核者：　　　　　　　　　　检验者：

表 1-5 产品检验报告书

品名：　　　　　　　　　　　　　　　　　　　　　　　　　　编号：

规 格		批 量		收到日期	年 月 日
批 号		检品数量		报告日期	年 月 日
来 源		检验项目		检验依据	
检验项目	标 准 规 定		检 验 结 果		
结 论					

审核者：　　　　　　复核者：　　　　　　检验者：

习 题

一、填空题

1. 要求精密标定的滴定液用 _____ 表示，不要求精密标定的滴定液用 _____ 表示。

2. 药品标准是国家对药品的 _____ 和 _____ 所做的技术规定。

3.《中国药典》2010 年版一部内容主要分为 _____、_____、_____ 和索引四大部分。

4. 中药制剂分析工作的基本程序一般包括 _____、_____、_____、_____、_____、_____ 和 _____ 七部分。

5. 供试品的取样量一般不得少于实验所需用全检量的 _____ 倍，其中 1/3 供实验室 _____ 用，1/3 供 _____ 用，1/3 供 _____ 用。

6. 取样是指从 _____ 产品中按国家规定抽取一部分具有 _____ 供试品的过程。

7. 中间产品和成品按批取样，设总批件数为 X，当 $X \leqslant 3$ 时按 _____ 取样，当 $X \leqslant 300$ 时按 _____ 取样量随机取样，当 $X > 300$ 时按 _____ 取样量随机取样。

8. 供试品的预处理主要是提出 _____ 成分，除去 _____ 成分。

9. 中药制剂的真伪鉴别常采用 _____ 法。

10. 检验原始记录应做到记录 _____、数据 _____、内容 _____，书写_____。

二、单选题

1. 我国的药品标准为_____。

A 企业标准   B 行业标准   C 地方标准   D 国家药品标准

2. 我国现行的《中国药典》是_____年版。

A 2000   B 2002   C 2005   D 2010

3. 《中国药典》（2010年版）中，含量测定应用最多的方法是_____。

A 高效液相色谱法   B 薄层色谱法

C 气相色谱法   D 可见-紫外分光光度法

4. 恒重，除另有规定外，系指供试品连续两次干燥或炽灼后的重量差异在_____以下的重量。

A 0.1mg   B 0.3mg   C 0.5mg   D 0.7mg

5. 《中国药典》2010年版一部中规定，热水系指_____。

A 50～60℃   B 60～70℃   C 70～80℃   D 80～100℃

6. 在下列供试品分析步骤中，能消除供试品中干扰物质的一般是_____。

A 供试品的取样   B 供试品的预处理

C 供试品的分析、测定   D 数据处理

7. 取样密封后不需要注明的有_____。

A 批号   B 品名   C 剂量   D 有效期

E 包装情况

三、多选题（选两个或两个以上答案）

1. 中药制剂分析特点是_____。

A 供试品预处理   B 辅料无干扰

C 真伪鉴别以薄层色谱法为主   D 分析成分单一

2. 中药制剂质量的影响因素是_____。

A 中药材的质量   B 中药制剂的生产工艺

C 制剂的包装   D 制剂的外观

3. 药品质量标准是_____部门必须共同遵守的法定依据。

A 药品生产   B 药品销售   C 药品管理   D 药品检验

4. 现行的国家药品标准包括_____。

A 中国药典   B 局（部）颁标准   C 企业标准   D 新药标准

5. 附录包括_____。

A 制剂通则   B 通用检测方法   C 试液   D 试药

6. 供试品预处理的主要目的是_____。

A 使待测成分容易气化   B 富集、浓缩待测成分

C 除去干扰物质   D 使待测物转化为衍生物

四、是非题

1. 中药制剂作为药品，可以选择地进行质量检验。

2. 药品质量均一稳定的重要保证是药品生产工艺的稳定。

3. 药品只要有效就符合质量要求。

4. 药典的凡例不具有法律效应，可以不执行。

5. 药品标准的制定只要技术先进就行。

6. 除另有规定外，对照品应烘干后使用。

7. 试验结果在运算过程中，可比规定的有效数字多保留一位数，取此数值与标准中规定的限度数值比较，以判断是否符合规定限度。

8. 精密量取盐酸溶液 5.00ml，用 5ml 量筒量取盐酸溶液 5ml。

9. 检验时用水，除另有规定外，一般用自来水就可以了。

10. 制剂的性状与生产工艺有关，因此可以初步反映制剂的质量。

11. 药品检验报告书是对检品质量作出的技术鉴定，具有法定效力。

五、简答题

1. 小儿清热止咳口服液中鉴别（1） 取本品 20ml，加浓氨试液 1ml，用乙醚振摇提取 2 次，每次 20ml，合并乙醚提取液，加盐酸乙醇溶液（1→20）1ml，摇匀，蒸干，残渣加甲醇 1ml 使溶解，作为供试品溶液。另取盐酸麻黄碱对照品，加甲醇制成每 1ml 含 1mg 的溶液，作为对照品溶液。照薄层色谱法（附录 Ⅵ B）试验，吸取上述两种溶液各 10μl，分别点于同一硅胶 G 薄层板上，以三氯甲烷-甲醇-浓氨试液（20：3.5：0.5）为展开剂，展开，取出，晾干，喷以茚三酮试液，在 105℃加热约 10min。供试品色谱中，在与对照品色谱相应的位置上，显相同的红色斑点。写出其中盐酸乙醇溶液（1→20）、三氯甲烷-甲醇-浓氨试液（20：3.5：0.5）展开剂的配制。

2. 学习中药制剂分析技术的目的和意义。

3. 中药制剂分析的基本程序。

4. 填写检验原始记录的注意事项。

5. 解释下列名词：四舍六入五成双、恒重、空白实验、精密称定和精密量取。

6. 如何书写药品检验报告书的结论？

六、计算题

1. 0.0129＋15.61－1.045003＝

2. 0.0129×15.61÷1.045003＝

3. 逍遥丸（大蜜丸），水分规定不得过 15.0%；今取 4.8459g 供试品，干燥后减失重量为 0.6291g，请判定是否符合规定？

第二章 鉴别技术

中药制剂的鉴别是利用一定方法来确定中药制剂中原料药的组成，从而判断该制剂的真伪。它主要包括显微鉴别和理化鉴别。本章重点讨论理化鉴别。理化鉴别，是指利用制剂中所含的某些活性成分或指标性成分的理化性质，用物理的、化学的或仪器的分析方法，检测其活性成分或指标性成分，以判断制剂的真伪，检定药品的真实性。是评价药品质量的重要依据。中药制剂的理化鉴别方法有：化学反应法、荧光法、薄层色谱法（TLC）、气相色谱法（GC）、高效液相色谱法（HPLC）、紫外分光光度法（UV）等。其中以薄层色谱法最常用。由于外观性状检验在质量标准正文中在鉴别项之前，因此在本章中也一并讨论。

第一节 性 状 检 验

中药制剂的性状是指除去包装后制剂的外观形状，按颜色、外观、气味等依次描述。制剂的性状，能初步反映其质量状况。

外观性状检验比较直观、简单、易行，在质量标准正文中列在前面，通常首先做"外观性状检验"。

一、外观性状检验的操作方法

取供试品，除去外包装，打开内包装，将内容物倒在白纸上，置于日光或灯光下观察制剂的颜色、形态和气味等；另取内容物少许，口试其味。

二、注意事项

① 制剂的色泽从单一色到组合色不等。颜色描述应先描述浅色后描述深色的，即有两种色调组合描写的，应以后一种色调为主。如制剂的颜色棕色带黄，描写时应写成黄棕色，即以棕色为主。

② 中药制剂的形态描述应准确。如液体制剂的形态描述应写明是黏稠液体、液体、澄清液体。

③ 制剂的形状描述要写明是什么形状。如圆形的片剂，描写时需写明是圆形片。

④ 制剂的气味是靠嗅觉来获取的，应写明香、芳香、清香、腥、臭、特异等气味。当气味不明显时，可用气微表示；当香气浓厚时用芳香浓郁来表示。

⑤ 制剂的味是靠味觉来获取的，应写明甜、酸、苦、涩、辛、凉、咸、辣、麻等味。混合味应有描述其混合味觉，如清凉、辛凉、麻辣。

⑥ 对于硬胶囊，应倒出内容物进行制剂颜色、形态、气味等的观察。有包衣或糖衣的片剂，应用小刀仔细地刮去包衣或糖衣，再观察制剂的颜色及气味。

三、原始记录

应描述供试品的颜色和外形。如：①本品为白色片；②本品为糖衣片，除去糖衣后显白色；③本品为无色澄明的液体。

外观性状符合规定者，应记录，不可只记录"符合规定"。对外观异常者（如变色、异臭、潮解、碎片、花斑等）要详细描述。

四、检验报告

在"标准规定"下，按质量标准的要求书写。"检验结果"下，合格的写"符合规定"，必要时可按实况描述；不合格的，应先写出不符合标准规定之处，再加写"不符合规定"。

五、实例　牛黄解毒片的性状检验

1. 检验依据

《中国药典》2010年版一部566页。

【性状】　本品为素片或包衣片，素片或包衣片除去包衣后显棕黄色；有冰片香气，味微苦、辛。

2. 操作步骤

① 取牛黄解毒片100片，先观察其外观是否完整、色泽是否均匀，有无裂片等；

② 取其中20片，用小刀仔细地刮去外表层糖衣，置干净的白纸上，观察外观颜色，并闻其味；

③ 取刮去糖衣的片心口试其味。

3. 检验原始记录

产品检验原始记录

品名：牛黄解毒片　　　　　　　　　　　　　　　　　　　　编号：20100012

规　　格	24片/盒	批　　量	2万盒	收到日期	2010年7月4日
批　　号	A4050018	检品数量	10盒	报告日期	2010年7月20日
来　　源	×××车间	检验项目	性状	检验依据	《中国药典》2010年版一部566页
检验项目	检　验　记　录				
性　　状	本品为糖衣片，外观完整，色泽均匀，无裂片；除去糖衣后显棕黄色；有冰片的香气，口试味苦、辛				
结　　论	以上项目符合规定				

复核者：×××　　　　　　　　　　　　　　　检验者：×××

第二节　化 学 鉴 别

本节主要介绍化学鉴别中的化学反应法和升华法。

一、化学反应法

一般化学反应法主要用于制剂中的生物碱、黄酮类、皂苷类、香豆素、蒽醌类、萜类以及各种矿物类成分的鉴别。利用这些成分的通用显色反应或沉淀反应，来鉴别是否含有此类化合物。

由于中药制剂所含成分比较复杂，色泽也较深，干扰因素也很多，因此，在应用一般化学反应法鉴别时，必须对供试品进行预处理，排除干扰性成分。对于固体制剂，可根据鉴别对象的溶解性，选用适当的溶剂进行提取。如检验生物碱类成分，一般采用酸性乙醇回流提取。检验氨基酸、蛋白质等，可用低于 60℃ 的水提取。检验一些酯、苷元等，可用低极性和中极性的有机溶剂如乙醚、乙酸乙酯等来提取。对于液体制剂，可直接取样检验或经有机溶剂萃取分离后再进行检测。

《中国药典》2010 年版一部收载的制剂品种中，采用一般化学反应法鉴别的有 66 个品种。

（一）仪器与用具

试管、酒精灯等。

（二）试剂与试药

各类成分的显色剂与沉淀剂。

（三）操作方法

① 按各品种项下的规定制备供试品溶液。

② 取供试品溶液 1～2ml 置于试管中，试管稍倾斜，沿试管内壁用滴管逐滴加入试剂或试药，加入试剂或试药的滴管口不得触及内壁，轻轻振摇或加热试管，观察颜色反应或沉淀反应。

（四）注意事项

① 加入试剂或试药后一般需振摇试管，使之与供试液混匀。振摇时，应缓缓振摇，不得上下振摇，不允许用手指堵塞试管口，如需分层反应，则不得振摇试管。

② 一般需在白色背景下观察反应所产生的颜色或沉淀，若沉淀为白色或类白色则需在黑色背景下观察。

③ 如果反应需加热，一般在水浴中加热。用试管夹夹住试管，内容物不得超过容积的 2/3，试管应倾斜 45°，试管口不得闭塞，不得朝向人。加热有机溶液时，不允许使用明火加热，应在水浴中加热。

④ 如果反应需无水条件，必须保持所用用具干燥无水。

⑤ 注意假阳性和假阴性反应，必要时可以采用阴性和阳性对照，来保证结果的准确。

（五）原始记录

操作过程，供试品的取用量，所加试剂的名称与用量，反应结果（包括生成物的颜色、气体的产生或异臭、沉淀物的颜色或沉淀物的溶解等）均需详细记录。采用药典附录中未收载的试液时，应记录其配制方法或出处。多批号供试品同时进行检验时，如结果相同，可只详细记录一个批号的情况，其余批号可记为同编号××××××的情况与结论；遇有结果不同时，则应分别记录。

（六）检验报告

将质量标准中鉴别项下的试验序号（1）、（2）……等列在"检验项目"栏下。每一序号之后应加注检验方法简称，如化学反应等。

凡属显色或沉淀反应的，在"标准规定"下写"应呈正反应"；"检验结果"下根据实际反应情况写"呈正反应"或"不呈正反应，不符合规定"。

（七）实例　黄杨宁片的化学鉴别

1. 检验依据

《中国药典》2010 年版一部 1065 页。

【鉴别】（1）取本品适量，研细，取粉末适量（约相当于环维黄杨星 D 10mg），加三氯甲烷 20ml，搅拌使溶解，滤过，滤液分成两份，分别置水浴上蒸干。一份加冰醋酸溶液（1→20）1ml

使溶解，加碘化铋钾试液 1～2 滴，即生成橙红色沉淀；另一份加乙醇 1ml 与硫酸 2ml，即显橙红色。

2. 实验原理

第一份鉴别是利用生物碱在酸性条件下（加冰醋酸溶液）能与生物碱沉淀试剂（碘化铋钾试液）反应生成沉淀，来鉴别生物碱；第二份鉴别是利用乙醇硫酸显色剂使其呈橙色的反应来鉴别黄杨宁。

3. 操作步骤

（1）取黄杨宁片 10 片置研钵中，研细，称取粉末 5g 置小烧杯中，用量筒量取三氯甲烷 20ml 加入小烧杯中，用玻璃棒搅拌溶解，滤纸过滤，滤液过滤至另一干净的带刻度的小烧杯中，分成约两等份，分别置蒸发皿中，置水浴上蒸干。

（2）取其中一份加冰醋酸溶液（1→20）1ml，加碘化铋钾试液 2 滴，观察沉淀颜色；另一份加乙醇 1ml 与硫酸 2ml，观察显色现象。

4. 检验原始记录

产品检验原始记录

品名：黄杨宁片　　　　　　　　　　　　　　　　　　　　　　　　　　　编号：20100012

规　格	1mg/片	批　量	30 万片	收到日期	2010 年 7 月 4 日
批　号	A4050018	检品数量	5 盒	报告日期	2010 年 7 月 20 日
来　源	×××车间	检验项目	鉴别	检验依据	《中国药典》2010 年版一部 1065 页
检验项目	检验记录				
鉴别(1)	操作:取供试品 10 片,研细,取粉末 5g(约相当于环维黄杨星 D 10mg),加三氯甲烷 20ml,过滤,蒸发至干 (1)加冰醋酸溶液(1→20)1ml,加碘化铋钾试液 1～2 滴,有橙红色沉淀 (2)加乙醇 1ml 与硫酸 2ml,显橙红色				
结　论	以上项目符合规定				

复核者：×××　　　　　　　　　　　　　　　检验者：×××

二、升华法

本法是利用升华法来鉴别中药制剂中某些具有升华性质的化学成分。这些成分，在一定温度下能升华从而与其他成分分离，并以升华物所具有的某些理化性质作为制剂鉴别的依据。升华法具有简便、实用、专属性较好的特点。《中国药典》2010 年版一部中采用升华法鉴别的品种有 8 种。主要鉴别制剂中冰片成分如万应锭、小儿化毒散、小儿肺热平胶囊、紫花烧伤软膏、牛黄解毒片、珠黄吹喉散、消栓通络片；和制剂中大黄成分如新清宁片（为熟大黄加工制成的片剂）。

（一）仪器与用具

微量升华装置（图 2-1）、紫外灯、显微镜。

（二）试剂与试药

升华物常用的显色剂如 1%香草醛的硫酸溶液等。

（三）操作方法

取金属片，安放在圆孔（直径约 2cm）的石棉板上，在金属片上放一小金属圈（内径约 1.5cm，高约 0.8cm），对准石

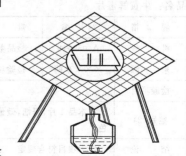

图 2-1　微量升华装置

棉板上的圆孔，圈内放入预先研细成粉末的中药制剂一薄层，圈上放一载玻片。在石棉板下圆孔处用酒精灯小心慢慢加热，火焰距离石棉板约 4cm，加热至粉末开始变焦，即去火冷却，可见有升华物附着于载玻片上，将载玻片取下反转，在显微镜下观察其结晶形状、色泽或者加适当试剂观察其颜色反应。

（四）注意事项

① 升华时应缓缓加热，温度过高易使药粉焦化，在载玻片上产生焦油状物，影响对升华物的观察或检识。温度的控制可通过调整酒精灯火焰与石棉板的间距来实现。

② 供试品粉末用量一般约为 0.5g，过少不易产生足够量的升华物。

③ 可在载玻片上滴加少量水降温，促使升华物凝聚析出。

（五）原始记录

记录简要的操作过程，包括供试品的取用量，升华物的晶形、颜色以及所加试剂的名称与用量，结果。采用药典附录中未收载的试液时，应记录其配制方法或出处。

（六）检验报告

将质量标准中鉴别项下的试验序号（1）、（2）……等列在"检验项目"栏下。每一序号之后应加注检验方法简称，如升华鉴别法。

在"标准规定"下写"应呈正反应"；"检验结果"下根据实际反应情况写"呈正反应"或"不呈正反应，不符合规定"。

（七）实例　牛黄解毒片的化学鉴别——升华法

1. 检验依据

《中国药典》2010 年版一部 566 页。

【鉴别】（2）取本品 1 片，研细，进行微量升华，所得的白色升华物，加新配制的 1％香草醛硫酸溶液 1～2 滴，液滴边缘渐显玫瑰红色。

2. 实验原理

利用冰片的升华性质和与香草醛硫酸溶液生成有色物来鉴别冰片成分。

3. 操作步骤

取牛黄解毒片一片，置研钵中研细，将细粉放置在小钢圈内底部成薄薄一层，取一洁净载玻片放置在小钢圈上端，用酒精灯小心慢慢加热至载玻片上有白色结晶，即熄灭酒精灯，用夹子将载玻片取下反转，置显微镜下观察晶形，再用滴管加新配制的 1％香草醛硫酸溶液 2 滴，观察现象。

4. 检验原始记录

产品检验原始记录

品名：牛黄解毒片　　　　　　　　　　　　　　　　　　　　　编号：20100012

规　格	24 片/盒	批　量	2 万盒	收到日期	2010 年 7 月 4 日
批　号	A4050018	检品数量	10 盒	报告日期	2010 年 7 月 20 日
来　源	×××车间	检验项目	鉴别	检验依据	《中国药典》2010 年版一部 566 页
检验项目	检验记录				
鉴别(2)	取本品 1 片,研细,微量升华,得到白色结晶,加新配制的 1％香草醛硫酸溶液 2 滴,液滴边缘显玫瑰红色				
结　论	以上项目符合规定				

复核者：×××　　　　　　　　　　　　　　　　　　　检验者：×××

第三节　薄层色谱鉴别

一、基本知识

薄层色谱（TCL）法，系将适宜的吸附剂涂布于玻璃板、塑料或铝基片上，成一均匀薄层；取适宜浓度的对照物溶液与供试品溶液，在同一块薄层板上点样；在展开容器内用展开剂展开，使供试品和对照物所含成分分离，分析供试品溶液被相应的显色剂显色所显示主斑点的颜色，或未经显色直接在可见光、254nm 和 365 nm 紫外光源配相应的滤光片下可检视荧光的位置及颜色与适宜对照物溶液的斑点是否一致，来鉴别中药制剂的真伪。

薄层色谱由于其独具的长处而被广泛应用于中药制剂的真伪鉴别。《中国药典》2010 年版一部共收载中药成方和单味制剂 1499 种，其中有 1466 个品种用薄层色谱法作为法定鉴别项目，占收载总数的 98%，使之成为中药制剂鉴别的最重要手段之一。

（一）对照物的选择

《中国药典》中用薄层色谱法鉴别中药制剂中原料药的真伪时，选用对照物的方式有三种：①只选用化学对照品；②只选用药材对照品（或提取物对照品）；③同时选用化学对照品和药材对照品。

1. 只选用化学对照品

主要是利用中药制剂中某一药材的某一有效成分或指标性成分作为化学对照品来鉴别中药制剂中是否含有此药材。当有效成分明确时，本法准确可靠。当几种药材含有同一成分时，则本法无法区别。如黄连和黄柏均含有小檗碱，只采用化学对照品盐酸小檗碱对照作鉴别，当检出小檗碱时，则无法确定究竟是黄连还是黄柏，专属性较差。

2. 只选用药材对照品（或提取物对照品）

主要利用供试品的色谱图与对照药材的完整色谱图进行比较，来鉴别制剂中是否含有此种药材。对照药材的设置是由我国最先提出，这种作法从整体观念出发，体现了中药的特点，极大地提高了中药制剂鉴别的专属性。《中国药典》2005 年版一部中又增加了提取物对照品，更进一步提高了中药制剂鉴别的专属性。

3. 同时选用化学对照品和药材对照品

此法比上述两法的专属性更强。供试品的色谱图不但要与所设的化学对照品色谱图一致，同时也必须与所设的对照药材色谱图一致，才可确定此种药材，进一步提高了中药制剂鉴别的专属性。如鉴别中药制剂导赤丸中是否含有黄连药材，可同时设置小檗碱对照品和黄连对照药材作对照。当供试品的薄层色谱图与盐酸小檗碱对照品和黄连对照药材的薄层色谱图一致，则可以十分肯定地作出判断含有黄连；如不一致则不含有黄连。

《中国药典》2010 年版一部与 2005 年版一部相比，用对照药材作薄层色谱鉴别的项目数增加了 3 倍多（表 2-1）。

（二）影响薄层色谱分析的主要因素

常规薄层色谱又称为"平面色谱"，它是一种"敞开系统"的色谱技术，与柱色谱比较，外界环境条件对被分离物质的层析行为影响很大；其次由于分析的全过程不连续地操作，所以操作因素明显影响色谱质量，为了充分发挥薄层色谱技术在中药分析方面的优势，提高色谱的分离度和重现性，注意控制各种影响因素是非常重要的。一般影响薄层色谱分析的主要因素如下。

表 2-1　中药成方和单味制剂选用薄层色谱鉴别的品种数、项目数和选用不同对照品的项目数

版本/年	收载的品种数	TCL 鉴别			A		B		A 和 B		C	
		品种数	比例	总数								
2005	564	499	88%	1142	579	占 51%	410	占 36%	149	占 13%	4	占 0.3%
2010	1499	1466	98%	2738	1254	占 46%	1012	占 37%	463	占 17%	9	占 0.3%

注：A 为化学对照品，B 为药材对照品，C 为提取物对照品。

1. 供试品的预处理及供试液的制备

一般认为薄层色谱所用固定相（薄层板），不怕供试品中杂质的污染，薄层板用毕即弃。另一方面，由于中药成分复杂未知成分较多，其中有欲测成分也有其他非欲测成分相伴随，因此常常由于相互干扰或背景污染而难以得到满意的分离效果，所以在许多情况下为了得到一个较为满意的色谱，供试品液需经纯化精制的预处理，往往成为实验成败的关键步骤。

2. 点样技术

点样是薄层色谱的第一步，也是关键的一步，它既关系到分离效果，也关系到定量测定结果的准确与否，因为不准确的点样是造成测定误差的最主要的来源。点样量不宜过大，最好控制在 2～3μl 左右，以防点样量"超量"引起薄层"超载"。如在同一圆点位置重复多次点样时，须注意尽量不要将原点点成一个空心圈。

3. 相对湿度和温度

日常操作时，经活化硅胶（或氧化铝）薄层板从干燥器中取出，自开始点样到展开前，薄层板一般是暴露在实验室的空气中，造成薄层色谱重现性差，薄层板处在不同的相对湿度和温度下点样和展开是其原因之一。如万应锭中熊胆的鉴别，必须在低湿度下展开，方可达到满意的结果，如图 2-2 所示，而在高湿度下展开，色谱质量明显降低，难以辨认，如图2-3所示。

4. 其他因素

饱和展开和不饱和展开的结果是不同的。在展开前，先用展开剂在展开箱中预平衡一段时间，和不进行预平衡展开的效果是不同的。例如《中国药典》中收载的黄连药材的薄层色谱鉴别，在展开前先用氨水在另一展开箱中预平衡 15min 后，再行展开所得到的薄层色谱图如图 2-4 所示，分离效果是好的。在展开前不用氨水预平衡，直接展开所得到的薄层色谱图如图 2-5 所示，分离效果不好。

除此之外，薄层板的质量及所用的溶剂、试剂等的质量，也是影响薄层色谱质量的因素。如自制板的板面不均匀，难以得到质量好的色谱；展开剂所用的溶剂质量不好，也直接影响薄层色谱的分离能力。如大黄薄层色谱分析所用展开剂甲酸乙酯，遇水容易引起水解。如用多次开瓶的残存溶剂，因吸收了大气中的水分而发生水解，所得的色谱（图 2-6）与用新鲜的未发生水解溶剂所得的色谱（图 2-7）有明显差别，即用了陈旧的甲酸乙酯作展开剂组成，色谱中原来可明显分离的五个蒽酯苷元分离度降低，芦荟大黄素与大黄酸已不能分开。因此展开剂须临用前配制。

二、仪器与用具

（1）薄层板　市售预制薄层板和自制薄层板。

市售薄层板分普通薄层板和高效薄层板，如硅胶薄层板、硅胶 GF₂₅₄ 薄层板、聚酰胺薄膜等。

（2）点样器　一般采用微升点样器、半自动、全自动点样器。如图 2-8 所示。

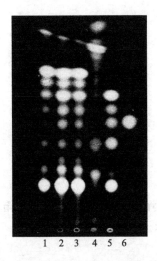

图 2-2　低湿度条件下万应锭薄层色谱

32%相对湿度；1～3—万应锭供试品；4—万应锭乙酸
乙酯提取物；5—自下而上依次为胆酸、猪去氧胆
酸、熊去氧胆酸、去氧胆酸；6—熊去氧胆酸

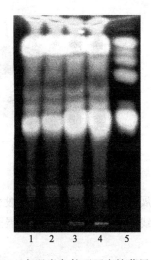

图 2-3　高湿度条件下万应锭薄层色谱

70%相对湿度；1～4—万应锭供试品；5—自
下而上依次为胆酸、猪去氧胆酸、
熊去氧胆酸、去氧胆酸

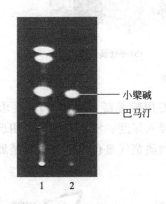

小檗碱

巴马汀

图 2-4　经过氨水预平衡的黄连药材薄层色谱

1—黄连；2—黄柏

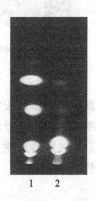

图 2-5　直接展开的黄连药材薄层色谱

1—黄连；2—黄柏

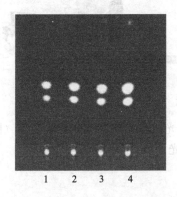

图 2-6　用残存溶剂所得的薄层色谱

1～4—大黄药材

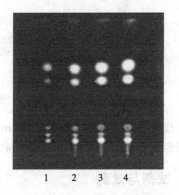

图 2-7　用新鲜溶剂所得的薄层色谱

1～4—大黄药材，自下而上：芦荟大黄素、
大黄酸、大黄素、大黄素甲醚、大黄酚

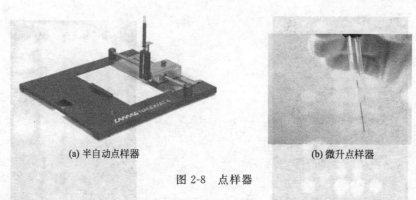

(a) 半自动点样器　　　　　　　　　(b) 微升点样器

图 2-8　点样器

（3）展开容器　上行展开一般可用适合薄层板大小的专用平底或双槽展开箱，展开时须能密闭。线性水平展开用专用的展开箱。如图 2-9 所示。

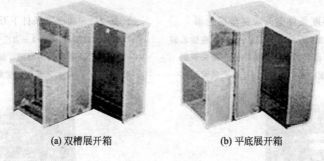

(a) 双槽展开箱　　　　　　　　　(b) 平底展开箱

图 2-9　展开箱

（4）显色装置　喷雾显色应使用玻璃喷雾瓶或专用喷雾器（图 2-10），要求用压缩气体使显色剂呈均匀细雾状喷出。浸渍显色可用能控制浸入深度、浸入时间的专用玻璃器械或适宜的展开缸代用。蒸气熏蒸显色可用专用设备（如加碘蒸气显色器）或以双槽展开缸、适宜大小的干燥器代替。

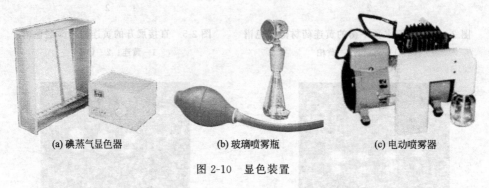

(a) 碘蒸气显色器　　　　(b) 玻璃喷雾瓶　　　　(c) 电动喷雾器

图 2-10　显色装置

（5）检视装置　装有可见光、254nm 及 365nm 紫外光源及相应的滤光片的暗箱（图 2-11），可附加摄像设备供摄图片用，暗箱内光源应有足够的光照度。

三、试剂与试药

（1）固定相　常用的有硅胶 G、硅胶 GF_{254}、硅胶 H、硅胶 HF_{254}、微晶纤维素等，其中 G 表示熟石膏（$CaSO_4$），H 表示不含黏合剂，F 表示荧光。其颗粒大小一般要求直径为

$10\sim40\mu m$。

（2）黏合剂　常用的是水或 $0.2\%\sim0.5\%$ 羧甲基纤维素钠水溶液。

（3）酸碱调节液　如 $0.5\%\sim1.0\%$ 氢氧化钠溶液、4% 的醋酸钠溶液、0.5% 硼酸溶液等。

（4）显色剂　如氨蒸气、硫酸乙醇溶液、香草醛硫酸液等。

四、操作方法

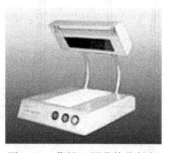

图 2-11　薄层三用紫外分析仪

1. 薄层板制备

（1）市售薄层板　临用前一般应在 110℃ 活化 30 分钟，聚酰胺薄膜不需活化，铝基片薄层板或根据需要剪裁，但需注意剪裁后的薄层板底边的硅胶层不得有破损。如在存放期间被空气中杂质污染，使用前可用三氯甲烷、甲醇或二者混合溶剂在展开缸中上行展开预洗，110℃ 活化，置干燥器中备用。

（2）自制薄层板　除另有规定外，将 1 份固定相加 3 份左右的水（或加有黏合剂的水溶液）在研钵中按同一个方向充分研磨混合，调成均匀糊状物，去除表面气泡后，倒入已准备好的手动涂布器 [图 2-12（a）] 中，在玻璃板上平稳地以直线方向移动涂布器，使硅胶浆均匀地涂布（厚度为 0.2～0.3mm），取下涂好薄层的玻板，于室温下在水平台上晾干后，在105～110℃ 烘 30min，即置有干燥剂的干燥箱中备用。使用前应检查其均匀度，在反射光和透射光下检视，表面应均匀，平整、光滑、无气泡、无麻点、无破损及污染。一般来说，自制薄层板的性能可以达到鉴别的要求，用自制薄层板可以完成鉴别项目。此外也可使用电动涂布器或自动涂布器 [图 2-12（b）]。

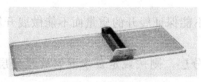

(a)手动涂布器

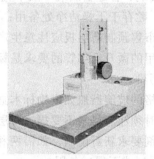

(b)自动涂布器

图 2-12　涂布器

2. 点样

除另有规定外，在洁净干燥的环境中，用专用的毛细管或配合相应的半自动、全自动点样器，按规定吸取溶液后，以垂直方向小心接触板面使成圆点状或窄细的条带状，点样基线距底边约 10～15mm，高效板一般基线离底边约 8～10mm。圆点状直径一般不大于 3mm，高效板一般不大于 2mm，条带宽度一般为 5～10mm，高效板条带宽度一般为 4～8mm，点间距离可视斑点扩散情况以相邻斑点互不干扰为宜，一般不少于 8mm，高效板供试品间隔不少于 5mm。

3. 展开

将点样后的薄层板放入加有展开剂的薄层展开箱中（图 2-13），浸入展开剂的深度为距原点 5mm 为宜，密闭。除另有规定外，一般上行展开约 8～15cm 为宜，高效薄层板上行展

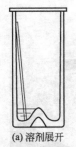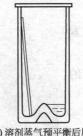

(a) 溶剂展开　　(b) 溶剂蒸气预平衡后展开

图 2-13　双槽展开箱

开约 5～8cm，溶剂前沿达到规定的展距，立即将薄层板取出，晾干，待检测。

展开前如需要溶剂蒸气预平衡，可在展开箱中加入适量的展开剂，密闭，一般保持 15～30min。溶剂蒸气预平衡后，应迅速放入载有供试品的薄层板，立即密闭，展开。如需使展开箱达到溶剂蒸气饱和的状态，可用双槽展开箱，一槽放展开剂，一槽放薄层板。待蒸气饱和后侧倾展开箱，使展开剂与薄层板接触进行展开。

也可用平底展开箱，先在展开箱内加入展开剂，再在箱的内侧放置与展开箱内壁同样大小的滤纸，滤纸下沿浸入展开剂中，密闭一定时间，使达到饱和后再展开。必要时，可进行二次展开或双向展开。

4. 显色与检视

供试品含有在可见光下有颜色的成分，可直接在日光下观察色谱中的色斑；也可用喷雾器将显色试剂均匀喷洒于薄层板面（或用浸渍法）显色或加热显色，在日光下检视。在紫外光激发下可发射荧光或遇某些试剂可激发荧光的物质可直接置 365nm 紫外光灯下观察荧光色谱。用蒸气熏蒸（如碘蒸气）显色者，可在密闭器皿中放置适当时间至斑点显色清晰，再在日光下检视。对于可见光下无色，但在紫外光下有吸收的成分可用带有荧光剂的硅胶板（如硅胶 GF254 板），在 254nm 紫外光灯下观察荧光板面上荧光猝灭物质形成的色谱。

五、注意事项

① 用于制备薄层板的玻璃板要求表面光洁，平整，最好使用厚度为 1～2mm 无色耐热的优质平板玻璃，普通窗玻璃一般不宜用于制作薄层板，玻璃板需用洗液或碱液洗净至不挂水珠，晾干，贮存于干燥洁净处备用；反复使用时应注意需再用洗液或碱液清洗。

② 选用市售预制薄层板应注意生产厂家提供的有关参数，检查选用符合要求的产品。

③ 点样用的微升毛细管的要求是标示容量准确，管端平整光滑，管壁洁净，液流通畅，无堵塞，无污染。

④ 不合格的玻璃器皿如生物标本缸等因不能保证展开的质量而不能做展开箱用。

⑤ 点样时须注意尽量不要损害薄层表面。

⑥ 展开剂要求新鲜配制，如需两相静置分层，则按规定要求混匀放置分层后，分取需要的液相（上层或下层）备用。

⑦ 加热显色需注意控制加热温度和时间。尤其含羧甲基纤维素钠的薄层板，温度过高或加热时间过长易焦化，如用硫酸等试剂显色的也可使板面炭化而影响显色效果；有的成分加试剂后加热温度和加热时间不同，显色效果可能出现差别。

六、原始记录

记录室温及湿度，薄层板所用的吸附剂（或层析纸的预处理），供试品的预处理，供试液与对照液的配制及其点样量，展开剂、展开距离、显色剂，绘制色谱图或采用摄像设备拍摄记录色谱图；必要时，计算出 R_f 值。

七、检验报告

在"标准规定"下按质量标准内容，用简洁的文字书写；"检验结果"下写"与对照图谱一致（或不一致）"或"与对照图谱相同（或不同）"。

八、实例

（一）牛黄解毒片的薄层色谱鉴别

1. 检验依据

《中国药典》2010 年版一部 566 页。

【鉴别】 （4）取本品 1 片，研细，加甲醇 20ml，超声处理 15min，滤过，取滤液 10ml，蒸干，残渣加水 10ml 使溶解，加盐酸 1ml，加热回流 30min，放冷，用乙醚提取 2 次，每次 20ml，合并乙醚液，蒸干，残渣加三氯甲烷 2ml 使溶解，作为供试品溶液。另取大黄对照药材 0.1g，同法制成对照药材溶液。再取大黄素对照品，加甲醇制成每 1ml 含 1mg 的溶液，作为对照品溶液。照薄层色谱法（附录Ⅵ B）试验，吸取上述三种溶液各 4μl，分别点于同一以羧甲基纤维素钠为黏合剂的硅胶 H 薄层板上，以石油醚（30～60℃）-甲酸乙酯-甲酸（15：5：1）的上层溶液为展开剂，展开，取出，晾干，置紫外光灯（365nm）下检视。供试品色谱中，在与对照药材色谱相应的位置上，显相同的 5 个橙黄色荧光主斑点；在与对照品色谱相应的位置上，显相同的橙黄色荧光斑点，置氨蒸气中熏后，日光下检视，斑点变为红色。

2. 原理

用甲醇将大黄中的蒽醌类成分提出，提取液加盐酸酸化和加热回流后，用乙醚萃取游离蒽醌作供试品溶液；再利用蒽醌类成分的荧光性质和遇碱变红色的特性来检视。

3. 操作步骤

（1）铺板　称取硅胶 H 24g 置研钵中，用量筒加 0.25% 羧甲基纤维素钠 72ml，按顺时针方向充分研磨混合，调成均匀糊状物，去除表面气泡后，倒入厚度为 0.3mm 的涂布器中，在 10cm×10cm 的玻璃板上平稳地以直线方向移动涂布器，使硅胶浆均匀地涂布，取下涂好薄层的玻璃板，于室温下在水平台上晾干后，在 110℃烘 30min，即置于干燥器中备用。

（2）展开剂的配制　用刻度吸管吸取石油醚（30～60℃）15ml、甲酸乙酯 5ml、甲酸 1ml 混合，置分液漏斗中静置分层，取上层溶液备用。

（3）供试品溶液的制备　取牛黄解毒片 1 片，除去糖衣，置研钵中研细，细粉置具塞锥形瓶中，用量筒加甲醇 20ml，放入超声波机中超声 15min，滤纸过滤置小烧杯中，取滤液 10ml 置蒸发皿中水浴蒸干，残渣加水 10ml 使溶解，加盐酸 1ml，置回流瓶中加热回流 30min，放冷，将回流液置分液漏斗中，加乙醚 20ml，振摇萃取，分取乙醚液（共萃取 2 次），合并乙醚液置蒸发皿中 60℃水浴蒸干，残渣加三氯甲烷 2ml 使溶解，作为供试品溶液。

（4）大黄对照药材溶液的制备　用分析天平精密称取大黄对照药材 0.1g，同法制成对照药材溶液。

（5）大黄素对照品溶液的制备　用分析天平精密称取大黄素对照品 0.01g，置 10ml 量瓶中，加甲醇至刻度，制成对照品溶液。

（6）点样　从干燥器中取出薄层板，检查其均匀度，在反射光和透射光下检视，取表面均匀、平整、光滑、无气泡、无麻点、无破损及污染的薄层板点样；用定量毛细管吸取上述三种溶液各 4μl，以垂直方向小心接触板面使成圆点状，点样基线距底边 10mm，点间距离为 10mm，每种溶液分别点两次。

（7）展开　取双槽展开箱，在一侧中加入展开剂 20ml，密闭放置 30min，迅速放入载有供试品的薄层板，立即密闭，展开，在展开约 7cm 时将薄层板取出。

（8）检视 室温下晾干后，先在紫外光灯（365nm）下检视薄层色谱图，然后再将薄层板置氨蒸气中熏后，取出在日光下检视薄层色谱图。

4. 检验原始记录

产品检验原始记录

品名：牛黄解毒片

编号：20100012

规　格	24 片/盒	批　量	2 万盒	收到日期	2010 年 7 月 4 日
批　号	A4050018	检品数量	10 盒	报告日期	2010 年 7 月 20 日
来　源	×××车间	检验项目	鉴别	检验依据	《中国药典》2010 年版一部 566 页
检验项目			检 验 记 录		
薄层鉴别	室温:30℃　相对湿度:66% 供试品溶液:取本品 1 片,除去糖衣,研碎,加甲醇 20ml,超声 15min,取滤液 10ml 蒸干,加水 10ml 和盐酸 1ml,回流 30min,用乙醚提取 2 次,合并乙醚液,蒸干,残渣加三氯甲烷 2ml 使溶解 对照品溶液:(1)大黄对照药材 0.1001g,同法制成对照药材溶液 (2)取大黄素对照品 0.0102g,置 10ml 量瓶中,加甲醇至刻度 薄层板:硅胶 H 加 0.25%羧甲基纤维素钠为黏合剂水溶液自制板;厚度为 0.3mm 点样:供试品与对照品分别点样 4μl 展开剂:石油醚(30~60℃)-甲酸乙酯-甲酸(15:5:1)的上层溶液 展开方式:上行展开,展距 7cm 显色剂:置紫外光灯(365nm)下检视;再置氨蒸气中熏数分钟后,日光下检视,斑点变为红色 1,2—大黄素;3,4—大黄对照药材;5~8—供试品				
结　论	以上项目符合规定				

复核者：×××　　　　　　　　　　检验者：×××

（二）导赤丸的薄层色谱鉴别

1. 检验依据

《中国药典》2010 年版一部 717 页。

【鉴别】 （2）取本品 3g，剪碎，加硅藻土 1g，研匀，加甲醇 10ml，密塞，冷浸 1h，时时振摇，滤过，滤液浓缩至 1ml 作为供试品溶液。另取黄连对照药材 50mg，同法制成对照药材溶液。再取盐酸小檗碱对照品，加甲醇制成每 1ml 含 0.5mg 的溶液，作为对照品溶液。照薄层色谱法（附录Ⅵ B）试验，吸取上述三种溶液各 1~2μl，分别点于同一硅胶 G 薄层板上，以苯-乙酸乙酯-异丙醇-甲醇-浓氨试液（12:6:3:3:1）为展开剂，置氨蒸气饱和的展开箱内，展开，取出，晾干，置紫外光灯（365nm）下检视。供试品色谱中，在与对照药材色谱相应的位置上，显相同的黄色荧光斑点；在与对照品色谱相应的位置上，显相同的一个黄色荧光斑点。

（3）取本品 3g，剪碎，加硅藻土 1g，研匀，加甲醇 10ml，密塞，冷浸 1h，时时振摇，滤过，取滤液 5ml，蒸干，残渣加水 5ml 使溶解，加盐酸 0.5ml，置水浴上加热 30min，立即冷却，用乙醚 15ml 分 2 次提取，合并乙醚提取液，蒸干，残渣加三氯甲烷 1ml 使溶解，作为供试品溶液。另取大黄对照药材 0.1g，同法制成对照药材溶液。照薄层色谱法（附录 Ⅵ B）试验，吸取上述两种溶液各 4μl，分别点于同一硅胶 G 薄层板上，以石油醚（30～60℃）-甲酸乙酯-甲酸（15：5：1）的上层溶液为展开剂，展开，取出，晾干。置紫外光灯（365nm）下检视，供试品色谱中，在与对照药材色谱相应的位置上，显相同颜色的荧光斑点；置氨蒸气中熏后，日光下检视，斑点变为红色。

2. 原理

鉴别（2）中供试品制备中，加硅藻土的目的是为了将供试品分散，便于生物碱成分的提出。鉴别（3）的原理同上述实例牛黄解毒片的薄层色谱鉴别。

3. 检验原始记录

产品检验原始记录

品名：导赤丸　　　　　　　　　　　　　　　　　　　　　　　　　　　　　编号：20100012

规　格	3g/丸	批　量	2 万盒	收到日期	2010 年 7 月 4 日
批　号	A4050018	检品数量	2×10 丸/盒	报告日期	2010 年 7 月 20 日
来　源	×××车间	检验项目	鉴别	检验依据	《中国药典》2010 年版一部 717 页
检验项目	检 验 记 录				
薄层鉴别(2)	室温:29℃　相对湿度:32% 供试品溶液:取本品 3g,剪碎,加硅藻土 1g,研匀,置具塞锥形瓶中,加甲醇 10ml,密塞,冷浸 1h,滤过,滤液浓缩至 1ml 作为供试品溶液 对照品溶液:(1)黄连对照药材 50.01mg,同法制成对照药材溶液 (2)取盐酸小檗碱对照品 0.0051g,置 10ml 量瓶中,加乙醇至刻度,作为对照品溶液 薄层板:硅胶 G 自制板;厚度为 0.5mm 点样:供试品与对照品分别点样各 1～2μl 展开剂:苯-乙酸乙酯-异丙醇-甲醇-浓氨试液(12:6:3:3:1) 展开方式:展开箱一侧槽中加入展开剂;另一侧槽中加入与展开剂同体积的浓氨试液,共同预平衡 15min;上行展开,展距 8cm 显色剂:置紫外光灯(365nm)下检视 色谱识别:供试品色谱中,在与对照药材色谱相应的位置上,显相同的黄色荧光斑点;在与对照品色谱相应的位置上,显相同的一个黄色荧光斑点 1～3—导赤丸;4,6—黄连对照药材;5,7—盐酸小檗碱对照品				

规　格	3g/丸	批　量	2万盒	收到日期	2010年7月4日
结　论	以上项目符合规定				

复核者：×××　　　　　　　　　　　检验者：×××

产品检验原始记录

品名：导赤丸　　　　　　　　　　　　　　　　　　　　　　编号：20100013

规　格	3g/丸	批　量	2万盒	收到日期	2010年7月4日
批　号	A4050018	检品数量	2×10丸/盒	报告日期	2010年7月20日
来　源	×××车间	检验项目	鉴别	检验依据	《中国药典》2010年版一部717页
检验项目	检 验 记 录				

检验项目	检验记录
薄层鉴别(3)	室温:29℃　相对湿度:69% 供试品溶液:取本品3g,剪碎,加硅藻土1g,研匀,置具塞锥形瓶中,加甲醇10ml,密塞,冷浸1h,滤过,取滤液5ml,蒸干,残渣加水10ml使溶解,加盐酸1ml,置水浴上加热30min,立即冷却,用乙醚20ml分2次提取,合并乙醚提取液,蒸干,残渣加三氯甲烷1ml使溶解,作为供试品溶液 对照品溶液:取大黄对照药材0.1002g,同法制成对照药材溶液 薄层板:硅胶G自制板;厚度为0.3mm 点样:供试品与对照品分别点样各4μl 展开剂:石油醚(30~60℃)-甲酸乙酯-甲酸(15:5:1) 展开方式:上行展开,展距7cm 显色剂:置紫外光灯(365nm)下检视。再置氨蒸气中熏后,日光下检视 色谱识别:紫外光灯(365nm)下,供试品色谱中,在与对照药材色谱相应的位置上,显相同的五个橙黄色荧光斑点;经氨蒸气中熏后,置日光下检视,斑点变为红色 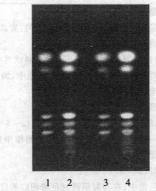 1,3—大黄对照药材;2,4—导赤丸
结　论	以上项目符合规定

复核者：×××　　　　　　　　　　　检验者：×××

（三）六应丸的薄层色谱鉴别

1. 检验依据

《中国药典》2010年版一部596页。

【鉴别】（1）取本品30丸,研碎,加三氯甲烷振摇提取3次,每次15ml,滤过,滤液浓缩至近干,加三氯甲烷0.5ml 使溶解,作为供试品溶液。另取丁香酚、冰片对照品,加三氯甲烷分别制成每1ml各含1μl和1mg的溶液,作为对照品溶液。照薄层色谱法（附录Ⅵ B）试验,吸取上述三种溶液各4μl,分别点于同一硅胶G薄层板上,以苯-丙酮（9:1）

为展开剂，展开，取出，晾干，喷以 5％香草醛硫酸溶液，加热至斑点显色清晰。供试品色谱中，在与丁香酚对照品色谱相应的位置上，显相同的棕色斑点；在与冰片对照品色谱相应的位置上，显相同颜色的斑点。

（2）取本品 30 丸，研碎，加三氯甲烷 1ml，振摇，放置 1h，上清液作为供试品溶液。另取脂蟾毒配基对照品，加三氯甲烷制成每 1ml 含 1mg 的溶液，作为对照品溶液。照薄层色谱法（附录Ⅵ B）试验，吸取上述两种溶液各 4μl，分别点于同一硅胶 G 薄层板上，以环己烷-三氯甲烷-丙酮（4∶3∶3）为展开剂，在用展开剂预平衡 15min 的展开箱内，展开，取出，晾干，喷以 10％硫酸乙醇溶液，加热至斑点显色清晰。供试品色谱中，在与对照品色谱相应的位置上，显相同的蓝绿色斑点。

2. 检验原始记录

产品检验原始记录

品名：六应丸   编号：20100012

规　　格	19mg/5 丸	批　　量	2 万瓶	收到日期	2010 年 8 月 4 日
批　　号	A4050018	检品数量	2×50 丸/瓶	报告日期	2010 年 8 月 20 日
来　　源	×××车间	检验项目	鉴别	检验依据	《中国药典》2010 年版一部 596 页
检验项目	检 验 记 录				
薄层鉴别(1)	室温:34℃　相对湿度:62％ 供试品溶液:取本品 30 丸,研碎,加三氯甲烷振摇提取 3 次,每次 15ml,滤过,滤液浓缩至近干,加三氯甲烷 0.5ml 使溶解,作为供试品溶液 对照品溶液:(1)取丁香酚对照品 0.10ml,置 100ml 量瓶中,加三氯甲烷至刻度,作为对照品溶液 (2)取冰片对照品 0.0101g,置 10ml 量瓶中,加三氯甲烷至刻度,作为对照品溶液 薄层板:硅胶 G 自制板;厚度为 0.5mm 点样:供试品与对照品分别点样各 4μl 展开剂:苯-丙酮(9∶1) 展开方式:上行展开,展距 8cm 显色剂:5％香草醛硫酸溶液,热风吹至斑点清晰,日光下检视 色谱识别:供试品色谱中,在与冰片、丁香酚对照品色谱相应的位置上,显相同的斑点 1,3—冰片;2,4—丁香酚;5～12—供试品				
结　　论	以上项目符合规定				

复核者：×××   检验者：×××

除以上介绍的几种鉴别方法外，《中国药典》2010 年版一部还收载了可见-紫外分光光度法，根据物质在一定波长的最大吸光度对物质进行定性；高效液相色谱法和气相色谱法，利用供试品色谱应呈现与对照品保留时间相同的色谱峰来鉴别被测物质。

总之,中药制剂的真伪鉴别,通常不只是选用某一种方法,而是选几种方法,设置几项鉴别条文,最后将几项结果加以综合,推断出制剂中所含药材的真伪。如龙牡壮骨颗粒,用化学反应法鉴别制剂中牡蛎药材的真伪,用薄层色谱法鉴别黄芪药材的真伪,用高效液相色

产品检验原始记录

品名:六应丸   编号:20100013

规　格	19mg/5 丸	批　量	2 万瓶	收到日期	2010 年 8 月 4 日
批　号	A4050018	检品数量	2×50 丸/瓶	报告日期	2010 年 8 月 20 日
来　源	×××车间	检验项目	鉴别	检验依据	《中国药典》2010 年版一部 596 页

检验项目	检 验 记 录
薄层鉴别(2)	室温:29℃　相对湿度:32% 供试品溶液:取本品 30 丸,研碎,加三氯甲烷 1ml,振摇,静置 1h,上清液作为供试品溶液 对照品溶液:取脂蟾毒配基对照品 0.0101g,置 10ml 量瓶中,加三氯甲烷至刻度,作为对照品溶液 薄层板:硅胶 G 自制板;厚度为 0.5mm 点样:供试品与对照品分别点样各 4µl 展开剂:环己烷-三氯甲烷-丙酮(4∶3∶3) 展开方式:展开箱用展开剂预平衡 15min;上行展开,展距 8cm 显色剂:喷以硫酸乙醇溶液(1→10),105℃加热至斑点显色清晰后,置日光下检视 色谱识别:日光下观察,供试品色谱中,在与对照品色谱相应的位置上,显相同的蓝绿色斑点 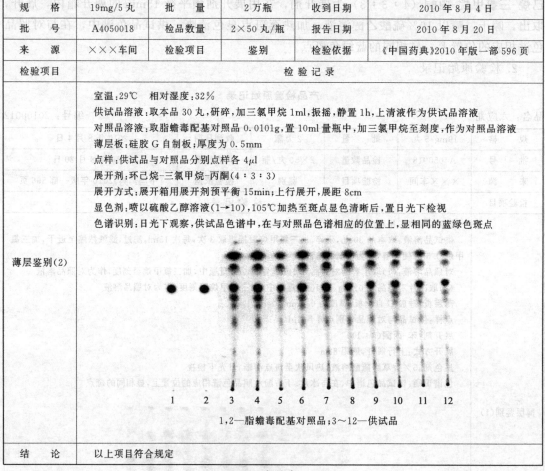 1,2—脂蟾毒配基对照品;3~12—供试品
结　论	以上项目符合规定

复核者:×××   检验者:×××

谱法鉴别维生素 D_2 成分。

习　题

一、填空题

1. 中药制剂分析中常用的薄层板有＿＿＿＿＿和＿＿＿＿＿两种,常用的黏合剂是＿＿＿＿＿。

2. 中药制剂的鉴别技术主要包括＿＿＿＿＿和＿＿＿＿＿。

3. 理化鉴别,是指利用制剂中所含的某些＿＿＿＿＿或＿＿＿＿＿的理化性质,用＿＿＿＿＿的、＿＿＿＿＿的或＿＿＿＿＿的分析方法,检测其活性成分或指标性成分,以判断制

剂的_____，检定药品的_____。

4. 高效液相色谱法的英文符号为_____，气相色谱法的英文符号为_____，紫外分光度法的英文符号为_____，薄层色谱法的英文符号为_____。

5. 利用一般化学反应法鉴别中药制剂，通常是利用_____或_____来鉴别。

6. 薄层色谱法的对照物选择有_____、_____和_____三种方式。

7. 硅胶 G、硅胶 GF₂₅₄、硅胶 HF₂₅₄，其中 G 表示_____、F 表示_____、H 表示_____。

二、单选题

1. 不同物质在不同的波长处有最大吸收，可见-紫外分光光度法是通过测定物质在_____的_____进行鉴别。

　A　一定波长处　　　B　保留时间　　　C　最大吸光度　　　D　色谱峰

2. 中药制剂真伪鉴别最常用的方法是_____。

　A　化学反应法　　B　高效液相色谱法　C　薄层色谱法　　　D　气相色谱法

　E　可见-紫外分光光度法

3. 用可见-紫外分光光度法来鉴别中药制剂的某种成分时，以测定该成分的最大吸收波长的方法_____。

　A　最常用　　　　B　最少用　　　　C　一般不用　　　D　从不使用

4. 中药制剂的理化鉴别包括_____。

　A　性状鉴别　　　　B　显微鉴别　　　C　薄层色谱法　　　D　杂质检查

5. 在中药制剂的理化鉴别中，最常用的方法为_____。

　A　化学反应法　　B　高效液相色谱法　C　薄层色谱法　　　D　气相色谱法

　E　可见-紫外分光光度法

6. 在薄层色谱鉴别中，如制剂中同时含有黄连、黄柏药材，宜采用_____。

　A　化学对照品　　　B　药材对照品　　C　阳性对照品　　　D　阴性对照品

　E　药材对照品和化学对照品同时设置

7. 影响薄层色谱法分析主要因素之一为_____。

　A　供试品的预处理　B　对照品的取样量　C　薄层板大小　　D　供试品的取样量

8. 在中药制剂的薄层鉴别中，一般在薄层板上原点的点样直径不大于_____。

　A　1mm　　　　　B　3mm　　　　　C　5mm　　　　　D　7mm

9. 在手工制备薄层板时，除另有规定外，一般将吸附剂 1 份和_____份水在研钵中向一方向研磨混合。

　A　1　　　　　　B　2　　　　　　C　3　　　　　　D　4

10. 在薄层色谱法鉴别中，硅胶薄层板的活化条件是_____。

　A　80℃烘 30min　　B　100℃烘 30min　C　500℃烘 30min　D　600℃烘 30min

11. 在薄层色谱法鉴别中，最常用的吸附剂是_____。

　A　硅胶 G　　　　　B　羧甲基纤维素钠　C　硅藻土　　　　D　聚酰胺

12. 在薄层色谱法中，涂布薄层时使用的玻璃板是_____。

　A　优质平板玻璃　　B　普通玻璃　　　C　有色玻璃　　　D　毛玻璃

三、多选题（选两个或两个以上答案）

1. 中药制剂性状鉴别内容主要有_____。

A　颜色　　　　　　　B　包装　　　　　　C　外观　　　　　　D　气味

2. 中药制剂的理化鉴别方法有_____。

A　化学反应法　　　B　高效液相色谱法　C薄层色谱法　　　D　气相色谱法

E　可见-紫外分光光度法

3. 在薄层色谱法中药材对照品的设置体现了中药制剂鉴别的_____。

A　整体观念　　　　B　简单　　　　　　C　专属性　　　　　D　准确度

4. 影响薄层色谱分析的主要因素有_____。

A　供试品预处理及供试液制备　　　　　B　点样技术

C　相对湿度　　　　　　　　　　　　　D　供试品的色谱图

5. 薄层色谱法使用的仪器与用具有_____。

A　薄层板　　　　　B　涂布器　　　　　C　标本缸　　　　　D　保温箱

E　点样器材

四、是非题

1. 可见-紫外光分分光光度法中吸收系数不可作为定性的依据。

2. 气相色谱法用于定性鉴别时，常用保留时间作为定性参数。多用化学对照品对照作为定性鉴别的依据。

3. 制剂的组合描写色泽的描述应以前一种色调为主。

4. 用一般化学反应法鉴别中药制剂时，无须对供试品进行预处理。

5. 利用沉淀反应或显色反应鉴别时，一般在白色背景下。

6. 在薄层板的同一位置重复点样时，须注意不要破坏薄层，但可以形成空心圈。

7. 在薄层板点样时，点样基线距底边约 10mm，点间距约为 10mm。

8. 薄层展开时的溶剂蒸气预平衡是指在展开箱中放入展开剂后，密闭放置 15～30min。

9. 用薄层色谱鉴别时，实验环境的温度和相对湿度对其影响很大。

10. 薄层色谱鉴别时，点样的好坏对薄层色谱图谱无影响。

五、简答题

1. 外观性状检查时，如何描述制剂的色泽？

2. 用薄层色谱法鉴别时，有哪几种对照物选择，各有什么特色？

3. 在薄层色谱鉴别法中，薄层板应如何选择？

4. 薄层色谱鉴别的一般操作步骤有哪些？

5. 薄层色谱鉴别时的原始记录应记录些什么内容？

第三章 检 查 技 术

第一节 常规质量检查

本节只介绍几种常规的检查方法如水分、相对密度、pH 值和乙醇量的测定方法，最低装量和崩解时限检查法。

一、水分的测定

固体制剂的水分含量多少是控制制剂质量的一个重要指标。若水分含量过多，会引起制剂变色、软化、黏结、变形、潮解，进而引起制剂的霉变或化学成分的分解变质，影响药品的质量。况且制剂中水分多，含量就会相应减少，必然影响药品的疗效。水分过少，对一般制剂影响较少，但对中药片剂而言，可能引起松片；对蜜丸而言，可能太硬无法服用。水分的测定，就是为了控制中药制剂的含水量，保证药品质量的稳定。此外，制剂中的含水量还可反映制剂的生产工艺是否稳定，包装及贮存条件是否适宜等。因此，《中国药典》2010 年版一部中规定丸剂、散剂、颗粒剂、胶囊剂和茶剂，应依法进行水分测定。除另有规定外，应符合表 3-1 规定。

表 3-1 各种剂型含水量的规定

剂　　　型		水　　　分
丸剂	蜜丸和浓缩蜜丸	不得过 15.0%
	水蜜丸和浓缩水蜜丸	不得过 12.0%
	水丸、糊丸和浓缩水丸	不得过 9.0%
	蜡丸不检查水分	
散剂		不得过 9.0%
颗粒剂		不得过 6.0%
硬胶囊剂（除硬胶囊内容物为液体或半固体外）		不得过 9.0%
茶剂	不含糖块状茶剂、袋装茶剂与煎煮茶剂	不得过 12.0%
	含糖块状茶剂	不得过 3.0%
胶剂		不得过 15.0%

《中国药典》2010 年版一部附录中收载了四种水分测定方法，即第一法（烘干法）、第二法（甲苯法）、第三法（减压干燥法）及第四法（气相色谱法）。在中药制剂中最常用的水分测定法是第一法即烘干法和第三法即减压干燥法。本节只介绍第一法和第三法。

（一）烘干法

本法适用于不含或少含挥发性成分的药品。不含或少含挥发性成分的中药制剂，在 100～105℃ 的温度下连续干燥，其中含有的水分会全部挥发，根据减失的重量，可计算出制剂中水分的含量。本法操作简单，但如含挥发性成分，则测定结果偏高。

1. 仪器与用具

恒温干燥箱、扁形称量瓶、干燥器、分析天平。

2. 操作方法

取供试品 2～5g 磨碎，混合均匀，平铺于干燥至恒重的扁形称量瓶中，厚度不超过 5mm，疏松供试品不超过 10mm，精密称定，打开瓶盖在 100～105℃干燥 5h，将瓶盖盖好，移置干燥器中，冷却 30min，精密称定重量，再在上述温度干燥 1h，冷却，称重，至连续两次称重的差异不超过 5mg 为止。根据减失的重量，计算供试品中含水量（%）。

3. 注意事项

① 测定用的供试品，一般先破碎成直径不超过 2mm 的颗粒或碎片；直径和长度在 3mm 以下的可不破碎。

② 烘箱干燥供试品时，往往几个供试品同时进行，因此称量瓶宜先用适宜的方法编码标记，瓶与瓶盖的编码一致；称量瓶放入烘箱的位置应固定，取出冷却、称重的顺序，应先后一致，则较易获得两次称重的差异不超过 5mg。

③ 供试品如未达规定的干燥温度即融化时，应先将供试品于较低的温度下干燥至大部分水分除去后，再按规定条件干燥。

4. 原始记录

记录分析天平的型号、干燥条件（包括温度、干燥时间等）、各次称量（应作平行试验 2 份）及恒重数据（包括空称量瓶重及其恒重值、取样量、干燥后的恒重值）及计算等。

水分计算公式

$$水分 = \frac{m_1 - m_2}{m_1 - m_0} \times 100\% \tag{3-1}$$

式中　m_1——测定前供试品和称量瓶重，g；

　　　m_2——干燥后供试品和称量瓶重，g；

　　　m_0——空称量瓶重，g。

5. 检验报告

在"标准规定"下应写出标准规定的明确数值。在"检验结果"下写实测数值；实测数值超出规定范围时，应在数值之后加写"不符合规定"。

6. 实例　感冒退热颗粒（无糖型）的水分测定

(1) 检验依据　《中国药典》2010 年版一部 1185 页。

【检查】　水分不得过 6.0%。

(2) 操作步骤

① 取扁形称量瓶两只分别编号置烘箱中，打开瓶盖，调节烘箱温度为 100～105℃，干燥 2h，打开烘箱，盖好瓶盖，取出置干燥器中冷却 30min，用分析天平精密称重，再在同样条件下干燥 1h，冷却，称重，直至连续两次干燥后称重的重量差异在 0.3mg 以下。

② 取感冒退热颗粒 10 小袋，倒出内容物，混合均匀，取约 5g 的供试品加到上述已恒重的扁形称量瓶中，精密称重，置烘箱中，打开瓶盖，调节烘箱温度为 100～105℃，干燥 5h，打开烘箱，盖好瓶盖，取出置干燥器中冷却 30min，用分析天平精密称重，再在同样条件下干燥 1h，冷却，称重，直至连续两次干燥后称重的重量差异在 5mg 以下。

③ 计算。

(3) 检验原始记录

产品检验原始记录

品名：感冒退热颗粒（无糖型）　　　　　　　　　　　　　　　　　　　　编号：20100012

规　格	4.5g/袋	批　量	10万袋	收到日期	2010年8月4日
批　号	A4050018	检品数量	10袋	报告日期	2010年8月20日
来　源	×××车间	检验项目	水分	检验依据	《中国药典》2010年版一部1185页

检验项目	检验记录
水　分	电子天平型号：ABS-204 取扁形称量瓶两只于100～105℃的烘箱中干燥2h,冷却,称重,再在同样条件下干燥1h,冷却,称重。数据如下。 第一次干燥后称量瓶重　　① 18.7647g　② 17.3286g 第二次干燥后称量瓶重　　－18.7644g　－17.3284g 相差≤0.3mg　　　　　　　　0.0003　　　　0.0002 取本品10袋的内容物,混合均匀,称约5g的供试品于扁形称量瓶中,称重,于100～105℃的烘箱中干燥5h,冷却,称重,再在同样条件下干燥1h,冷却,称重。数据如下。 供试品＋称量瓶重　　　　① 23.3286g　② 21.8870g 第一次干燥后供试品＋称量瓶重　23.2349g　　21.7901g 第二次干燥后供试品＋称量瓶重　－23.2327g　－21.7867g 相差≤5mg　　　　　　　　　　0.0022　　　　0.0034 结果计算 ①　　　　　　　　　　　　　　　　　　② $水分(\%)=\dfrac{23.3286-23.2327}{23.3286-18.7644}\times100\%=2.1\%$　　$水分(\%)=\dfrac{21.8870-21.7867}{21.8870-17.3284}\times100\%=2.2\%$ 平均：2.2%
结　论	以上项目符合规定

　　　　　　　　　　　　　　复核者：×××　　　　　　　　　　检验者：×××

（二）减压干燥法

本法适用于含有挥发性成分的贵重药品。以五氧化二磷为干燥剂,供试品在减压状态下,水分汽化后被五氧化二磷干燥剂吸收,而挥发性成分不被吸收或吸收很少,根据减失重量计算水分含量。

1. **仪器与用具**

直径30cm的减压干燥器、12cm左右的培养皿、扁形称量瓶、分析天平（万分之一）。

2. **试剂与试药**

新鲜五氧化二磷和无水氯化钙干燥剂。

3. **操作方法**

① 取培养皿,加入新鲜五氧化二磷干燥剂适量,使铺成0.5～1cm的厚度,放入减压干燥器中。

② 取供试品2～4g,混合均匀,分取约0.5～1g,置已和供试品同样条件下干燥并恒重的称量瓶中,精密称定,打开瓶盖,放入上述减压干燥器中,减压至2.67kPa（20mmHg）以下持续0.5h,室温放置24h。在减压干燥器出口连接新鲜无水氯化钙干燥管,打开活塞,待内外压一致,关闭活塞,打开干燥器,盖上瓶盖,取出称量瓶迅速精密称定重量,计算供试品中的含水量（%）。

4. **注意事项**

① 初次使用新的减压干燥器,宜先将外部用较厚的布包好,再行减压。

② 减压干燥器开盖时,因器内压力小于外部,必须先将活塞旋开,使干燥的空气进入

才能开盖。但活塞应注意缓缓旋开，以免造成气流，吹散供试品。

③ 用减压干燥法，宜选用单层玻璃盖称量瓶。如用双层中空的玻璃盖称量瓶，减压时，称量瓶盖切勿放入减压干燥器内，应放另一普通干燥器内。

④ 五氧化二磷和无水氯化钙为干燥剂，应保持有效状态。

5. 原始记录

记录分析天平的型号、干燥条件（包括真空度、干燥剂名称、干燥时间等）、各次称量（应作平行试验2份）及数据（包括空称量瓶重及其恒重值，取样量，干燥后的称重值）及计算等。

6. 检验报告

在"标准规定"下应写出标准规定的明确数值。在"检验结果"下写实测数值；实测数值超出规定范围时，应在数值之后加写"不符合规定"。

二、相对密度的测定

相对密度系指在相同的温度、压力条件下，某物质的密度与水的密度之比。除另有规定外，温度为20℃。

一些含有药物提取物配成的液体制剂，如糖浆剂、煎膏剂和合剂等，其制剂中提取物的浓度改变，相对密度也发生改变，随着相对密度的改变，制剂中的药量也相应发生变化。因此，测定这些制剂中的相对密度，可以控制含药量，从而保证药品的质量。

《中国药典》2010年版一部附录中液体药品的相对密度测定法有两种，即比重瓶法和韦氏比重秤法。一般用比重瓶法；测定易挥发液体的相对密度可用韦氏比重秤。本节仅介绍比重瓶法。

用比重瓶测定时的环境（指比重瓶和天平的放置环境）温度应略低于20℃或各品种项下规定的温度。

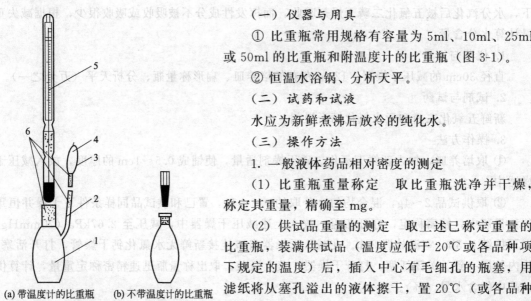

(a) 带温度计的比重瓶　(b) 不带温度计的比重瓶

图 3-1　比重瓶示意图

1—比重瓶主体；2—侧管；3—侧孔；

4—罩；5—温度计；6—玻璃磨口

（一）仪器与用具

① 比重瓶常用规格有容量为5ml、10ml、25ml或50ml的比重瓶和附温度计的比重瓶（图3-1）。

② 恒温水浴锅、分析天平。

（二）试药和试液

水应为新鲜煮沸后放冷的纯化水。

（三）操作方法

1. 一般液体药品相对密度的测定

（1）比重瓶重量称定　取比重瓶洗净并干燥，称定其重量，精确至mg。

（2）供试品重量的测定　取上述已称定重量的比重瓶，装满供试品（温度应低于20℃或各品种项下规定的温度）后，插入中心有毛细孔的瓶塞，用滤纸将从塞孔溢出的液体擦干，置20℃（或各品种项下规定的温度）恒温水浴中，放置10～20min，随着供试液温度的上升，过多的液体将不断从塞孔溢出，随时用滤纸将瓶塞顶端擦干，待液体不再由塞孔溢出（此现象意味着温度已平衡），迅即将比重瓶自水浴中取出，再用滤纸将比重瓶外壁的水擦干，迅速称定重量，精确至 mg，减去比重瓶重量，即得。

（3）水重量的测定　将比重瓶中的供试品倾去，洗净比重瓶，装满新沸过的冷水，再照供试品重量的测定法测得同一温度时水的重量。

（4）采用带温度计的比重瓶时，应在装满供试品（温度应低于 20℃ 或各品种项下规定的温度）后插入温度计（瓶中应无气泡），置 20℃（或各品种项下规定的温度）的水浴中放置 10～20min，使内容物的温度达到 20℃（或各品种项下规定的温度），用滤纸除去溢出侧管的液体，待液体不再由侧管溢出，立即盖上罩。将比重瓶自水浴中取出，用滤纸将比重瓶外壁的水擦干，迅速称定重量，精确至 mg，减去比重瓶重量，即得。

$$供试品的相对密度 = \frac{供试品重量}{水重量} \qquad (3-2)$$

2. 煎膏剂的相对密度测定

① 供试品溶液的制备：除另有规定外，取供试品适量，称定（精确至 mg），加水约 2 倍，称定（精确至 mg），混匀，作为供试品溶液。

② 照上述相对密度测定法测定，按下式计算，即得。

$$供试品的相对密度 = \frac{W_1 - W_1 f}{W_2 - W_1 f} \qquad (3-3)$$

式中　f——供试品溶液中水的含量，$f = \dfrac{加入供试品中的水重量}{供试品重 + 加入供试品中的水重量}$；

W_1——比重瓶内供试液的重量，mg；

W_2——比重瓶内水的重量，mg。

$W_1 - W_1 f$ 为比重瓶内供试品的重量；$W_2 - W_1 f$ 为比重瓶内与煎膏剂相同体积的水的重量。凡加药材细粉的煎膏剂，不再检查相对密度。

（四）注意事项

① 比重瓶必须洁净、干燥（所附温度计不能采用加温干燥），操作顺序为先称空比重瓶重，再装供试液称重，最后装水称重。

② 装过供试液的比重瓶必须冲洗干净，如供试液为油剂，测定后应尽量倾去，连同瓶塞先用石油醚和三氯甲烷冲洗数次，待油完全洗去，再以乙醇、水冲洗干净，然后依法测定水的重量。

③ 如用不带温度计的比重瓶时，供试液必须使毛细管充满，带温度计的比重瓶，瓶内不得有气泡。

④ 供试液及水装瓶时，应小心沿壁倒入比重瓶内，避免产生气泡，如有气泡，应稍放置待气泡消失后再调温称重。供试液为糖浆剂、甘油等黏稠液体时，装瓶时更应缓慢沿壁倒入，以免产生气泡，因黏稠度产生的气泡很难除去而影响测定结果。

⑤ 调温度时应将供试品充满瓶内，不加瓶塞，将瓶放置水浴中，浸渍 10～20min，使达 20℃。

⑥ 如果室温高于规定温度 20℃ 或各药品项下规定的温度时，必须调节环境温度稳定至略低于规定温度。否则，易造成经规定温度下平衡的比重瓶内的液体在称重过程中因环境温度高于规定温度而膨胀外溢，引起测定误差。

⑦ 温度调好后，将瓶塞小心塞紧。瓶塞毛细管必须充满液体，瓶内无气泡。

⑧ 从水浴中取出比重瓶，用滤纸将比重瓶顶端和外壁全部擦干，整个操作过程中只能

用手指拿住瓶颈，而不能拿瓶肚，以免液体因手温影响而致体积膨胀外溢。

⑨ 测定有腐蚀性供试品时，为避免腐蚀天平盘，可在称量时用一表面皿放置在天平盘上，再放比重瓶称量。

（五）原始记录

记录测定时室温和相对湿度、天平型号、比重瓶类型、测定温度、各测定数据及计算结果等。

（六）检验报告

在标准规定项下应写出标准规定的明确数值。在"检验结果"下写实测数值；实测数值超出规定范围时，应在数值之后加写"不符合规定"。

（七）实例

1. 镇咳宁糖浆的相对密度测定

（1）检验依据 《中国药典》2010 年版一部 1219 页。

【检查】 相对密度 应为 1.20～1.27（附录Ⅶ A）。

（2）操作步骤

① 取洁净并干燥的 10ml 比重瓶两只，分别编号，用分析天平精密称重。

② 取上述已称定重量的比重瓶，装满供试品后，插入中心有毛细孔的瓶塞，用滤纸将从塞孔溢出的液体擦干，置 20℃恒温水浴中，放置 20min，即将比重瓶自水浴中取出，再用滤纸将比重瓶外壁的水擦干，迅速精密称定重量。

③ 将比重瓶内的供试品倾去，用新沸过的冷水洗净比重瓶（至少冲洗三次），然后装满新沸过的冷水，插入中心有毛细孔的瓶塞，用滤纸将从塞孔溢出的液体擦干，置 20℃恒温水浴中，放置 20min，即将比重瓶自水浴中取出，再用滤纸将比重瓶外壁的水擦干，迅速精密称定重量。

④ 计算。

（3）检验原始记录

产品检验原始记录

品名：镇咳宁糖浆　　　　　　　　　　　　　　　　　　　　　　　编号：20100012

规　格	100ml/瓶	批　量	20000 瓶	收到日期	2010 年 8 月 4 日
批　号	A4050018	检品数量	5 瓶	报告日期	2010 年 8 月 20 日
来　源	×××车间	检验项目	相对密度	检验依据	《中国药典》2010 年版一部 1219 页
检验项目	检 验 记 录				
相对密度	室温：18℃　相对湿度：52%　天平型号：HA-180 分析天平 10ml 的比重瓶；测定温度 20℃ 空比重瓶重：　　　　　（1）10.3493　　　（2）10.3642 比重瓶充满供试品后总重：　22.6614　　　　22.6741 比重瓶充满水后总重：　　20.3267g　　　　20.3409 （1）供试品的相对密度 $=\dfrac{22.6614-10.3493}{20.3267-10.3493}=1.2340$ （2）供试品的相对密度 $=\dfrac{22.6741-10.3642}{20.3409-10.3642}=1.2339$ 平均：1.2340→1.23				
结　论	以上项目符合规定				

复核者：×××　　　　　　　　　　　　　　检验者：×××

2. 枇杷叶膏的相对密度测定

（1）检验依据 《中国药典》2010 年版一部 799 页。

【检查】 相对密度 应为 1.42～1.46（附录Ⅰ F）。

（2）检验原始记录

产品检验原始记录

品名：枇杷叶膏　　　　　　　　　　　　　　　　　　　　　　编号：20100012

规　　格	135g/瓶	批　　量	20000 瓶	收到日期	2010 年 8 月 4 日
批　　号	A4050018	检品数量	5 瓶	报告日期	2010 年 8 月 20 日
来　　源	×××车间	检验目的	相对密度	检验依据	《中国药典》2010 年版一部 799 页
检验项目	检 验 记 录				
相对密度	室温:18℃　相对湿度:52%　天平型号:HA-180 10ml 的比重瓶;测定温度 20℃ 供试品重:20.0057g 加 40ml 纯化水,纯化水重 40.0134g,混匀,得供试品溶液 $$f=\frac{40.0134}{20.0057+40.0134}=0.6667$$ 空比重瓶重:　　　　　　　　(1)10.3493g　　　(2)10.3687g 比重瓶充满供试品后总重:　21.4505g　　　21.4713g 比重瓶内供试液的重量:　　11.1012g　　　11.1026g 比重瓶充满水后总重:　　　20.3267g　　　20.3593g 比重瓶内水的重量:　　　　 9.9774g　　　 9.9906g (1)供试品的相对密度$=\dfrac{11.1012-11.1012\times0.6667}{9.9774-11.1012\times0.6667}=1.44$ (2)供试品的相对密度$=\dfrac{11.1026-11.1026\times0.6667}{9.9906-11.1026\times0.6667}=1.43$ 平均:1.44				
结　　论	以上项目符合规定				

复核者：×××　　　　　　　　　　　　检验者：×××

三、pH 值的测定

　　pH 值测定法是测定药品水溶液氢离子活度的一种方法，是药品检查项下采用较多和重要的指标之一。

　　pH 值测定法各国药典都有明确的规定。《中国药典》2010 年版一部附录中规定：溶液的 pH 值使用酸度计测定。水溶液的 pH 值通常以玻璃电极为指示电极，饱和甘汞电极为参比电极的酸度计进行测定。测定前，应采用标准缓冲液校正仪器。药品检验中一般应用 0.02 级酸度计测定溶液中 pH 值。

　　酸度计是专为应用玻璃电极测定 pH 值而设计的一种电子电位计。酸度计主要是由电极和 pH 值指示计（pH 计）两部分组成。pH 计属于实行强制检定的工作计量器具，应每年检定一次。

　　（一）仪器与用具

　　酸度计（图 3-2），玻璃电极，饱和甘汞电极，小烧杯，滤纸。

　　（二）试液与试药

　　1. 仪器校正用的标准缓冲液

　　（1）草酸盐标准缓冲液　精密称取在 54℃±3℃干燥 4～5h 的草酸三氢钾 12.71g，加水使溶解并稀释至 1000ml。

（2）苯二甲酸盐标准缓冲液　精密称取在 115℃±5℃ 干燥 2～3h 的邻苯二甲酸氢钾 10.21g，加水使溶解并稀释至 1000ml。

（3）磷酸盐标准缓冲液　精密称取在 115℃±5℃ 干燥 2～3h 的无水磷酸氢二钠 3.55g 与磷酸二氢钾 3.40g，加水使溶解并稀释至 1000ml。

（4）氢氧化钙标准缓冲液　于 25℃，用无二氧化碳的水制备氢氧化钙的饱和溶液，取上清液使用。存放时应防止空气中二氧化碳进入，一旦出现浑浊，应弃去重配。

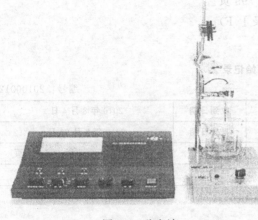

图 3-2　酸度计

（5）硼砂标准缓冲液　精密称取硼砂 3.81g（注意避免风化），加水使溶解并稀释至 1000ml，置聚乙烯塑料瓶中，密塞，避免空气中二氧化碳进入。

上述标准缓冲液必须用 pH 值基准试剂配制。除以上标准缓冲液外，也可用国家标准物质管理部门发放的标示 pH 值准确至 0.01pH 单位的各种标准缓冲液校正仪器。

2. 新沸过并放冷的纯化水

（三）操作方法

① 测定前，按各品种项下的规定，选择两种 pH 值约相差 3 个 pH 单位的标准缓冲液，并使供试品的 pH 值处于二者之间。

② 按仪器说明书规定，接通电源预热仪器数分钟，调节零点和温度补偿（有些仪器不需每次调零），接甘汞电极和玻璃电极。根据供试品的 pH 值，取较接近其 pH 值的第一种标准缓冲液置小烧杯中，将电极浸入标准缓冲液中，轻摇缓冲液待平衡稳定后，调节仪器定位按钮，使仪器数值与表 3-2 所示的 pH 值一致。

表 3-2　不同温度标准缓冲液的 pH 值

温度 /℃	草酸盐标准缓冲液	苯二甲酸盐标准缓冲液	磷酸盐标准缓冲液	氢氧化钙标准缓冲液（25℃）	硼砂标准缓冲液
0	1.67	4.01	6.98	13.43	9.46
5	1.67	4.00	6.95	13.21	9.40
10	1.67	4.00	6.92	13.00	9.33
15	1.67	4.00	6.90	12.81	9.28
20	1.68	4.00	6.88	12.63	9.23
25	1.68	4.01	6.86	12.45	9.18
30	1.68	4.02	6.85	12.29	9.14
35	1.69	4.02	6.84	12.13	9.10
40	1.69	4.04	6.84	11.98	9.07
45	1.70	4.05	6.83	11.84	9.04
50	1.71	4.06	6.83	11.71	9.01
55	1.72	4.08	6.83	11.57	8.99
60	1.72	4.09	6.84	11.45	8.96

③ 仪器定位后，再用第二种标准缓冲液核对仪器示值，误差应不大于±0.02pH 单位，如大于偏差，则应小心调节斜率，使示值与第二种标准缓冲液的表列数值相符，重新校正（定位）仪器和斜率调节操作，至仪器示值与标准缓冲液的规定数值相差不大于±0.02pH 单位，否则，需检查仪器或更换电极后，再行校正至符合要求后再测样品。

④ 按规定直接取样或制备供试品，置于小烧杯中，用供试品淋洗电极数次后，再将电极浸入供试品中，轻摇供试品待平衡稳定后，读数。

（四）注意事项

① 配制缓冲液或供试品的水，应是新沸过放冷除去 CO_2 的纯化水，pH 值在 5.5～7.0，并应尽快使用，以免空气中的 CO_2 重新进入水中而造成测定误差。

② 新的玻璃电极应预先在水中浸泡 24h 以上再用，以稳定其不对称电位和降低电阻，平时最好也浸泡在水中，以便在下次使用时，可以很快平衡。玻璃电极球泡中的缓冲液应与内参比电极接触，不应有气泡。装在电极架上，应高于甘汞电极，以免触及烧杯底。甘汞电极中应充满饱和氯化钾溶液，不得有气泡隔断溶液，盐桥中应保持少量氯化钾晶体，但不能结成一整块而堵塞渗出孔。

③ 由于玻璃电极不对称电位的影响，测定的 pH 值是否准确，直接依赖于所使用的标准缓冲液的准确度。因此只使用一种标准缓冲液校正仪器容易出错，必须按规定使用两种标准缓冲液校准仪器后，再测定供试品。

④ 如用标准缓冲液校正仪器，定位按钮不能调节至规定值时，应考虑电极污染、损坏或与仪器不匹配的可能。

⑤ 每次更换标准缓冲液或供试品前，应用纯化水充分洗涤电极，然后用滤纸将水吸尽，也可用所换的标准缓冲液或供试品洗涤。

⑥ 测定 pH 值大于 9 的供试品和标准缓冲液时，应注意碱误差的问题，必要时选用适当的玻璃电极测定。

⑦ 对弱缓冲液或无缓冲作用溶液的 pH 值的测定要特别注意，《中国药典》2010 年版一部规定，对弱缓冲液（如水）的 pH 值测定，除另有规定外，先用苯二甲酸盐标准缓冲液校正仪器后测定供试品，并重取供试品再测，直至 pH 值的读数在 1min 内改变不超过 ±0.05 止，然后用硼砂标准缓冲液校准仪器，再按上法测定，两次 pH 值的读数相差应不超过 0.1，取两次读数的平均值为其 pH 值。

⑧ 潮湿和接触不良易引起漏电和读数不稳，因此电极的导线插头和仪器读数开关、电极架与盛溶液的烧杯外部，均应保持干燥。

⑨ 甘汞电极不用时应将加液口塞住，下面用胶套封好。新加入饱和氯化钾溶液后应等几个小时，待电极电位稳定后再用。使用时应将电极加液口塞子和下端套子拿掉。氯化钾溶液干涸后的电极，加氯化钾溶液后应核对电极电位是否准确后再使用。

⑩ 温度对电极电阻有很大影响，因此注意操作时的环境温度，温度补偿调节钮的紧切螺丝是经过校准的，用时切勿使其松动，否则应重新校准。

⑪ 玻璃电极底部的球膜极易破损，有时破损的玻璃电极从外观看不出来，可用放大镜观察，或用不同缓冲液核对其电极响应，有些玻璃电极虽然未破损，但玻璃球膜内溶液浑浊，使电极响应值不符合要求，亦不能使用。有些玻璃电极在使用时玻璃膜被污染，可放在四氯化碳中泡几天，然后再用乙醚、三氯甲烷、乙醇、水和 0.1mol/L 盐酸、水，依次洗之，处理后的玻璃电极，其响应值必须符合规定。

⑫ 标准缓冲液最好新鲜配制，在抗腐蚀密闭的容器中一般可保存 2～3 个月，但发现有浑浊、发霉或沉淀等现象时，不能继续使用。

（五）原始记录

记录仪器型号、室温、定位用标准缓冲液的名称、校准用标准缓冲液的名称及其校准结果、供试溶液的制备、测定结果。

（六）检验报告

在"标准规定"下应写出标准规定的明确数值。在"检验结果"下写实测数值；实测数值超出规定范围时，应在数值之后加写"不符合规定"。

（七）实例　藿香正气口服液的 pH 值检查

（1）检验依据　《中国药典》2010 年版一部 1231 页。

【检查】　pH 值　应为 4.5～6.5（附录ⅦG）。

（2）操作步骤

① 取标准苯二甲酸盐和邻苯二甲酸氢钾各一包，分别置入烧杯中，加水 100ml 使其溶解，转溶至 250ml 的量瓶中，用水洗小烧杯和玻璃棒三次，每次 20ml，洗液并入量瓶中，加水至刻度，摇匀（配成缓冲液备用）。

② 取供试品 20 支，置洁净干燥的烧杯中，摇匀，备用。

③ 接通 pH 计的电源，预热 30min，并将 pH-mV 开关置 pH 处，调节温度补偿按钮至测定溶液温度的刻度上；安装甘汞电极和玻璃电极。

④ 用纯化水冲洗电极后，用滤纸将水吸尽，将苯二甲酸盐标准缓冲液置小烧杯中，将电极浸入缓冲液中，轻摇缓冲液待平衡稳定后，将量程开关置 7～0 处，调节仪器定位按钮至 pH 值为 4.00，重复读数三次，使三次数值均为 4.00。

⑤ 将量程开关复位，用蒸馏水冲洗电极后，用滤纸将水吸尽，将磷酸盐标准缓冲液倒入另一小烧杯中，将电极浸入缓冲液中，轻摇缓冲液待平衡稳定后，量程开关置 7～0 处，读取仪器示值；重复读数三次，如三次读取的 pH 值在 6.84～6.88 之间，则可以测定供试品。

⑥ 取供试品溶液倒入另一小烧杯中，用供试品淋洗电极数次后，再将电极浸入供试品中，轻摇供试品待平衡稳定后，读数，重复读数三次，取三次的平均值为供试品的测定值。

⑦ 测定结束后，将 pH 计各开关复位，关闭电源；用纯化水冲洗电极后，用滤纸将水吸尽，玻璃电极浸入纯化水中，甘汞电极装入盒中放好。

⑧ 填写使用记录。

（3）检验原始记录

产品检验原始记录

品名：藿香正气口服液　　　　　　　　　　　　　　　　编号：20100012

规　　格	10ml/支	批　　量	20 万支	收到日期	2010 年 8 月 4 日
批　　号	A4050018	检品数量	10 盒	报告日期	2010 年 8 月 20 日
来　　源	×××车间	检验项目	pH 值	检验依据	《中国药典》2010 年版一部 1231 页
检验项目	检 验 记 录				
pH 值	酸度计的型号：PHS-25 酸度计 室温：24℃　相对湿度：52%　测定温度：24℃ 定位用的标准缓冲液：苯二甲酸盐标准缓冲液 校正用的标准缓冲液：磷酸盐标准缓冲液 供试品的制备：取 20 支本品，倒入洁净烧杯中，混匀，直接取样测定。 校正数据：6.86；6.86；6.87；平均值 6.86 供试品测定数据：4.92；4.91；4.92；平均值 4.92→5.0				
结　　论	以上项目符合规定				

复核者：×××　　　　　　　　　　　　　　检验者：×××

四、最低装量的检查

最低装量检查法适用于固体、半固体和液体制剂。《中国药典》2005 年版一部附录中收载了两种检查方法，即重量法和容量法。除制剂通则中规定检查重（装）量的剂型外，标示装量不大于 500g（ml）者，按规定方法检查，应符合表 3-3 规定。

表 3-3　最低装量的规定

标 示 装 量	注射液及注射用浓溶液		口服及外用固体、半固体、液体、黏稠液体	
	平均装量	每个容器装量	平均装量	每个容器装量
20g(ml)以下	/	/	不少于标示装量	不少于标示装量的 93%
20g(ml)至 50g(ml)	/	/	不少于标示装量	不少于标示装量的 95%
50g(ml)以上	不少于标示装量	不少于标示装量的 97%	不少于标示装量	不少于标示装量的 97%

（一）仪器与用具

① 天平，感量 1mg、10mg 或 0.1g。

② 量筒，规格为 20ml、50ml、100ml、200ml 及 500ml，经定期检定合格。

（二）操作方法

（1）重量法　适用于标示装量以重量计者。除另有规定外，取供试品 5 个（50g 以上者 3 个），除去外盖和标签，容器外壁用适宜的方法清洁并干燥，分别称定重量，除去内容物，容器用适宜的溶剂洗净并干燥，再分别称定空容器的重量，求出每个容器内容物的装量与平均装量。

（2）容量法　适用于标示装量以容量计者。除另有规定外，取供试品 5 个（50ml 以上者 3 个），开启时注意避免损失，将内容物转移至预经标化的干燥量入式量筒中（量具的大小应使待测体积至少占其额定体积的 40%）黏稠液体倾出后，除另有规定外，将容器倒置 15 分钟，尽量倾净。2ml 及以下者用预经标化的干燥量入式注射器抽尽，读出每个容器内容物的装量，并求出其平均装量。

（三）注意事项

① 开启瓶盖时，应注意避免损失。

② 每个供试品的两次称量中，应注意编号顺序和容器的对号。

③ 所用的量筒必须洁净，干燥并经定期校正。

（四）原始记录

① 记录室温、标示装量、仪器及其规格、每个容器内容物读数（ml）或每个供试品重量与其自身空容器重量，并求算每个容器装量。

② 每个容器装量之和除以 5 或 3，即得平均装量。

③ 按表 3-3 规定的平均装量及每个容器装量的低限，求出每个容器允许的最低装量（均取三位有效数字）。

④ 每个容器的装量不少于允许最低装量，且平均装量不少于标示装量者，判为符合规定。如仅有一个容器的装量不符合规定，则另取 5 个［50g（ml）以上者 3 个］复试，结果全部符合规定者，仍判为符合规定。初试结果的平均装量少于标示装量，或有一个以上容器的装量不符合规定，在复试中仍不能全部符合规定者；均判为不符合规定。

（五）检验报告

在标准规定项下写明表 3-3 相应的规定。如有 1 个容器装量不符合规定，则另取 5 个

（50g 或 50ml 以上者 3 个）复试，均应符合表 3-3 相应的规定。在检验结果项下写明符合规定或不符合规定。

（六）实例　颠茄酊装量差异的检查

1. 检验依据

《中国药典》2010 年版一部 1222 页。

【检查】　装量　照最低装量检查法（附录ⅫC）检查，应符合规定。

2. 操作步骤

取已经校正的洁净干燥的 500ml 量筒三只，另取供试品三瓶，小心打开瓶盖，将内容物分别倒入 500ml 量筒中，每次倒完停留 5min 使瓶内内容物倒净，读数。

3. 检验原始记录

产品检验原始记录

品名：颠茄酊　　　　　　　　　　　　　　　　　　　　　　　　　　　编号：20100012

规　　格	500ml/瓶	批　　量	4000 瓶	收到日期	2010 年 8 月 4 日
批　　号	A4050018	检品数量	10 瓶	报告日期	2010 年 8 月 20 日
来　　源	×××车间	检验项目	装量检查	检验依据	《中国药典》2010 年版一部 1222 页
检验项目	检 验 记 录				
装量检查	室温：25℃　相对湿度：52％　标示装量：500ml/瓶 仪器：500ml 洁净、干燥的量筒（量入型） 取供试品 3 个，将内容物分别倾入经校正的 500ml 干燥量筒中，读数为 500ml，493ml，500ml，平均装量 497ml 复试：另取供试品 3 个，读数为 500ml，500ml，500ml，平均装量 500ml				
结　　论	以上项目符合规定				

复核者：×××　　　　　　　　　　　　　　　　检验者：×××

五、乙醇量的测定

含乙醇量系指在 20℃时制剂中含乙醇的容量百分数。不同浓度的乙醇对药材中各种成分的溶解能力有所不相同，制剂中含乙醇量的高低对于制剂中有效成分的含量、所含杂质的类型和数量以及制剂的稳定性等都有影响，这是酒剂和酊剂的一项重要质量控制指标。另以稀乙醇为溶剂制成的搽剂和洗剂，一般也检查乙醇量。测定方法有气相色谱法和蒸馏法两种。

（一）气相色谱法

本法系用气相色谱法测定各种制剂中在 20℃时乙醇（C_2H_5OH）的含量（％）（ml/ml）。由于测定前无须对供试品进行预处理，且操作简便、结果准确、重现性好，故广泛用于各种制剂中含乙醇量的测定。

1. 仪器和用具

① 气相色谱仪一台，填充柱法，填充柱固定相为二乙烯苯-乙基乙烯苯型高分子多孔小球；毛细管柱法，用键合交联聚乙二醇为固定液的毛细柱；带氢火焰离子化检测器。

② 色谱数据处理机或记录仪。

③ 色谱柱柱材料、内径、长度均无特殊规定，只要填充规定的载体后，系统适用性试验能达到药典要求即可。

④ 微量注射器，10μl。

⑤ 温度计，0～60℃或 0～100℃。

⑥ 容量瓶、移液管。

2. 试药

① 无水乙醇 色谱纯或分析纯（AR），使用前必须用本法确定不含正丙醇。

② 正丙醇 色谱纯或分析纯，使用前必须用本法确定不含乙醇。

③ 二乙烯苯-乙基乙烯苯型高分子多孔小球气相色谱担体，60～80 目或 80～100 目均可，但装柱前应过筛选粒径相近部分。商品型号国内有 401～403 有机担体，国外有 Porapa-kQ、R 等，均可使用。

3. 操作方法

（1）色谱条件与系统适用性试验 用直径为 0.25～0.18mm 的二乙烯苯-乙基乙烯苯型高分子多孔小球作为载体，柱温为 120～150℃；理论板数按正丙醇峰计算应不低于 700，乙醇和正丙醇两峰的分离度应大于 2。

（2）校正因子的测定 精密量取恒温至 20℃无水乙醇（作为对照品）4ml、5ml、6ml，分别置 100ml 量瓶中，分别精密加入恒温至 20℃的正丙醇（作为内标物质）5ml，加水稀释至刻度，摇匀（必要时可进一步稀释），取上述三种溶液，注入气相色谱仪中，分别连续进样 3 次，测定峰面积，计算校正因子，所得校正因子的相对标准偏差（RSD）不得大于 2.0%。

（3）供试品的测定 精密量取恒温至 20℃的供试品适量（相当于乙醇约 5ml），置 100ml 量瓶中，精密加入恒温至 20℃的正丙醇 5ml，加水稀释至刻度，摇匀，取适量注入气相色谱仪，分别连续注样 3 次，并计算出供试品中的乙醇含量，取 3 次计算的平均值作为结果。

4. 注意事项

① 在不含内标物质的供试品溶液的色谱图中，与内标物质峰相应的位置处不得出现杂质峰。

② 选用其他载体时，系统适用性试验必须符合药典规定。

③ 有些检品所含有的其他挥发性组分，在 GDX 色谱柱上也能出峰，但保留时间较长，可能会干扰后面分析的结果，遇到这种情况时，应根据具体情况适当延长 2 次注样间隔时间，或采取程序升温法把干扰组分快速排出色谱柱。

④ 供试品溶液各连续 3 次注样所得乙醇含量与其相应的平均值的相对偏差，均不得大于 1.5%，否则应重新测定。

⑤ 经测定，如果供试品中含乙醇量不在 4%～6% 范围内，则应重新配制，因为系统性试验用的 3 个测试溶液的乙醇含量在此范围内才能保证测定结果可靠。

5. 原始记录

记录仪器型号、载体和内标物的名称、柱温、系统适用性试验数据（理论板数、分离度和校正因子的变异系数）、标准溶液与供试品溶液的制备及其连续 3 次进样的测定结果、平均值。并附色谱图。

校正因子的计算：

$$校正因子 \ f = \frac{A_S / c_S}{A_R / c_R} \tag{3-4}$$

式中 A_S——内标物质的峰面积或峰高；

A_R——对照品的峰面积或峰高；

c_S——内标物质的浓度；

c_R——对照品的浓度。

供试品中含乙醇量的计算：

$$含乙醇量 = f\frac{A_x}{A_S} \times \frac{V_S}{V_x} \times 100\%　　　　　　(3-5)$$

式中　f——校正因子；

　　　A_x——供试品中乙醇的峰面积或峰高；

　　　A_S——供试品中正丙醇的峰面积或峰高；

　　　V_S——供试品配制时所取的内标溶液体积；

　　　V_x——供试品配制时所取的供试品溶液体积。

6. 检验报告

在标准规定项下应写出标准规定的明确数值。在"检验结果"下写实测数值；实测数值超出规定范围时，应在数值之后加写"不符合规定"。

7. 实例　颠茄酊中乙醇量的检查

(1) 检验依据　《中国药典》2010 年版一部 1222 页。

【检查】乙醇量　应为 60%～70%（附录Ⅸ M）。

(2) 检验原始记录

产品检验原始记录

品名：颠茄酊　　　　　　　　　　　　　　　　　　　　　　　　编号：20100012

规　格	100ml/瓶	批　量	20000 瓶	收到日期	2010 年 8 月 4 日
批　号	A4050018	检品数量	5 瓶	报告日期	2010 年 8 月 20 日
来　源	×××车间	检验项目	乙醇量	检验依据	《中国药典》2010 年版一部 1222 页

检验项目	检验记录
乙醇量	仪器型号：GC—9A 载体：二乙烯苯-乙基乙烯苯型高分子多孔小球　柱温：120～150℃ 空气压力：0.5kgf/cm² (49.033kPa)　氢气压力：0.5kgf/cm² (49.033kPa)　载气流量：50ml/min 内标物：正丙醇 5ml　供试品：10ml 对照品：无水乙醇　(1)4ml；(2)5ml；(3)6ml 校正因子 $f_1 = \frac{A_{SCR}}{A_{RCS}} = \frac{419753.161}{259909.078} \times \frac{4}{5} = 1.292$ $f_2 = \frac{411031.598}{254115.362} \times \frac{4}{5} = 1.294$　　$f_3 = \frac{413870.132}{253774.098} \times \frac{4}{5} = 1.305$ $f_4 = \frac{420222.188}{324886.344} \times \frac{5}{5} = 1.293$　　$f_5 = \frac{407896.500}{317217.500} \times \frac{5}{5} = 1.286$ $f_6 = \frac{409104.844}{317643.813} \times \frac{5}{5} = 1.288$　　$f_7 = \frac{413129.688}{383345.321} \times \frac{6}{5} = 1.293$ $f_8 = \frac{417462.188}{383548.911} \times \frac{6}{5} = 1.306$　　$f_9 = \frac{410741.688}{384330.742} \times \frac{6}{5} = 1.282$ 校正因子平均值：1.293 RSD%＝0.62% 供试品含量(1)$1.293 \times \frac{413042.094}{426411.344} \times \frac{5}{10} = 62.6\%$ 供试品含量(2)$1.293 \times \frac{422052.313}{433425.594} \times \frac{5}{10} = 63.0\%$　平均：63% 供试品含量(3)$1.293 \times \frac{429692.594}{440544.188} \times \frac{5}{10} = 63.0\%$ RSD＝0.45%
结论	以上项目符合规定

　　　　　　　　　　　　　　　　　复核者：×××　　　　　　　　　　　检验者：×××

附色谱图：

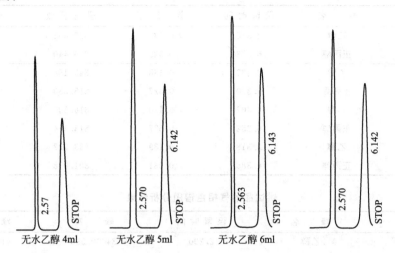

无水乙醇 4ml　　无水乙醇 5ml　　无水乙醇 6ml

对照品的气相色谱图　　　　　供试品的气相色谱图

对照品的气相色谱图分析结果

峰　号		峰　名	保留时间	峰　高	峰　面　积
标 1-1	1	乙醇	2.320	21298.441	259909.078
	2	正丙醇	6.396	12087.254	419753.161
标 1-2	1	乙醇	2.332	21080.482	254115.362
	2	正丙醇	6.398	12267.043	411031.598
标 1-3	1	乙醇	2.319	21130.483	253774.098
	2	正丙醇	6.387	12115.937	413870.132
标 2-1	1	乙醇	2.290	26623.051	324886.344
	2	正丙醇	6.332	12304.751	420222.188
标 2-2	1	乙醇	2.315	26413.104	317217.500
	2	正丙醇	6.365	11988.665	407896.500
标 2-3	1	乙醇	2.315	26350.602	317643.813
	2	正丙醇	6.373	12019.933	409104.844
标 3-1	1	乙醇	2.332	31637.744	383345.321
	2	正丙醇	6.390	12119.688	413129.688
标 3-2	1	乙醇	2.307	31124.228	383548.911
	2	正丙醇	6.382	12221.093	417462.188
标 3-3	1	乙醇	2.318	31159.116	384330.742
	2	正丙醇	6.385	12010.780	410741.688

系统评价

峰　号		峰　名	保留时间	半峰宽	理论板数	分　离　度
标 1-1	1	乙醇	2.320	0.189	834.761	0.000
	2	正丙醇	6.396	0.529	803.047	5.693
标 1-2	1	乙醇	2.332	0.192	819.879	0.000
	2	正丙醇	6.398	0.528	812.508	5.648
标 1-3	1	乙醇	2.319	0.190	825.285	0.000
	2	正丙醇	6.387	0.524	823.078	5.697
标 2-1	1	乙醇	2.290	0.190	804.773	0.000
	2	正丙醇	6.332	0.528	795.664	5.626
标 2-2	1	乙醇	2.315	0.187	852.076	0.000
	2	正丙醇	6.365	0.527	809.161	5.678

峰 号		峰 名	保留时间	半峰宽	理论板数	分离度
标 2-3	1	乙醇	2.315	0.188	837.062	0.000
	2	正丙醇	6.373	0.525	816.440	5.689
标 3-1	1	乙醇	2.332	0.188	849.158	0.000
	2	正丙醇	6.390	0.527	815.530	5.676
标 3-2	1	乙醇	2.307	0.190	816.530	0.000
	2	正丙醇	6.382	0.527	813.404	5.686
标 3-3	1	乙醇	2.318	0.189	833.322	0.000
	2	正丙醇	6.385	0.531	801.018	5.649

供试品的气相色谱图分析结果

峰 号		峰 名	保留时间	峰 高	峰 面 积
供 1	1	乙醇	2.290	34000.596	413042.094
	2	正丙醇	6.365	12457.123	426411.344
供 2	1	乙醇	2.323	34244.668	422052.313
	2	正丙醇	6.398	12671.344	433425.594
供 3	1	乙醇	2.307	34913.508	429692.594
	2	正丙醇	6.373	12875.202	440544.188

系统评价

峰 号		峰 名	保留时间	半 峰 宽	理论板数	分 离 度
供 1	1	乙醇	2.290	0.190	804.773	0.000
	2	正丙醇	6.365	0.528	804.064	5.673
供 2	1	乙醇	2.323	0.192	814.029	0.000
	2	正丙醇	6.398	0.530	807.406	5.647
供 3	1	乙醇	2.307	0.192	802.391	0.000
	2	正丙醇	6.373	0.530	801.109	5.635

（二）蒸馏法

本法系将供试品按规定稀释后，蒸馏，收集乙醇馏出液达一定体积，调节温度至20℃，测定相对密度，从乙醇相对密度表中查得供试品中乙醇的含量。

按照制剂的性质不同，分为三种测定方法，第一法适用于多数流浸膏、酊剂及甘油制剂中的乙醇量测定；第二法适用于含有挥发性物质等制剂中的乙醇量的测定；第三法适用于含有游离氨或挥发性酸的制剂中的乙醇量的测定。在实际应用中采用蒸馏法测定乙醇含量的大部分只采用第一法，较少采用第二法和第三法。这是由于供试品中含有挥发性成分，采用蒸馏法测定时，供试品需处理，操作方法较繁，一般都采用了气相色谱法，因此本节只介绍蒸馏法的第一法。除另有规定外，若蒸馏法测定结果与气相色谱法不一致，以气相色谱法测定结果为准。

1. 仪器与用具

蒸馏装置、电热套、25ml移液管、25ml和50ml量瓶、温度计0～60℃或0～100℃、天平（感量为0.001g）、50ml量筒等。

2. 操作方法

根据制剂中含乙醇量的不同，可分为两种情况。

（1）含乙醇量低于 30％者　取供试品，调节温度至 20℃，精密量取 25ml，置 150～200ml 蒸馏瓶中，加水约 25ml，加玻璃珠数粒或沸石等物质，连接冷凝管，直火加热，缓缓蒸馏，速度以馏出液一滴接一滴为准。馏出液导入 25ml 量瓶中，俟馏出液约达 23ml 时，停止蒸馏。将馏出液温度调节至 20℃，加 20℃的水至刻度，摇匀，在 20℃时按相对密度测定法测定相对密度。在乙醇相对密度表内查出乙醇的含量（％）（体积分数），即为供试品中的乙醇含量（％）（体积分数）。

（2）含乙醇量高于 30％者　取供试品，调节温度至 20℃，精密量取 25ml，置 150～200ml 蒸馏瓶中，加水约 50ml，加玻璃珠数粒，如上法蒸馏。馏出液导入 50ml 量瓶中，俟馏出液约达 48ml 时，停止蒸馏。调节馏出液温度至 20℃，加 20℃的水至刻度，摇匀，在 20℃时照相对密度测定法测定相对密度。将查得所含乙醇的含量（％）（体积分数）与 2 相乘，即得。

3. 注意事项

① 收集馏出液的量瓶，应预先洗净、干燥并精密称定重量。

② 馏出液如显浑浊，可加滑石粉或碳酸钙振摇，滤过，使溶液澄清，再测定相对密度。

③ 蒸馏时，如发生泡沫，可在供试品中酌加硫酸或磷酸，使成强酸性，或加稍过量的氯化钙溶液，或加少量石蜡后再蒸馏。

4. 原始记录

记录室、天平型号、样品取用量，馏出液的量、测定温度及各称定数据（保留四位有效数字），根据计算馏出液的相对密度，从表 3-4 查得供试品中乙醇的含量。

表 3-4　乙醇相对密度

相对密度 （20℃/20℃）	浓度（体积分数） /％	相对密度 （20℃/20℃）	浓度（体积分数） /％	相对密度 （20℃/20℃）	浓度（体积分数） /％	相对密度 （20℃/20℃）	浓度（体积分数） /％
0.9992	0.5	0.9830	13.0	0.9693	25.5	0.9529	38.0
0.9985	1.0	0.9824	13.5	0.9687	26.0	0.9521	38.5
0.9978	1.5	0.9818	14.0	0.9681	26.5	0.9513	39.0
0.9970	2.0	0.9813	14.5	0.9675	27.0	0.9505	39.5
0.9968	2.5	0.9807	15.0	0.9670	27.5	0.9497	40.0
0.9956	3.0	0.9802	15.5	0.9664	28.0	0.9489	40.5
0.9949	3.5	0.9796	16.0	0.9658	28.5	0.9481	41.0
0.9942	4.0	0.9790	16.5	0.9652	29.0	0.9473	41.5
0.9935	4.5	0.9785	17.0	0.9646	29.5	0.9465	42.0
0.9928	5.0	0.9780	17.5	0.9640	30.0	0.9456	42.5
0.9922	5.5	0.9774	18.0	0.9633	30.5	0.9447	43.0
0.9915	6.0	0.9769	18.5	0.9627	31.0	0.9439	43.5
0.9908	6.5	0.9764	19.0	0.9621	31.5	0.9430	44.0
0.9902	7.0	0.9758	19.5	0.9614	32.0	0.9421	44.5
0.9896	7.5	0.9753	20.0	0.9608	32.5	0.9412	45.0
0.9889	8.0	0.9748	20.5	0.9601	33.0	0.9403	45.5
0.9883	8.5	0.9743	21.0	0.9594	33.5	0.9394	46.0
0.9877	9.0	0.9737	21.5	0.9587	34.0	0.9385	46.5
0.9871	9.5	0.9732	22.0	0.9580	34.5	0.9376	47.0
0.9865	10.0	0.9726	22.5	0.9573	35.0	0.9366	47.5
0.9859	10.5	0.9721	23.0	0.9566	35.5	0.9357	48.0
0.9853	11.0	0.9715	23.5	0.9558	36.0	0.9347	48.5
0.9847	11.5	0.9710	24.0	0.9551	36.5	0.9338	49.0
0.9841	12.0	0.9704	24.5	0.9544	37.0	0.9328	49.5
0.9835	12.5	0.9698	25.0	0.9536	37.5	0.9318	50.0

馏出液相对密度计算公式：

$$乙醇馏出液相对密度 = \frac{乙醇馏出液重量}{水重量} \times 100\% \tag{3-6}$$

5. 检验报告

在标准规定项下应写出标准规定的明确数值。在"检验结果"下写实测数值；实测数值超出规定范围时，应在数值之后加写"不符合规定"。

6. 实例 颠茄酊中乙醇量的检查

(1) 检验依据 《中国药典》2010 年版一部 1222 页。

乙醇量 应为 60%～70%（附录Ⅸ M）。

(2) 检验原始记录

产品检验原始记录

品名：颠茄酊   编号：20100012

规 格	100ml/瓶	批 量	20000 瓶	收到日期	2010 年 8 月 4 日
批 号	A4050018	检品数量	5 瓶	报告日期	2010 年 8 月 20 日
来 源	×××车间	检验项目	乙醇量	检验依据	《中国药典》2010 年版一部 1222 页

检验项目	检 验 记 录
乙醇量	室温:18℃ 相对湿度:52% 天平型号:ABS-204 测定方法:第一法中(2)测供试品中乙醇的含量 用 25ml 移液管取 25ml 供试品(20℃)置 200ml 蒸馏瓶中,加水 50ml 蒸馏,将馏出液导入洁净干燥的 50ml 量瓶中,得馏出液约 48ml,调节馏出液至 20℃,加 20℃水至刻度 空比重瓶重:(1)10.3493 (2)10.3642 比重瓶充满供试品后总重:19.9415 19.9508 比重瓶充满水后总重:20.3267g 20.3409 (1)供试品的相对密度 $= \dfrac{19.9415-10.3493}{20.3267-10.3493} = 0.9614$ (2)供试品的相对密度 $= \dfrac{19.9508-10.3642}{20.3409-10.3642} = 0.9609$ 查表 3-4 得乙醇量为 32.0% 和 32.5%,平均值 32.25% 供试品的乙醇量为 32.25%×2=64.5%
结论	以上项目符合规定

复核者：×××   检验者：×××

六、崩解时限的检查

崩解系指固体制剂如片剂、胶囊剂和滴丸剂等在检查时限内全部崩解溶散或成碎粒,除不溶性包衣材料或破碎的胶囊壳外,应通过筛网。如有少量不能通过筛网,但已软化或无硬心者,可作符合规定。

由于片剂口服后需经崩解溶解,才能被机体吸收而达到治疗目的;胶囊剂的崩解是药物溶出及被人体吸收的前提,而囊壳常因所用囊材的质量,久贮或与药物接触等原因,影响溶解或崩解;丸剂中不含崩解剂,故在水中不是崩解而是逐渐溶散,且基质的种类与丸剂的溶解性能有密切关系,为控制产品质量,保证疗效,《中国药典》2010 年版中规定上述制剂应做崩解时限检查。

本节介绍的崩解时限检查法适用于片剂、胶囊剂以及丸剂、滴丸剂的溶散时限的检查，各剂型溶散、崩解时限检查规定见表 3-5，表 3-6。凡规定检查溶出度或释放度或融变时限的制剂，不再进行崩解时限检查。

表 3-5　各剂型溶散时限检查规定

剂　型		规定溶剂	溶散时限	筛　孔　径	判　断　标　准
丸剂	小蜜丸 水蜜丸 水丸	水	1h	0.42mm(丸径<2.5mm) 1.0mm(丸径 2.5～3.5mm) 2.0mm(丸径>3.5mm)	在规定时间内全部通过筛网。如有细小颗粒状物未通过筛网，但已软化无硬心者可按符合规定论
	浓缩丸 糊丸		2h		
	蜡丸	盐酸溶液	2h	2.0mm	每丸均不得有裂缝、崩解或软化现象 应全部崩解。如有 1 丸不能完全崩解，应另取 6 丸复试，均应符合规定
		磷酸盐缓冲液(pH6.8)	1h		
滴丸剂	滴丸	水或人工胃液(以明胶为基质)	30min	0.42mm	应全部溶散。如有 1 粒不能完全溶散，应另取 6 粒复试，均应全部崩解
	包衣滴丸		1h		

表 3-6　各剂型崩解时限检查规定

剂　型		规定溶剂	崩解时限	判　断　标　准	
片剂	药材原粉片	水	30min	应全部崩解。如有 1 片不能完全崩解，应另取 6 片复试，均应全部崩解	凡含有药材浸膏、树脂、油脂或大量糊化淀粉的片剂，如有小部分颗粒状物未通过筛网，但已软化或无硬心者，可作符合规定论
	浸膏(半浸膏)片、糖衣片		1h		
	薄膜衣片	盐酸溶液	1h		
	肠溶衣片	盐酸溶液	2h	每片均不得有裂缝、崩解或软化现象	
		磷酸盐缓冲液	1h	应全部崩解。如有 1 片不能完全崩解，应另取 6 片复试，均应全部崩解	
胶囊剂	硬胶囊	水	30min	应全部崩解。如有 1 粒不能完全崩解，应另取 6 粒复试，均应全部崩解	如有部分颗粒状物未通过筛网，但已软化或无硬心物质者，可作符合规定论
	肠溶胶囊	盐酸溶液	2h	每粒的囊壳均不得有裂缝或崩解现象	
		人工肠液	1h	应全部崩解。如有 1 粒不能完全崩解，应另取 6 粒复试，均应全部崩解	

注：筛孔径均为 2.0mm。

（一）仪器与用具

① 智能崩解仪（图 3-3），主要结构为一能升降的金属支架与下端镶有筛网的吊篮，并附有挡板。

② 1000ml 烧杯。

（二）试剂与试药

① 纯化水。

② 盐酸溶液（9→1000）。

③ 磷酸盐缓冲液（pH6.8）。

④ 人工胃液：取稀盐酸 16.4ml，加水约 800ml 与胃蛋白酶 10g，摇匀后，加水稀释成 1000ml 即得。临用前制备。

⑤ 人工肠液：取磷酸二氢钾 6.8g，加水 500ml 使溶解，用 0.4% 氢氧化钠溶液调节至 pH6.6；另取胰酶 10g，加水适量使溶解，将两液混合后，加水稀释成 1000ml 即

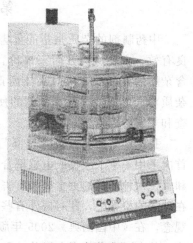

图 3-3　智能崩解仪

得。临用前制备。

（三）操作方法

① 仪器装置：将吊篮通过崩解仪上端的不锈钢轴悬挂于金属支架上，浸入 1000ml 烧杯中，并调节吊篮位置使其下降时筛网距烧杯底部 25mm，烧杯内盛有温度为 37℃±1℃ 的水，调节水位高度使吊篮上升时筛网在水面下 15mm 处。

② 设定崩解仪的崩解时间和温度，使烧杯内水的温度为 37℃±1℃。

③ 除另有规定外，取供试品 6 片或 6 粒或 6 丸，分别置吊篮的玻璃管中，加挡板，启动崩解仪进行检查。在规定崩解时间内检查各管的药物是否崩解溶散或成碎粒，除不溶性包衣材料或破碎的胶囊壳外，全部通过筛网；如有少量不通过筛网，是否已软化或有无硬心。

④ 泡腾片的崩解时限检查：除另有规定外，取 6 片，分别置 250ml 烧杯中，烧杯内盛有 200ml 水，水温为 15～25℃，有许多气泡放出，当片剂或碎片周围的气体停止逸出时，片剂应溶解或分散在水中，无聚集的颗粒剩留，除另有规定外，各片均应在 5min 内崩解。

（四）注意事项

① 在测试过程中，烧杯内水的温度或其他溶液的温度应保持在 37℃±1℃。

② 操作过程中如果供试品黏附挡板妨碍检查时，应另取供试品 6 丸或 6 片，不加挡板进行检查。

③ 每测完一次后，应清洗吊篮的玻璃管内壁及筛网、挡板等，并重新更换水或规定的溶液。

（五）原始记录

记录仪器型号、介质名称和温度、是否加挡板、在规定时限（注明标准中规定的时限）内的崩解或残存情况，写出结果判断。

（六）检验报告

在标准规定项下应写出标准规定的明确数值或文字说明。在"检验结果"下写"符合规定"或"不符合规定"。

第二节　杂质限量检查

中药制剂的杂质是指能危害人体健康或影响药物质量的物质。中药制剂的质量是否优良有效，主要从两方面来评价：首先是中药制剂本身的效力及其有无副作用；其次是所含杂质的程度及杂质对人体所产生的影响。因此，为了确保用药安全有效，就必须根据杂质对人体的危害性和制剂的使用要求，对中药制剂所含的杂质及其限量，作必要的检查和规定。

我国食品药品监督管理部门十分重视杂质的检查，在《中国药典》2005 年版一部中，首次采用了原子吸收或电感耦合等离子体质谱法，测定西洋参、白芍、甘草、丹参、金银花和黄芪六种药材的重金属和有害元素（如铅、镉、砷、汞、铜），并规定了有害元素的限度；在砷盐的检查中，针对国外有些国家认为含有雄黄矿物药的制剂则砷盐的限量就一定超标的观念，在《中国药典》2005 年版一部中，对使用量大，疗效确切并含有雄黄药的品种如牙痛一粒丸、牛黄解毒丸（片）和六应丸，增加了三氧化二砷的限量检查，并且对供试品的处理采用了非常科学的方法，以供试品在胃液中溶出的量为测定指标。供试品的处理方法一般如下：取供试品适量，加稀盐酸，滤过，置量瓶中，加水稀释至刻度，摇匀。在《中国药典》2010年版一部中，又增加了用原子吸收分光光度法对中药成方制剂紫贝散中重金属及有害元素（如铅、镉、砷、汞、铜）的检测。

中药制剂的杂质检查主要有一般杂质如重金属、砷盐、灰分、酸不溶性灰分等检查和特殊杂质如含有乌头和草乌制剂中乌头酯型生物碱、大黄流浸膏中的土大黄苷检查等。《中国药典》中规定的杂质检查均为限量检查。杂质限量是指药物中所含杂质的最大允许量，通常用百分之几或百万分之几来表示。本节重点介绍重金属和砷盐的检查方法。

一、重金属检查法

重金属是指在规定实验条件下能与硫代乙酰胺或硫化钠作用显色的金属杂质，以铅的限量表示。《中国药典》2010年版一部收载的成方制剂中检查重金属的有八个品种，见表3-7。

表3-7 《中国药典》2010年版一部收载的成方制剂中检查重金属的品种

品　种	方　法	限　度
注射用双黄连(冻干)	第二法	不得过百万分之十
清开灵注射液	第一法	不得过百万分之十
黄连上清丸(片)	第二法	不得过百万分之二十五
莘贝胶囊	第一法	不得过百万分之十五
郁金银屑片	第二法	不得过百万分之三十
甘露消毒丸	第二法	不得过百万分之十
紫雪散	原子吸收分光光度法	不得过百万分之五

采用硫代乙酰胺或硫化钠试液作显色剂，以铅的限量表示。

重金属的检查方法分为三种：第一法适用于供试品不经有机破坏，在酸性溶液中显色的重金属限量检查；第二法适用于供试品需灼烧破坏，取炽灼残渣项下遗留的残渣，经处理后在酸性溶液中显色的重金属限量检查；第三法用来检查能溶于碱而不溶于稀酸（或在稀酸中即生成沉淀）的药品中的重金属。本节只重点介绍第一法和第二法。

（一）仪器与用具

纳氏比色管　应选用玻璃质量较好、无色（尤其是管底）、配对、刻度标线高度一致的纳氏比色管，洗涤时避免划伤内壁。

（二）试药与试液

（1）标准铅溶液　精密称取硝酸铅0.1559g，置1000ml量瓶中，加硝酸5ml与水50ml溶解后，用水稀释至刻度，摇匀，作为贮备液。临用前，精密量取贮备液10ml，置100ml量瓶中，加水稀释至刻度，摇匀，即得（每1ml相当于$10\mu g$的Pb）。

（2）硫代乙酰胺试液　取硫代乙酰胺4g，加水使溶解成100ml，置冰箱中保存。临用前取1.0ml，加入混合液（由1mol/L氢氧化钠溶液15ml、水5.0ml及甘油20ml组成）5.0ml，置水浴上加热20s，冷却，立即使用。

（3）稀焦糖溶液　取蔗糖或葡萄糖约5g，置磁坩埚中，在玻璃棒不断搅拌下，加热至呈棕色糊状，放冷，用水溶解成约25ml，滤过，贮于滴瓶中备用。临用时，根据供试液色泽深浅，取适当量调节使用。

（4）醋酸盐缓冲液（pH3.5） 取醋酸铵 25g，加水 25ml 溶解后，加 7mol/L 盐酸溶液 38ml，用 2mol/L 盐酸溶液或 5mol/L 氨溶液准确调节 pH 至 3.5（电位法指示），用水稀释至 100ml，即得。

（三）操作方法

1. 第一法

① 取 25ml 纳氏比色管两支，编号为甲、乙。

② 甲管中加标准铅溶液一定量与醋酸盐缓冲液（pH3.5）2ml 后，加水或各品种项下规定的溶剂稀释成 25ml。

③ 乙管中加入按各品种项下规定的方法制成的供试品溶液 25ml。

④ 丙管中加入与乙管相同量的供试品，加配制供试品溶液的溶剂适量使溶解，再加与甲管相同量的标准铅溶液与醋酸盐缓冲液（pH3.5）2ml 后，用溶剂稀释成 25ml。

⑤ 若供试品溶液带颜色，可在甲管中滴加少量的稀焦糖溶液或其他无干扰的有色溶液，使之色泽与乙管、丙管一致。

⑥ 在甲乙丙三管中分别加硫代乙酰胺试液各 2.0ml，摇匀，放置 2min，同置白纸上，自上向下透视，当丙管中显出的颜色不浅于甲管时，乙管中显出的颜色与甲管比较，不得更深。

⑦ 如在甲管中滴加稀焦糖溶液或其他无干扰的有色溶液，仍不能使颜色一致时，应取样按第二法检查。

⑧ 供试品如含高铁盐影响重金属检查时，可在甲、乙、丙三管中分别加入相同量的维生素 0.5～1.0g，再照上述方法检查。

⑨ 配制供试品溶液时，如使用的盐酸超过 1.0ml，氨试液超过 2ml，或加入其他试剂进行处理者，除另有规定外，甲管溶液中应取同样同量的试剂置瓷皿中蒸干后，加醋酸盐缓冲液（pH3.5）2ml 与水 15ml，微热溶解后，移置纳氏比色管中，加标准铅溶液一定量，再用水或各品种项下规定的溶液稀释成 25ml。

2. 第二法

① 取 25ml 纳氏比色管两支，编号为甲、乙。

② 除另有规定外，取各品种项下规定量的供试品，按炽灼残渣检查法（附录Ⅸ J）进行炽灼处理，然后取遗留的残渣；或直接取炽灼残渣项下遗留的残渣；如供试品为溶液，则取各品种项下规定量的溶液，蒸发至干，再按上述方法处理后取遗留的残渣；加硝酸 0.5ml，蒸干，至氧化氮蒸气除尽后（或取供试品一定量，缓缓炽灼至完全炭化，放冷，加硫酸 0.5～1.0ml，使恰湿润，用低温加热至硫酸除尽后，加硝酸 0.5ml，蒸干，至氧化氮蒸气除尽后，放冷，在 500～600℃炽灼使完全灰化），放冷，加盐酸 2ml，置水浴上蒸干后加水 15ml，滴加氨试液至对酚酞指示液显微粉红色，再加醋酸盐缓冲液（pH3.5）2ml，微热溶解后，移置纳氏比色管中，加水稀释成 25ml，作为甲管。

③ 取配制供试品溶液的试剂，置瓷皿中蒸干后，加醋酸盐缓冲液（pH3.5）2.0ml 与水 15ml，微热溶解后，移置甲管中，加标准铅溶液一定量，再用水稀释成 25ml，作为乙管。

④ 在甲、乙两管中分别加硫代乙酰胺试液各 2.0ml，摇匀，放置 2min，同置白纸上，自上向下透视，乙管中显出的颜色与甲管比较，不得更深。

（四）注意事项

① 标准铅溶液应在临用前精密量取标准铅贮备液新鲜稀释配制，以防止硝酸铅水解而造成误差，配制标准铅溶液使用的玻璃仪器，均不得含有铅。

② 为了便于目视比较，标准铅溶液的用量以 $20\mu g$（相当于标准铅溶液 2ml）时加硫代乙酰胺试液后所显颜色最适合于目视法观察。小于 $10\mu g$ 或大于 $30\mu g$，呈色太浅或太深均不利于目视比较。

③ 硫代乙酰胺试液与重金属反应的最佳 pH 是 3.5，故配制醋酸盐缓冲液（pH3.5）时，要用 pH 计调节。硫代乙酰胺试液加入量以 2.0ml 时呈色最深，最佳显色时间为 2min。

④ 供试液有颜色时的处理：供试品在加硫代乙酰胺试液以前如带色，可用稀焦糖液调整标准溶液，使两者颜色一致，而后加入硫代乙酰胺试液。

⑤ 中药制剂中重金属检查的前处理　中药材、中药制剂和一些有机药物重金属的检出通常需先将药品灼烧破坏，使有机物分子中的重金属游离。灼烧时要注意炽灼温度必须控制在 $500\sim600℃$。实验证明，炽灼温度在 $700℃$ 以上时，多数重金属盐都有不同程度的损失；以铅为例，在 $700℃$ 经 6h 炽灼，损失达 68%。

⑥ 炽灼残渣中需加硝酸加热处理，此时必须将硝酸蒸干，将亚硝酸除尽，否则亚硝酸会使硫代乙酰胺水解生成的硫化氢因氧化析出乳硫，影响检查。蒸干后残渣加盐酸处理，使重金属转化为氯化物，在水浴上蒸干去除多余盐酸，加水溶解，加入酚酞指示液 1 滴，再逐滴加入氨试液，边加边搅拌，直到溶液刚显浅红色为止，再加醋酸盐缓冲液（pH3.5），使供试液的 pH 调节至 3.5。

（五）原始记录

记录采用的方法、供试液的制备、标准溶液的浓度和用量、结果比较、计算。

重金属限量计算：

$$重金属限量=\frac{标准铅溶液体积(ml)\times标准铅溶液浓度(g/ml)}{供试品取用量(g)}\times100\% \qquad (3-7)$$

标准铅溶液（$10\mu g/ml$）取样量（V）计算：

$$V=\frac{重金属限量\times供试品重(g)}{标准铅溶液浓度(g/ml)} \qquad (3-8)$$

（六）检验报告

质量标准中有明确数值要求的，应在"标准规定"下写出；但以文字说明为主，且不易用数字或简单的语言确切表达的，可写"应符合规定"。在"检验结果"下如测得有准确数值的，写实测数据，数据不符合标准规定时，应在数据之后加写"不符合规定"；如仅为限度，不能测得准确数值的，则写"符合规定"或"不符合规定"。文字叙述中不得夹入数学符号，如"不得过……"不能写成"≤……"，"百万分之十"不能写成"10ppm"等。

（七）实例　黄连上清丸中重金属的检查

1. 检验依据

《中国药典》2010 年版一部 1066 页。

重金属　取本品水丸或水蜜丸 15g，研碎，或取大蜜丸 30g，剪碎。取约 1g，精密称定，照炽灼残渣检查法（附录Ⅸ J）炽灼至完全灰化。取遗留的残渣，依法检查（附录Ⅸ E 第二法），含重金属不得过百万分之二十五。

2. 检验原始记录

产品检验原始记录

品名：黄连上清丸　　　　　　　　　　　　　　　　　　　　编号：20100012

规　格	6g/丸	批　量	10 万粒	收到日期	2010 年 8 月 4 日
批　号	A4050018	检品数量	10 盒	报告日期	2010 年 8 月 20 日
来　源	×××车间	检验项目	重金属	检验依据	《中国药典》2010 年版一部 1066 页
检验项目	检验记录				
重金属	供试品：1.0021g 标准铅溶液(10μg/ml)取用量 $V = \dfrac{\text{重金属限量} \times \text{供试品重(g)}}{\text{标准铅溶液浓度(g/ml)}} = \dfrac{0.000025 \times 1.0021}{0.000010} = 2.5\text{ml}$ 炽灼温度：500～600℃ 1. 残渣 $\xrightarrow{\text{硝酸 0.5ml}}$ 蒸干 $\xrightarrow{\text{盐酸 2ml}}$ 蒸干 $\xrightarrow{\text{水 15ml}}$ 中性 $\xrightarrow{\text{醋酸盐缓冲液(pH3.5)2ml}}$ 移置乙管 $\xrightarrow{\text{水}}$ $\xrightarrow[\text{硫代乙酰胺试液 2.0ml}]{25\text{ml}}$ 2. $\xrightarrow{\text{硝酸 0.5ml}}$ 蒸干 $\xrightarrow{\text{盐酸 2ml}}$ 蒸干 $\xrightarrow{\text{水 15ml}}$ 中性 $\xrightarrow{\text{醋酸盐缓冲液(pH3.5)2ml}}$ $\xrightarrow{\text{水 15ml}}$ 移置甲管 标准铅溶液 2.5ml、水 $\xrightarrow[\text{硫代乙酰胺试液 2.0ml}]{25\text{ml}}$ 结果比较：乙管中显示的颜色比甲管浅					
结　论	以上项目符合规定				

复核者：×××　　　　　　　　　　　　　　　　　　检验者：×××

二、砷盐检查法

砷盐检查法系指用于药品中微量砷（以 As 计算）限量检查的方法。《中国药典》2010 年版一部收载的成方制剂中检查砷盐的有十三个品种，见表 3-8。

表 3-8　《中国药典》2010 年版一部收载的成方制剂中检查砷盐的品种

品　　种	方　　法	成　分	限　　度
注射用双黄连(冻干)、黄连上清丸	第一法	砷盐	含砷量不得过百万分之二
紫雪散	原子吸收分光光度法	砷	
琥珀抱龙丸、蓴贝胶囊	第一法	砷盐	含砷量不得过百万分之五
牙痛一粒丸、牛黄解毒丸(片)、六应丸、郁金银屑片、速效牛黄丸		三氧化二砷	供试品所显砷斑不得深于标准砷斑。
甘露消毒丸		砷盐	含砷盐不得过百万分之十
克痢痧胶囊	第二法		所得溶液的吸光度不得高于标准砷对照溶液的吸光度(不得过 0.019％)

《中国药典》中规定的方法中的第一法（古蔡氏法）用作药品中的砷盐限量；第二法（二乙基二硫代氨基甲酸银法）即可检查药品中的砷盐限量，又可测定含量；两法并列，可根据需要选用。本节只重点介绍第一法（古蔡氏法）。

（一）试药试液

（1）标准砷溶液　精密称取三氧化二砷 0.132g，置 1000ml 量瓶中，加 20％氢氧化钠溶液 5ml 溶解后，用适的稀硫酸中和，再加稀硫酸 10ml，用水稀释至刻度，摇匀，为贮备液。

临用前，精密量取贮备液 10ml，置 1000ml 量瓶中，加稀硫酸 10ml，用水稀释至刻度，摇匀，即得（每 1ml 相当于 1μg 的 As）。

（2）酸性氯化亚锡试液　取氯化亚锡 20g，加盐酸使溶解成 50ml，滤过，即得。本液配制后 3 个月内应用。

（3）碘化钾试液　取碘化钾 16.5g，加水使溶解成 100ml，即得。本液应临用新制。

（4）醋酸铅棉花　取脱脂棉 1.0g，浸入醋酸铅试液与水的等容混合液 12ml 中，湿透后，挤压除去过多的溶液，并使之疏松，在 100℃以下干燥后，贮于玻璃塞瓶中备用。

（5）锌粒　以能通过 1 号筛的细粒无砷锌为宜，如使用的锌粒较大时，用量酌情增加，反应时间亦应延长为 1h。

（6）溴化汞试纸　取质地较疏松的中速滤纸条浸入乙醇制溴化汞试液中，1h 后取出，在暗处干燥，即得。本试纸宜置棕色磨口塞玻璃瓶内保存。

（二）第一法（古蔡氏法）的操作方法

1. 仪器装置

如图 3-4 所示：A 为 100ml 标准磨口锥形瓶；B 为中空的标准磨口塞，上连导气管 C（外径 8.0mm，内径 6.0mm），全长约 180mm；D 为具孔的有机玻璃旋塞，其上部为圆形平面，中央有一圆孔，孔径与导气管 C 的内径一致，其下部孔径与导气管 C 的外径相适应，将导气管 C 的顶端套入旋塞下部孔内，并使管壁与旋塞的圆孔相吻合，黏合固定；E 为中央具有圆孔（孔径 6.0mm）的有机玻璃旋塞盖，与 D 紧密吻合。

2. 操作方法

① 取醋酸铅棉花 60mg 撕成疏松状，每次少量，用细玻璃棒均匀地装入导气管 C 中，松紧要适度，装管高度为 60～80mm；用玻璃棒夹取溴化汞试纸（试纸大小以能覆盖孔径而不露出平面外为宜），置于旋塞 D 的顶端平面上，盖住孔径，盖上旋塞 E 并旋紧。

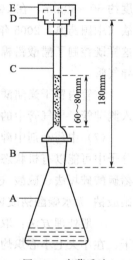

图 3-4　古蔡氏法
检砷装置

② 标准砷斑的制备：精密量取标准砷溶液 2ml，置 A 瓶中，加盐酸 5ml 与水 21ml，再加碘化钾试液 5ml 与酸性氯化亚锡试液 5 滴，在室温放置 10min 后，加锌粒 2g，立即将准备好的导气管 C 密塞于 A 瓶上，并将 A 瓶置 25～40℃水浴中反应 45min，取出溴化汞试纸，即得。

③ 检查法：取按各品种项下规定方法制成的供试品溶液，置 A 瓶中，照标准砷斑的制备，自"再加碘化钾试液 5ml"起，依法操作。将生成的砷斑与标准砷斑比较，不得更深。

（三）注意事项

（1）方法灵敏度　本法反应灵敏度约为 0.75μg（以 As 计），砷斑色泽的深度随砷化氢的量而定，《中国药典》规定标准砷斑为 2ml 标准砷溶液（相当于 2μg As）所形成的色斑，此浓度得到的砷斑色度适中，清晰，便于辨认。供试品规定含砷限量不同时，采用改变供试品取用量的方法来调节所测供试品中含砷量，而不采用改变标准砷溶液取用量的办法。

（2）反应液的酸度及各种试液用量　反应液的酸度相当于 2mol/L 的盐酸液。含 KI 浓度为 2.5%，$SnCl_2$ 的浓度为 0.3%，加入锌粒以 2g 为宜。

（3）反应温度和时间　反应温度一般控制在 25～40℃之间，时间为 45min。冬季气温低可置温水浴中进行反应。如反应太快，则宜适当降低反应温度，使砷化氢气体能被均匀吸收。

（4）锌粒的影响　　锌粒大小影响反应速度，为使反应速度及产生砷化氢气体适宜，选 2mm 左右粒径（能通过一号筛）的锌粒。

（5）汞试纸的选择　　浸入乙醇制溴化汞试液的滤纸的质量，对生成砷斑的色泽有影响，用定性滤纸，所显砷斑色泽较暗，深浅梯度无规律；用定量滤纸质地疏松者，所显砷斑色调鲜明，梯度规律。因此必须选用质量较好、组织疏松的中速定量滤纸；溴化汞试纸一般宜新鲜制备。

（6）醋酸铅棉花的作用　　供试品和锌粒中可能含有少量硫化物，在酸性溶液中产生 H_2S 气体，干扰实验，故需采用醋酸铅棉花吸收除去 H_2S。醋酸铅棉花用量过多或塞得太紧会影响砷化氢的通过，反之，又可能使 H_2S 除不尽。经试验，称取醋酸铅棉花 0.1g，装管高度约 60～80mm，在 $1000\mu g$ S^{2-} 存在下也不干扰测定，考虑到药物存在 S^{2-} 的量不会很多，故《中国药典》2005 年版一部附录中规定称取 60mg 醋酸铅棉花，装管高度约 60～80mm，这样既控制了醋酸铅棉花填充的松紧度，除去硫化物的干扰，又可使砷化氢以适宜速度通过导气管。

在管内置干燥醋酸铅棉花时，应先将棉花撕成疏松薄片状，每次少量以细玻璃棒轻轻塞入测砷管，导气管中的醋酸铅棉花要保持疏松、干燥，不要塞入近下端。

（7）中药制剂中砷盐检查的前处理　　中药制剂砷盐的检出通常应先行有机破坏，因砷在分子中可能以有机状态结合，如不经破坏，则砷不易析出。常用的破坏方法有酸破坏法（溴-稀硫酸破坏法、硫酸-过氧化氢破坏法）、碱破坏法（氢氧化钙破坏法、无水碳酸钠破坏法、硝酸钠-无水碳酸钠破坏法）及直接炭化法等，以氢氧化钙破坏法较为常用。

一般处理方法：取一定量的供试品，加入等量的无砷氢氧化钙混匀后，加水湿润，烘干，在小火上小心炽灼（注意不使内容物溅出）至烟雾除尽，移入高温炉中在 500～600℃ 炽灼至灰化，砷成为非挥发性的亚砷酸钙，取出放冷，加蒸馏水 5ml，再缓缓加入盐酸及浓溴液数滴（不含硫的检品可不加浓溴液），置水浴上加热至溶液中的红色溴驱尽，滴加氯化亚锡试液数滴，再全部转入测砷瓶中，依法测定，做空白试验校正。注意炽灼温度以 600℃ 左右较为合适，温度过高，As_2O_3 损失大，给检查带来误差；此外，一定要灰化完全，若不完全，有游离碳存在，能使所显砷斑一般较浅，且不规律。

若供试品需经有机破坏后再行检砷，则应取标准砷溶液代替供试品，照该品种项下规定的方法同法处理后，依法制备标准砷斑。

（8）其他

① 所用仪器和试液等照本法检查，均不应生成砷斑，或经空白试验至多生成仅可辨认的斑痕。

② 新购置的仪器装置，在使用前应检查是否符合要求。可将所使用的仪器装置依法制备标准砷斑，所得的砷斑应呈色一致。同一套仪器应能辨别出标准砷溶液 1.5ml 与 2.0ml 所呈砷斑的深浅。

③ 制备标准砷斑或标准砷对照液，应与供试品检查同时进行。因砷斑不稳定，反应中应保持干燥及避光，并立即比较。标准砷溶液应于实验当天配制，标准砷贮备液存放时间一般不宜超过一年。

④ 酸性氯化亚锡试液以新鲜配制较好。但放置时间不宜过长，否则不能把反应中生成的碘还原，影响色斑的色调，以加入 1～2 滴碘试液后，色即褪方可使用。

（四）原始记录

记录采用的方法，供试液的制备，标准溶液的浓度和用量，结果比较、计算。

供试品取用量计算：

$$供试品取用量(g) = \frac{标准砷溶液体积(ml) \times 标准砷溶液浓度(g/ml)}{砷限量(\mu g/g)} \quad (3\text{-}9)$$

（五）检验报告

质量标准中有明确数值要求的，应在"标准规定"下写出；但以文字说明为主，且不易用数字或简单的语言确切表达的，可写"应符合规定"。在"检验结果"下如测得有准确数值的，写实测数据，数据不符合标准规定时，应在数据之后加写"不符合规定"；如仅为限度，不能测得准确数值的，则写"符合规定"或"不符合规定"。文字叙述中不得夹入数学符号，如"不得过……"不能写成"≤……"，"百万分之十"不能写成"10ppm"等。

习　题

一、填空题

1. 水分测定时，烘干法适用于_____成分的药品测定；减压干燥法适用于_____成分的药品测定。

2. 乙醇量的常用测定方法有_____和_____两种。

3. 《中国药典》规定测 pH 应使用_____电极为指示电极，_____电极为参比电极的酸度计进行测定。

4. 中药制剂的杂质分为_____和_____。

5. 杂质限量是指_____，通常用_____或_____来表示。

6. 重金属是指在实验条件下能与_____或_____作用显色的金属杂质。

7. 在重金属检查中标准铅液的用量以_____较适宜，小于_____或大于_____，则呈色太浅或太深不利于目视比较。

8. 硫代乙酰胺试液与重金属反应的最佳 pH 是_____。

9. 《中国药典》规定的砷盐检查法有_____和_____。

10. 制备砷斑的滤纸应选用质量较好、组织疏松的_____。溴化汞试纸一般应_____制备。

11. 砷盐检查法中采用醋酸铅棉花的目的是_____；醋酸铅棉花的取用量是_____，装管高度约为_____。

二、单选题

1. 采用烘干法测定中药制剂中的水分含量，应干燥至两次称重的差异不超过_____。

A　0.3mg　　　　　B　0.5mg　　　　　C　3mg　　　　　D　5mg

2. 采用烘干法测定中药制剂中的水分含量，干燥温度为_____。

A　100～105℃　　　B　400～500℃　　　C　500～600℃　　　D　600～700℃

3. 减压干燥法用_____做干燥剂。

A　五氧化二磷　　　B　氯化钙　　　　　C　硅胶　　　　　　D　硅藻土

4. 测定相对密度要求温度除另有规定外是_____。

A　15℃　　　　　　B　20℃　　　　　　C　30℃　　　　　　D　40℃

5. 比重瓶法测相对密度适合_____，韦氏比重秤法测相对密度适合_____。

A 脂溶性成分   B 水溶性成分   C 不挥发的液体   D 易挥发的液体

6. 测 pH 时用的标准缓冲液一般可保存_____月。

A 2～3   B 4～6   C 6～8   D 8～10

7. 《中国药典》中规定的杂质检查均为_____。

A 定量检查   B 定性检查   C 限量检查   D 限制检查

8. 重金属限量检查时，一般以_____为代表测定。

A 铅   B 汞   C 铜   D 铁

9. 重金属限量检查时酸性条件下以_____为显色剂，碱性条件下以_____为显色剂。

A 硫代酰胺   B 硫化钠   C 酸性氯化亚锡试液 D 碘化钾试液

10. 在重金属检查中，标准铅溶液的用量一般为_____。

A 1ml   B 2ml   C 3ml   D 4ml

11. 中药制剂的杂质分为一般杂质和特殊杂质，不属于一般杂质的有_____。

A 砷盐   B 重金属   C 酯型生物碱   D 灰分

12. 硫代乙酰胺与重金属反应的最佳 pH 值是_____。

A 0.5   B 1.0   C 1.5   D 2.0

E 2.5   F 3.0   G 3.5

13. 中药材、中药制剂和一些有机药物重金属的检出通常需先将药品灼烧破坏，灼烧时需控制温度在_____。

A 400～500℃   B 500～600℃   C 600～700℃   D 700～800℃

14. 砷盐检查法中，制备砷斑所采用的滤纸是_____。

A 氯化汞试纸   B 溴化汞试纸   C 碘化汞试纸   D 溴化铅试纸

15. 砷盐检查第一法（古蔡氏法）中，标准砷溶液（1μg/ml）的取用量为_____。

A 0.5ml   B 1.0ml   C 1.5ml   D 2.0ml

E 2.5ml

16. 重金属检查中，供试液如带色，可采用的方法是_____。

A 加稀焦糖液调整标准溶液颜色   B 加指示剂调整标准溶液颜色

C 用除去重金属的供试品液配制标准溶液 D 尽量稀释供试品液

17. 附子理中丸中乌头碱的检查属于_____。

A 一般杂质的检查 B 特殊杂质的检查 C 制剂通则检查   D 微生物检查

三、多选题（选两个或两个以上答案）

1. 中药制剂的常规检查包括_____。

A 水分检查   B 装量差异检查   C 重金属检查   D 崩解时限检查

2. 需要进行水分检查的剂型有_____。

A 蜜丸   B 颗粒剂   C 片剂   D 硬胶囊剂

E 糖浆剂

3. 测 pH 值在 4～6 的供试品时，应选用下列_____两种标准缓冲液校正仪器。

A pH 值1.68   B pH 值4.00   C pH 值6.86   D pH 值9.18

4. 属于中药制剂一般杂质检查的项目是_____。

A 重量差异   B 土大黄苷   C 重金属   D 灰分

E　砷盐

5. 属于中药制剂特殊杂质检查的项目是_____。

A　乌头碱　　　　　B　土大黄苷　　　　C　重金属　　　　D　灰分

E　砷盐

6. 砷盐检查法中，影响反应的主要因素有_____。

A　反应液的酸度　　B　反应温度和时间　C　锌粒大小　　　D　供试品的前处理

四、是非题

1. 采用烘干法测供试品中水分时，如未达到规定的干燥温度即融化时，将干燥温度提高。

2. 砷盐检查法中，反应在酸性溶液中进行，应选用的酸是 HCl。

3. 杂质限量是指药品中所含杂质的最小允许量。

4. 重金属是指在实验条件下能与硫代乙酰胺或硫化钠作用显色的金属杂质。

5. 杂质限量是指药物中所含杂质的最大允许量。

6. pH 值测定时，应选择两种 pH 值约相差 3 个 pH 单位的标准缓冲液，并使供试品的 pH 值处于二者之间。

7. pH 值测定时选用的两种缓冲液均为定位之用。

8. 玻璃电极在使用前应预先在水中浸泡 24h 以上使用。

9. 甘汞电极中应充满氯化钾溶液。

10. pH 值测定时与温度无关。

11. 甘汞电极中新加入饱和氯化钾溶液后应等几个小时再使用。

12. 测 pH 值时用的标准缓冲只要没有发现有浑浊、发霉或沉淀现象应可以一直使用。

13. 重金属检查时标准铅溶液可以预先配制好。

14. 标准砷溶液应新鲜配制。但标准砷贮备液可以一直放置，直到用完。

五、简答题

1. 简述用烘干法测水分时的操作步骤。

2. 简述用比重法测相对密度时的操作步骤，为什么？

3. 测供试品溶液的 pH 值时，如何选择标准缓冲液？

4. 简述 pH 值测定时的操作步骤。

5. 检查重金属时，如供试液有颜色应如何处理？

六、计算题

1. 取黄连上清丸 5 丸，切碎，过二号筛，取适量，称定重量，加无砷氢氧化钙 1g，混合，加少量水，搅匀，干燥后先用小火烧灼使炭化，再在 500～600℃ 炽灼使完全灰化，放冷，加盐酸 7ml 使溶解，再加水 21ml，依法检查（《中国药典》2010 年版一部附录 Ⅸ F 第一法），含砷量不得过百万分之二。如果标准砷溶液（1μg/ml）取用量为 2ml，应取供试品多少克？

2. 取黄连上清丸水丸或水蜜丸 15g，研碎，或取大蜜丸 30g，剪碎，过二号筛，取适量，精密称定，照炽灼残渣检查法（《中国药典》2010 年版一部附录 Ⅸ J）炽灼至完全灰化。取遗留的残渣，依法检查（《中国药典》2010 年版一部附录 Ⅸ E 第二法），含重金属不得过百万分之二十五。如果标准铅溶液（10μg/ml）取用量为 2ml，应取供试品多少克？

3. 用烘干法测定感冒退热颗粒的水分，得下列一组数据。

第一次干燥后称量瓶重　　　　(1) 18.7647　　　(2) 17.3286
第二次干燥后称量瓶重　　　　−18.7644　　　−17.3284
　　　　　　　　　　　　　　　0.0003　　　　　0.0002
供试品＋称量瓶重　　　　　　(1) 20.9231　　　(2) 19.4997
第一次干燥后样品＋称量瓶重　　20.7932　　　　19.3706
第二次干燥后样品＋称量瓶重　−20.7914　　　−19.3672
　　　　　　　　　　　　　　　0.0018　　　　　0.0034

计算供试品中的水分并判定（标准：水分不得过 6.0%）

4. 某品种的相对密度测定，得下列一组数据。

空比重瓶重（g）　　　　　　　(1) 10.3493　　　(2) 10.3642
比重瓶充满供试品后总重（g）　(1) 22.3014　　　(2) 22.6741
比重瓶充满水后总重（g）　　　20.3267g　　　　20.3409

计算该供试品的相对密度并判定（标准：相对密度应为 1.15～1.25）

5. 用蒸馏法第二法（《中国药典》2010 年版一部附录ⅨM）测定颠茄酊中乙醇量，测得馏出液的相对密度分别为 0.9602、0.9607，计算颠茄酊乙醇量并判定（颠茄酊的乙醇量为 60%～70%）。

6. 用气相色谱法（《中国药典》2010 年版一部附录ⅥE）测定颠茄酊中乙醇量，数据如下。

对照品无水乙醇 4ml 所测得乙醇的峰面积分别为 268809、263053、262674；内标物正丙醇的峰面积分别为 428653、419931、422770。

对照品无水乙醇 5ml 所测得乙醇的峰面积分别为 333786、326117、326543；内标物正丙醇的峰面积分别为 419122、416796、419004。

对照品无水乙醇 6ml 所测得乙醇的峰面积分别为 392245、392448、393230；内标物正丙醇的峰面积分别为 422029、426362、419641。

供试品 5ml 所测得乙醇的峰面积分别为 421942、431952、438592；内标物正丙醇的峰面积分别为 435311、442326、439444。

计算校正因子和标准相对偏差、颠茄酊的乙醇量和标准相对偏差并判定（颠茄酊的乙醇量为 60%～70%）。

第四章 含量测定技术

为了确保临床用药的安全有效，测定中药制剂的含量是十分重要的。在性状检查、真伪鉴别和限量检查等均符合规定的基础上，中药制剂应进行定量测定。

中药制剂定量分析方法有化学分析法和仪器分析法两大类。化学分析法所用仪器简便，结果准确。主要测定含量较高的一些成分，如有机酸类、生物碱等的测定。由于中药制剂多为复方制剂，成分十分复杂而化学方法专属性不强，灵敏度较差，对于微量成分难以达到分析要求，所以越来越多的仪器分析方法用于中药制剂定量分析。《中国药典》一部收载的制剂品种中用高效液相色谱法测含量的品种数，2005 年版有 303 个品种，占总数的 54%，而 2010 年版中有 1308 个品种，占收载总数的 87%，从以上数字中可以看出，仪器分析在中药制剂的含量测定中得到越来越广泛的应用。用其他仪器分析方法测定含量的品种数见表 1-2。

本章重点讨论化学分析法、紫外-可见分光光度法、薄层色谱法、高效液相色谱法和气相色谱法。

第一节 化学分析法

化学分析法是以物质的化学反应为基础的经典分析方法。化学分析法的优点是准确度高，精密度高，其缺点是灵敏度不够高，仅能用于常量组分的测定。根据操作方法的不同，化学分析法可分为重量分析法和容量分析法两大类。在《中国药典》2010 年版一部中有 3 个品种用重量分析法，25 个品种用容量分析法（滴定分析法），分别见表 4-1。

表 4-1 用化学分析法测定含量的品种举例

品　种	方　法	成　分	含 量 标 准
地奥心血康胶囊	重量分析法	地奥心血康	每粒含甾体总皂苷以甾体总皂苷元计，不得少于 35mg
西瓜霜润喉片		西瓜霜	每片含西瓜霜以硫酸钠（Na_2SO_4）计，小片为 11.5～13.5mg,大片应为 23～27mg
昆明山海棠片		昆明山海棠	每片含总生物碱不得少于 1.0mg
九一散	沉淀滴定法	红粉	每 1g 含红粉以氧化汞（HgO）计，应为 90～110mg
万氏牛黄清心丸		朱砂	每丸含朱砂以硫化汞（HgS）计，小丸应为 69～90mg;大丸应为 138～180mg
速效牛黄丸			每丸含朱砂以硫化汞（HgS）计，应为 12～15mg
清泻丸			每 1g 含朱砂粉以硫化汞（HgS）计，应为 0.21～0.25g
小儿金丹片			每片含朱砂以硫化汞（HgS）计，小片应为 32～39mg,大片应为 48～58mg
气痛丸			每 1g 含朱砂以硫化汞（HgS）计，应为 24～36mg
避瘟散			每 1g 含朱砂以硫化汞（HgS）计，应为 0.3～0.4g
冰硼散			每 1g 含朱砂以硫化汞（HgS）计，应为 40～60mg
保赤散			每 1g 含朱砂以硫化汞（HgS）计，应为 0.21～0.25g
益元散			含朱砂以硫化汞（HgS）计，应为 3.5%～4.2%
琥珀抱龙丸			每丸含朱砂以硫化汞（HgS）计，应为 107～144mg
暑症片			每片含朱砂以硫化汞（HgS）计，应为 48～60mg

续表

品　种	方　法	成　分	含　量　标　准
止喘灵注射液	酸碱滴定法	总生物碱	每1ml含总生物碱以麻黄碱（$C_{10}H_{15}NO$）计，应为 0.50～0.80mg
北豆根片（胶囊）			含总生物碱以蝙蝠葛碱（$C_{38}H_{44}N_2O_6$）计，应为标示量的 90.0%～110.0%
颠茄酊			每1ml含生物碱以莨菪碱（$C_{17}H_{23}NO_3$）计，应为 0.28～0.32mg
小儿止咳糖浆		氯化铵	每1ml含氯化铵（NH_4Cl）应为 9.0～12.0mg
百令胶囊	氧化还原滴定法	甘露醇	每粒含甘露醇（$C_6H_{14}O_6$），每粒装 0.2g 的不得少于 14mg，每粒装 0.5g 的不得少于 35mg
乌灵胶囊			每粒含甘露醇类物质以甘露醇（$C_6H_{14}O_6$）计，不得少于 24.0mg
克痢痧胶囊		雄黄	每粒含雄黄以二硫化二砷（As_2S_2）计，应为 6.3～10.8mg
马应龙麝香痔疮膏	络合滴定法	氧化锌	每1g含煅炉甘石粉以氧化锌（ZnO）计，不得少于 60.0mg
麝香痔疮栓			每粒含炉甘石粉以氧化锌（ZnO）计，不得少于 73mg
安胃片		枯矾	每片含枯矾以硫酸铝钾[$KAl(SO_4)_2$]计，应为 200～300mg
化痔栓		次没食子酸铋	每粒含次没食子酸铋以三氧化二铋（Bi_2O_3）计为 94～124mg
复方陈香胃片		氢氧化铝	每片含氢氧化铝按氧化铝（Al_2O_3）计，规格（1）应为 32～48mg；规格（2）应为 32～48mg

一、操作步骤

（1）重量分析法　供试品提取、分离、净化、富集、干燥、称重。

（2）容量分析法　供试品提取、分离、净化、富集、滴定分析。

二、原始记录

重量分析法　记录供试品的称量（平行试验 2 份），简要的操作方法，干燥或灼烧的温度，滤器（或坩埚）的恒重值，沉淀物或残渣的恒重值，计算式与结果。

容量分析法　记录供试品的称量（平行试验 2 份），简要的操作过程，指示剂的名称，滴定液的名称及其浓度（mol/L），消耗滴定液的毫升数，空白试验的数据，计算式与结果。

三、检验报告

在"标准规定"下，按质量标准的内容和格式书写；在"检验结果"下写出相应的实测数值，数值的有效位应与质量标准中的要求一致。

四、实例

（一）颠茄酊中总生物碱的含量测定——酸碱滴定法

1. 检验依据

《中国药典》2010 年版一部 1222 页。

【含量测定】　精密量取本品 100ml，置蒸发皿中，在水浴上蒸发至约 10ml，如有沉淀析出，可加乙醇适量使溶解，移至分液漏斗中，蒸发皿用 0.1mol/L 硫酸溶液 10ml 分次洗涤，洗液并入分液漏斗中，用三氯甲烷分次振摇，每次 10ml，至三氯甲烷层无色，合并三氯甲烷液，用 0.1mol/L 硫酸溶液 10ml 振摇洗涤，洗液并入酸液中，加过量的浓氨试液使成碱性，迅速用三氯甲烷分次振摇提取，至生物碱提尽。如发生乳化现象，可加乙醇数滴，每次得到的三氯甲烷液均用同一水 10ml 洗涤，弃去水液，合并三氯甲烷液，蒸干，加乙醇 3ml，蒸干，并在 80℃干燥 2h，残渣加三氯甲烷 2ml，必要时，微热使溶解，精密加硫酸滴定液（0.01mol/L）20ml，置水浴上加热，除去三氯甲烷，放冷，加甲基红指示液 1～2 滴，用氢氧化钠滴定液（0.02mol/L）滴定。每 1ml 硫酸滴定液（0.01mol/L）相当于 5.788mg 的莨菪碱（$C_{17}H_{23}NO_3$）。

本品每 1ml 含生物碱以莨菪碱（$C_{17}H_{23}NO_3$）计，应为 0.28～0.32mg。

2. 操作步骤

① 用 100ml 量瓶取供试品，置蒸发皿中，在水浴上蒸发至约 10ml；

② 将蒸发皿中约 10ml 溶液移至分液漏斗中，蒸发皿用 0.1mol/L 硫酸溶液洗涤，共洗 3 次，每次约 3ml，洗液并入分液漏斗（编号 1）中；

③ 用量筒量取三氯甲烷 10ml 加入分液漏斗中，振摇分液漏斗约 2min（注意分液漏斗排气），静置分层，分取下层三氯甲烷液到另一个装有 10ml 水的分液漏斗（编号 2），静置分层，分取下层三氯甲烷液置分液漏斗（编号 3）；

④ 重复步骤③三次（共提取 4 次）；

⑤ 加 0.1mol/L 硫酸溶液 10ml 于 3 号漏斗中，振摇洗涤，硫酸溶液层并入 1 号漏斗中，三氯甲烷液置锥形瓶中；

⑥ 在 1 号漏斗中加过量的浓氨试液使成碱性，再加三氯甲烷振摇提取，静置分层，分取下层三氯甲烷液到已装有三氯甲烷提取液的锥形瓶中；重复提取 8 次；

⑦ 锥形瓶置水浴上蒸干，加乙醇 3ml，再蒸干，残渣在 80℃烘箱中干燥 2h，取出锥形瓶，锥形瓶中残渣加三氯甲烷 2ml，微热使溶解；

⑧ 精密加硫酸滴定液（0.01mol/L）20ml，置水浴上加热，除去三氯甲烷，放冷，加甲基红指示液 1～2 滴，用氢氧化钠滴定液（0.02mol/L）滴定。溶液颜色由红色转淡黄色，即滴定终点，读取消耗的氢氧化钠滴定液的体积（ml），精确至小数点后 2 位。

3. 检验原始记录

产品检验原始记录

品名：颠茄酊 　　　　　　　　　　　　　　　　　　　　　　编号：20100012

规　　格	500ml/瓶	批　　量	2 万瓶	收到日期	2010 年 8 月 4 日
批　　号	A4050018	检品数量	2 瓶	报告日期	2010 年 8 月 20 日
来　　源	×××车间	检验项目	含量测定	检验依据	《中国药典》2010 年版一部 1222 页
检验项目	检　验　记　录				
含量测定	硫酸滴定液:0.0102mol/L　　氢氧化钠滴定液:0.01998mol/L 批示剂:甲基红指示液 供试品:100ml 量瓶取供试品 2 次,平行做 2 份 操作: 供试品 →（水浴蒸发）蒸发皿 → 10ml →（三氯甲烷）三氯甲烷液 → 蒸干 乙醇 3ml → 蒸干（80℃干燥 2h） 残渣 三氯甲烷 2ml → 甲基红指示液 2 滴 → 硫酸滴定液 20.00ml → 氢氧化钠滴定液滴定 氢氧化钠滴定液的消耗数　(1)15.23　　(2)15.27 计算　(1)总生物碱(mg/ml) $= \dfrac{\left[20 - \dfrac{(cV)_{NaOH}}{2c_{H_2SO_4}}\right] \times 5.788 \times \dfrac{c_{H_2SO_4}}{0.01}}{\text{供试品的取用量}}$ $= \dfrac{\left(20 - \dfrac{15.23 \times 0.01998}{2 \times 0.0102}\right) \times 5.788 \times \dfrac{0.0102}{0.01}}{100} = 0.3001$ (2)总生物碱(mg/ml) $= \dfrac{\left(20 - \dfrac{15.27 \times 0.01998}{2 \times 0.0102}\right) \times 5.788 \times \dfrac{0.0102}{0.01}}{100} = 0.2978$ 平均:0.2978→0.30mg(0.28～0.32mg)				
结　　论	以上项目符合规定				

复核者：×××　　　　　　　　　　　　　　　　检验者：×××

（二）昆明山海棠片中总生物碱的含量测定——重量分析法

1. 检验依据

《中国药典》2010 年版一部 812 页。

【含量测定】 取本品 60 片，除去糖衣，精密称定，研细，取约相当于 25 片的量，精密称定，置 200ml 锥形瓶中，加适量硅藻土（每 1g 中加入硅藻土 0.2g），混匀，加乙醇 70ml，加热回流 40min，放冷，滤过，滤渣加乙醇 50ml，加热回流 30min，放冷，滤过，合并滤液，置水浴上蒸干，残渣加盐酸溶液（1→100）30ml，置水浴上搅拌使溶解，放冷，滤过，残渣再用盐酸溶液（1→200）同法提取 3 次（20ml、15ml、15ml），合并滤液于分液漏斗中，加氨试液使溶液呈碱性，用乙醚振摇提取 4 次（40ml、30ml、25ml、20ml），合并乙醚液，用水振摇洗涤 2 次，每次 10ml，乙醚液滤过，滤液置已在 100℃ 干燥至恒重的蒸发皿中，在低温水浴上蒸去乙醚，残渣中加少量无水乙醇，蒸干，在 100℃ 干燥至恒重，称定重量，计算，即得。

本品每片含总生物碱不得少于 1.0mg。

2. 检验原始记录

产品检验原始记录

品名：昆明山海棠片　　　　　　　　　　　　　　　　　编号：20100012

规　格	0.25g/片	批　量	2 万盒	收到日期	2010 年 8 月 4 日
批　号	A4050018	检品数量	10 盒	报告日期	2010 年 8 月 20 日
来　源	×××车间	检验项目	含量测定	检验依据	《中国药典》2010 年版一部 812 页

检验项目	检 验 记 录
含量测定	天平型号：HA-180M 电子天平 取 60 片，称重：15.0086g　平均片重：0.2501g 供试品(1)6.2501g　(2)6.2467g 蒸发皿 100℃ 的恒重值：(1)31.2673g　(2)31.9867g 　　　　　　　　　　　　　31.2671g　　31.9865g 相差≤0.3mg　　0.0002g　　0.0002g 操作： 供试品 →200ml 锥形瓶 —加硅藻土1.3g,乙醇70ml→ 回流 40min —过滤→ 滤渣 —乙醇 50ml→ 回流 —30min→ 滤液 —水浴蒸干→ 残渣 —HCl(1→100)30ml，过滤→ 滤渣 —HCl(1→200)提取液→ —氨试液,乙醚→ 乙 醚提取液 → 恒重的蒸发皿 —蒸干,100℃ 干燥→ 　　　　(1)31.2975g　(2)32.0167g 　　　　　31.2973g　　32.0164g 相差≤0.3mg　　0.0002g　　0.0003g 计算　(1)总生物碱(mg/片) $=\dfrac{\text{残渣的重量}\times\text{平均片重}}{\text{所取供试品的重量}}\times 1000$ 　　　　　　　　　$=\dfrac{(31.2973-31.2671)\times 0.2501}{6.2501}\times 1000=1.2084=1.21$ (2)总生物碱(mg/片) $=\dfrac{(32.0164-31.9865)\times 0.2501}{6.2467}\times 1000=1.1971=1.20$ 平均值=(1.21+1.20)/2=1.205=1.2mg/片（>1.0mg/片）
结　论	以上项目符合规定

复核者：×××　　　　　　　　　　　　　　　　检验者：×××

第二节 紫外-可见分光光度法

紫外-可见分光光度法在药品检验中主要用于药品的鉴别、检查和含量测定。为了消除制剂中共存成分和辅料的干扰，通常选用待测成分在紫外或可见光处最大吸收波长来测定该成分的含量。如小檗碱、芦丁、丹皮酚等。《中国药典》2010年版一部利用该法进行药品含量测定的品种见表4-2。测定前，通常需对供试品进行提取纯化处理。

表 4-2 用紫外-可见分光光度法测定含量的品种举例

品 种	方 法	成 分	测定波长	标 准 规 定
止咳宝片	对照品比较法	吗啡	420nm	每片含吗啡以无水吗啡（$C_{17}H_{19}NO_3$）计,应为0.54～0.66mg
华山参片		生物碱	415nm	本品含生物碱以莨菪碱（$C_{17}H_{23}NO_3$）计,应为标示量的80.0%～120.0%
产复康颗粒		总生物碱	525nm	每袋含总生物碱以盐酸水苏碱（$C_7H_{13}NO_2 \cdot HCl$）计,不得少于3.0mg
灯盏细辛注射液		总咖啡酸酯	305nm	每1ml含总咖啡酸酯以1,5-氧-二咖啡酰奎宁酸（$C_{25}H_{24}O_{12}$）计,应为2.0～3.0mg
黄杨宁片		环维黄杨星D	410nm	每片含环维黄杨星D（$C_{26}H_{46}N_2O$）,应为标示量的90.0%～110.0%
风湿骨痛胶囊	标准曲线法	乌头总生物碱	412nm	每粒含乌头总生物碱以乌头碱（$C_{34}H_{47}NO_{11}$）计,应为0.25～0.80mg
复方皂矾丸		皂矾	522nm	每丸含皂矾以硫酸亚铁（$FeSO_4 \cdot 7H_2O$）计,不得少于30.0mg
新血宝胶囊		硫酸亚铁	522nm	每粒含硫酸亚铁（$FeSO_4 \cdot 7H_2O$）应为48～71mg
独一味胶囊（片）		总黄酮	500nm	每粒(片)含总黄酮以无水芦丁（$C_{27}H_{30}O_{16}$）计,不得少于26mg
夏枯草口服液				每1ml含总黄酮以芦丁（$C_{27}H_{30}O_{16}$）计,不得少于5.0mg
汉桃叶片				每片含总黄酮以无水芦丁（$C_{27}H_{30}O_{16}$）计,不得少于14mg
诺迪康胶囊				每粒含总黄酮以芦丁（$C_{27}H_{30}O_{16}$）计,不得少于5.0mg
消咳喘糖浆			420nm	每1ml含总黄酮以无水芦丁（$C_{27}H_{30}O_{16}$）计,不得少于2.0mg
排石颗粒			510nm	每袋含总黄酮以无水芦丁（$C_{27}H_{30}O_{16}$）计,不得少于0.12g
垂盆草颗粒				每袋含总黄酮以无水芦丁（$C_{27}H_{30}O_{16}$）计,不得少于17.0mg
小儿宝泰康颗粒		贝母甲素	411nm	每1g含浙贝母总生物碱以贝母甲素（$C_{27}H_{45}NO_3$）计,不得少于0.15mg

一、基本原理

紫外-可见分光光度法是通过被测物质在特定波长处或一定波长范围内的吸光度，对该物质进行定性和定量分析的方法。

常用的波长范围为：①200～400nm的紫外光区；②400～760nm的可见光区，紫外-可见分光光度法是根据物质对200～760nm范围内的一定波长光线的吸收程度而对物质进行定性、定量分析的方法。该法要求被测成分本身或其显色产物对紫外-可见光具有选择性吸收。在单色光、稀溶液中物质的吸光度与浓度的关系，在一定浓度范围内符合朗伯-比尔定律。即：

$$A=\lg \frac{1}{T}=Ecl \tag{4-1}$$

式中 A——吸光度；

T——透光率；

E——吸收系数，常采用的表示方法是 $E_{1cm}^{1\%}$，其物理意义是溶液的浓度为 1％（g/ml），液层厚度为 1cm 时的吸光度数值；

c——100ml 溶液中所含溶质的重量（按干燥品或无水物计算），g；

l——液层的厚度，cm。

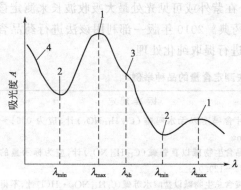

图 4-1　吸收光谱示意图

1—吸收峰；2—吸收谷；3—肩峰；4—末端吸收

物质对光的选择性吸收波长，以及相应的吸收系数是该物质的物理常数。当已知某纯物质在一定条件下的吸收系数后，可用同样条件将该供试品配成溶液，测定其吸收度，即可由上式计算出供试品中该物质的含量。在可见光区，除某些物质对光有吸收外，很多物质本身并没有吸收，但可在一定条件下加入显色试剂或经过处理使其显色后再测定，故又称比色分析。

将不同波长的单色光依次通过一定浓度的同一溶液，分别测定不同波长下的吸光度，然后以吸光度为纵坐标，波长为横坐标作图，可得到一条吸收曲线，即吸收光谱，如图 4-1 所示。吸收曲线上有很多特征吸收，其中吸收值最大处所对应的波长以 λ_{max} 表示，在定量分析时常用来作测定波长。

二、紫外-可见分光光度计

紫外-可见分光光度计（图 4-2）主要由光源、单色器、吸收池、检测器、记录仪、显示系统和数据处理系统等部分组成。

（1）光源　为了满足紫外-可见光区全波长范围的测定，仪器有两种光源，即氘灯，用于波长范围在 200～400nm 的紫外光区；钨灯或卤钨灯，用于波长范围在 400～700nm 的可见光区。

（2）单色器　将光源发出的光分解成测量所需的单色光。

（3）吸收池　有两种，即玻璃吸收池，用于可见光区的测量；石英吸收池，用于紫外光区的测量。

（4）检测器　将光信号转变为电信号。

（5）记录仪、显示系统和数据处理系统　将测到的信号显示、记录下来，并进行处理。

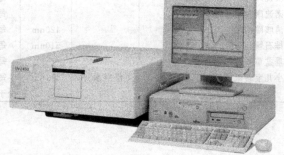

图 4-2　2450 型紫外-可见分光光度计

三、测定时要求

1. 仪器的校正和检定

（1）波长　由于环境因素对机械部分的影响，仪器的波长经常会略有变动，因此除应定期对所用的仪器进行全面校正检定外，还应于测定前校正测定波长。常用汞灯中的较强谱线 237.83nm、253.65nm、275.28nm、296.73nm、313.16nm、334.15nm、365.02nm、404.66nm、435.83nm、546.07nm 与 576.96nm，或用仪器中氘灯的 486.02nm 与 656.10nm 谱线进行校正，钬玻璃在 279.4nm、287.5nm、333.7nm、360.9nm、418.5nm、460.0nm、484.5nm、536.2nm 与 637.5nm 波长处有尖锐吸收峰，也可作波长校正用，但因来源不同或随着时间的推移会有微小的变化，使用时应注意。近年来，常使用高氯酸钬溶液校正双光束仪器以 10% 高氯酸溶液为溶剂，配制含氧化钬（Ho_2O_3）4% 的溶液，该溶液的吸收峰波长为 241.13nm，278.10nm、287.18nm、333.44nm、345.47nm、361031nm、416.28nm、451.30nm、485.29nm、536.64nm 和 640.52nm。

仪器波长的允许误差为：紫外光区 ±1nm，500nm 附近 ±2nm。

（2）吸光度的准确度 可用重铬酸钾的硫酸溶液检定。取在 120℃ 干燥至恒重的基准重铬酸钾约 60mg，精密称定，用 0.005mol/L 硫酸溶液溶解并稀释至 1000ml，在规定的波长处测定并计算其吸收系数，并与规定的吸收系数比较，应符合表 4-3 中规定。

表 4-3 吸光度吸收系数的规定值

波长 /nm	235(最小)	257(最大)	313(最小)	350(最大)
吸收系数($E_{1cm}^{1\%}$)的规定值	124.5	144.0	48.6	106.6
吸收系数($E_{1cm}^{1\%}$)的许可范围	123.0～126.0	142.8～146.2	47.0～50.3	105.5～108.5

（3）杂散光的检查 可按表 4-4 所列的试剂和浓度，配制成水溶液，置 1cm 石英吸收池中，在规定的波长处测定透光率，应符合表 4-4 中的规定。

表 4-4 杂散光的检查

试 剂	浓度/[%g/ml]	测定用波长/nm	透光率/%
碘化钠	1.00	220	<0.8
亚硝酸钠	5.00	340	<0.8

2. 对溶剂的要求

含有杂原子的有机溶剂，通常均具有很强的末端吸收。因此，当作溶剂使用时，它们的使用范围均不能小于截止使用波长。例如甲醇、乙醇的截止使用波长为 205nm。另外，当溶剂不纯时，也可能增加干扰吸收。因此，在测定供试品前，应先检查所用的溶剂在供试品所用的波长附近是否符合要求，即将溶剂置 1cm 石英吸收池中，以空气为空白（即空白光路中不置任何物质）测定其吸收度。溶剂和吸收池的吸光度，在 220～240nm 范围内不得超过 0.40，在 241～250nm 范围内不得超过 0.20，在 251～300nm 范围内不得超过 0.10，在 300nm 以上时不得超过 0.05。

3. 测定法

测定时，除另有规定外，应以配制供试品溶液的同批溶剂为空白对照，采用 1cm 的石英吸收池，在规定的吸收峰波长 ±2nm 以内测试几个点的吸光度，以核对供试品的吸收峰波长位置是否正确。除另有规定外，吸收峰波长应在该品种项下规定的波长 ±2nm 以内，并以吸光度最大的波长作为测定波长。一般供试品溶液的吸光度读数，以在 0.3～0.7 之间为宜。仪器的狭缝波带宽度应小于供试品吸收带的半宽高度的十分之一，否则测得的吸光度会偏低；狭缝宽度的选择，应以减小狭缝宽度时供试品的吸光度不再增加为准。由于吸收池和溶剂本身可能有空白吸收，因此测定供试品的吸光度后应减去空白读数，或由仪器自动扣除空白读数后再计算含量。

四、操作方法

① 供试品的处理：按质量标准项下有关规定将供试品提取、分离、纯化，得到供试品溶液。

② 打开仪器电源开关，选择合适的光源，选择波长。

③ 选择合适的灵敏度并调节仪器的零点。

④ 吸收池配对测试：如透光率相差在 0.3％以下者可配对使用，否则必须加以校正。

⑤ 将参比溶液置于光路中，调节 $T=100\%$。

⑥ 将待测溶液推入光路，测定吸光度 A 值。

⑦ 测定结束，恢复仪器至初始状态。

⑧ 填写使用记录。

五、注意事项

① 在测定前要严格按照各品种项下的要求对样品进行提取净化处理。仪器操作按各型号的说明书进行。

② 所用的量瓶、移液管均应经校正、洗净后使用。

③ 配制测定溶液时稀释转移次数应尽可能少，转移稀释时所取溶剂一般不少于 5ml。含量测定时供试品应称取 2 份，平行操作，每份结果相对平均值的偏差应在±0.5％以内。

④ 测定时，除另有规定外，应以配制供试品溶液的同批溶剂为空白对照，采用 1cm 的石英吸收池。

⑤ 装盛供试品溶液以吸收池体积的 4/5 为度，内装溶液内不得有微小气泡，透光面要用擦镜纸由上而下擦拭干净，吸收池放入样品室时应注意每次放入方向相同。吸收池使用后要用溶剂及水冲洗干净，晾干防尘保存，吸收池如污染不易洗净时可用硫酸-浓硝酸（3∶1，体积比）混合液稍加浸泡后，洗净备用。如用铬酸钾清洁液清洗时，吸收池不宜在清洁液中长时间浸泡，否则清洁液中的铬酸钾结晶会损坏吸收池的光学表面，并应充分用水冲洗，以防铬酸钾吸附于吸收池表面。

⑥ 供试品测试溶液的浓度，除已有注明外，其吸光度以在 0.3～0.7 之间为宜。否则，应结合所用仪器吸光度线性范围，配制合适的读数浓度。

⑦ 使用的石英吸收池必须洁净。用于盛装供试品、参比及空白溶液的吸收池，当装入同一溶剂时，在规定波长测定吸收池的透光率，如透光率相差在 0.3％以下者可配对使用。

⑧ 选用仪器的狭缝带宽应小于供试品吸收带的半宽度，否则测得的吸光度值会偏低；狭缝宽度的选择应以减小狭缝宽度时，供试品的吸光度不再增加为准，一般可以用 1～2nm 缝宽。

六、原始记录

记录仪器型号，检查溶剂是否符合要求的数据、吸收池的配对情况、供试品与对照品的称量（平行试验各 2 份）及其溶解和稀释情况，核对供试品溶液的最大吸收峰波长是否正确、狭缝宽度，测定波长及其吸光度值（或附仪器自动打印记录），写出计算式及结果。必要时应记录仪器的波长校正情况。

供试品溶液中待测组分的含量测定方法与计算如下。

（1）对照品比较法　按各品种项下的方法，分别配制对照品溶液和供试品溶液，对照品溶液中所含被测成分的量应为供试品溶液中被测成分规定量的 100％±所用的溶剂也应完全一致，在规定波长处，测得两者的吸光度（$A_{对}$ 和 $A_{供}$）后，按下式计算其含量（$C_{供}$）。

$$c_{供}=A_{供}\,c_{对}/A_{对}$$

（4-2）

$$供试品的含量 = \frac{c_供 \, D_供}{W_供} \times 100\% \tag{4-3}$$

式中，$c_供$ 为供试品溶液的浓度；$c_对$ 为对照品溶液的浓度；$A_供$ 为供试品溶液的吸光度；$A_对$ 为对照品溶液的吸光度；$D_供$ 为供试品溶液的稀释倍数；$W_供$ 为供试品的取用量。

（2）吸收系数法　按各品种项下的方法配制供试品溶液，在规定波长处测定其吸光度（$A_供$），根据被测成分的吸收系数（$E_{1cm}^{1\%}$）计算其含量。用本法测定时，吸收系数通常应大于 100，并注意仪器的校正和检定。

$$c_供 = A_供 / (E_{1cm}^{1\%} L) \tag{4-4}$$

$$供试品的含量 = \frac{c_供 \, D_供}{100 W_供} \times 100\% \tag{4-5}$$

式中，$E_{1cm}^{1\%}$ 为质量标准中规定的吸收系数；L 为液层的厚度。

（3）比色法　有些供试品本身在紫外-可见光区内没有强吸收，或在紫外光区虽有吸收但为了避免干扰或提高灵敏度，可加入适当的显色剂，使反应产物的最大吸收移至可见光区，这种测定方法称为比色法。

用比色法测定时，由于显色时影响显色深浅的因素较多，应取供试品与对照品或标准品同时操作。除另有规定外，比色法所用的空白系指用同体积的溶剂代替对照品或供试品溶液，然后依次加入等量的相应试剂，并用同样方法处理。在规定的波长处测定对照品和供试品溶液的吸光度后，按对照品比较法计算供试品的含量。

当吸光度和浓度关系不呈良好线性时，应取数份（5～7）梯度量的对照品溶液，用溶剂补充至同一体积，显色后测定各份溶液的吸光度，然后以浓度为横坐标，相应的吸光度为纵坐标绘制标准曲线（$A = kc + b$，$r \geqslant 0.999$），如图 4-3 所示。随后在相同条件下测定供试品溶液的吸光度（A_x），从标准曲线上查出与此吸光度相对应的供试品溶液的浓度（c_x），并求出其含量。

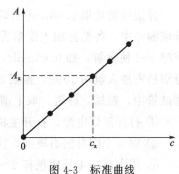

图 4-3　标准曲线

七、检验报告

在"标准规定"下，按质量标准的内容和格式书写；在"检验结果"下写出相应的实测数值，数值的有效位数应与质量标准中的要求一致。

八、实例　黄杨宁片中环维黄杨星 D 的含量测定——对照品法

1. 检验依据

《中国药典》2010 年版一部 1065 页。

（1）对照品溶液的制备　取环维黄杨星 D 对照品约 25mg，置 250ml 量瓶中，加甲醇 70ml 使溶解，用 0.05mol/L 磷酸二氢钠缓冲液稀释至刻度，摇匀，精密量取 10ml，置 100ml 量瓶中，用 0.05mol/L 磷酸二氢钠缓冲液稀释至刻度，摇匀，即得（每 1ml 含环维黄杨星 D 10μg）。

（2）供试品溶液的制备　取本品 20 片，精密称定，研细，精密称取适量（约相当于黄杨宁 0.5mg），置 50ml 量瓶中，加 0.05mol/L 磷酸二氢钠缓冲液至近刻度，80℃水浴恒温 1.5h 后取出，冷却至室温，加 0.05mol/L 磷酸二氢钠缓冲液至刻度，摇匀，离心 6min

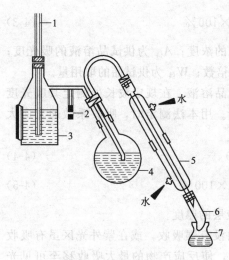

图 4-4 水蒸气蒸馏装置
1—安全玻璃管；2—螺旋夹；3—水蒸气
发生器；4—蒸馏瓶；5—冷凝管；
6—连接管；7—接收瓶

（3000 转/分），取上清液，即得。

（3）测定法 精密量取对照品溶液与供试品溶液各 5ml，分别置分液漏斗中，各精密加入溴麝香草酚蓝溶液（取溴麝香草酚蓝 18mg，置 250ml 量瓶中，加甲醇 5ml 使溶解，加 0.05mol/L 磷酸二氢钠缓冲液至刻度，摇匀，即得）5ml，摇匀，立即分别精密加入氯仿 10ml，振摇 2min，静置 1.5h，分取氯仿层，置含 0.5g 无水硫酸钠的具塞试管中，振摇，静置，取上清液，照紫外-可见分光光度法（附录 ⅤA），在 410nm 的波长处分别测定吸收度，计算，即得。

本品每片含黄杨宁以环维黄杨星 D（$C_{26}H_{46}N_2O$）计，应为标示量的 90.0%～110.0%。

2. 操作步骤

① 对照品溶液的配制 按标准规定配制。

② 供试品溶液的配制 按标准规定配制。

③ 空白溶剂、测定用的对照品溶液和供试品溶液的配制。

分别精密量取 0.05mol/L 磷酸二氢钠缓冲液、对照品溶液与供试品溶液各 5ml，分别置分液漏斗中，各精密加入溴麝香草酚蓝溶液（取溴麝香草酚蓝 18mg，置 250ml 量瓶中，加甲醇 5ml 使溶解，加 0.05mol/L 磷酸二氢钠缓冲液至刻度，摇匀，即得）5ml，摇匀，立即分别精密加入氯仿 10ml，振摇 2min，静置 1.5h，分取氯仿层，置含 0.5g 无水硫酸钠的具塞试管中，振摇，静置，取上清液测定。

④ 打开氘灯电源，打开主机电源，预热 30min。

⑤ 取 2 个配对的石英池，注意上面的"→"方向要一致。

⑥ 用水荡洗 1 号比色杯 2～3 次，然后装上相当于比色杯高 2/3～4/5 的水溶液，用擦镜纸吸干比色杯外壁的溶液，打开比色槽暗箱盖，将比色杯放在比色槽的第一格中；依法处理后，将 2 号比色杯放于比色槽第二格中（注意 1 号和 2 号比色杯的方向应一致）；盖上暗箱盖；进行比色杯配对测试。

⑦ 按 样池 和 1 键，主机显示器的左端显示 T，右端显示 0.00，按 0%T 键，使显示 0.00，仪器即进入工作状态。

⑧ 调节波长旋钮至 274nm，轻轻拉开光路，调节狭缝旋钮至显示器显示的透光率在 95%～100% 之间，按 100%T 键，显示器显示 100.0。

⑨ 将 2 号比色杯置入光路，显示器显示 99.8，以 1 号作为参照，并打印 2 号比色杯的透光率；关闭光路，将比色槽复原（使光路对准 1 号比色杯）。

⑩ 打开暗箱盖，取出 2 号比色杯，倒掉空白溶液，用量瓶中待测溶液荡洗 3～4 次，装上待测溶液，用擦镜纸吸干比色杯外壁的溶液，将比色杯放回原比色槽中，盖上暗箱盖，打开光路，按 100%T 键，调节参照透光率为 100.0，拉出比色槽，使 2 号比色杯进入光路，测定待测溶液，按 打印 键打印结果。关闭光路，比色槽复原。

⑪ 测量完毕，取出比色杯并倒掉溶液，用蒸馏水清洗干净。按 样池 和 清除 键，使仪器退出工作状态，调节狭缝为 0.01，波长为 625nm，关主机、光源开关。

⑫ 填写使用记录。

⑬ 计算。

注：751GW 型紫外-可见分光光度计操作面板如下。

7	8	9	T	样池 CEL
4	5	6	A	打印 PRN
1	2	3	C	制表 TAB
0	0%T	100%T	清除 CE	定时 Time

3. 原始记录

产品检验原始记录

品名：黄杨宁片   编号：20100012

规 格	0.5mg/片	批 量	100 万片	收到日期	2010 年 8 月 4 日
批 号	A4050018	检品数量	10 盒	报告日期	2010 年 8 月 20 日
来 源	×××车间	检验项目	含量测定	检验依据	2010 版药典一部 1065 页

检验项目	检 验 记 录
含量测定	仪器型号：751 型紫外-可见分光光度计 对照品：(1)26.17mg (2)26.58mg 供试品：20 片重：3.962g 平均片重：0.1981g (1)0.1985 (2)0.1976 测定： 空白吸收 $A_空$：0.002 $A_对$(1)0.504−0.002=0.502 (2)0.511−0.002=0.509 $A_供$(1)0.500−0.002=0.498 (2)0.494−0.002=0.492 (1) 标示量% $=\dfrac{A_供 \times C_对 \times 50 \times 平均片重}{A_对 \times 标示量 \times M_供} \times 100\%$ $=\dfrac{0.498 \times 10.47 \times 50 \times 198.1}{0.502 \times 0.5 \times 198.5 \times 1000} \times 100\% = 103.7\%$ (2) 标示量% $=\dfrac{0.492 \times 10.63 \times 50 \times 198.1}{0.509 \times 0.5 \times 198.5 \times 1000} \times 100\% = 102.5\%$ 平均：103.1%
结 论	以上项目符合规定

复核者：×××   检验者：×××

第三节 薄层色谱法

薄层色谱法是在薄层色谱鉴别的基础上，用薄层色谱仪对薄层上被分离的化合物进行直接定性、定量的方法。由于本法快速、灵敏、适用于多组分的分析，在中药制剂分析中，已成为常用方法之一。在《中国药典》2010 年版一部成方制剂和单方制剂中有 29 个品种的含量测定采用了薄层色谱法。见表 4-5。

表 4-5　用薄层色谱法测含量的品种举例

品　　种	成　　分	扫描方式	波　长	含量标准
二至丸	齐墩果酸	双波长	$\lambda_s=530nm$ $\lambda_R=700nm$	每 1g 含女贞子以齐墩果酸($C_{30}H_{48}O_3$)计,不得少于 8.0mg
喉咽清口服液			$\lambda_s=520nm$ $\lambda_R=680nm$	每 1ml 含土牛膝以齐墩果酸($C_{30}H_{48}O_3$)计,不得少于 0.10mg
九分散	士的宁		$\lambda_s=254nm$ $\lambda_R=325nm$	按干燥品计算,每包含马钱子以士的宁($C_{21}H_{22}N_2O_2$)计,应为 4.5~5.5mg
马钱子散			$\lambda_s=257nm$ $\lambda_R=300nm$	每袋含马钱子以士的宁($C_{21}H_{22}N_2O_2$)计,应为 7.2~8.8mg
风湿马钱片			$\lambda_s=254nm$ $\lambda_R=300nm$	每片含马钱子以士的宁($C_{21}H_{22}N_2O_2$)计,应为 0.65~1.20mg
大山楂丸	熊果酸		$\lambda_s=535nm$ $\lambda_R=650nm$	每丸含山楂以熊果酸($C_{30}H_{48}O_3$)计,不得少于 7.0mg
山楂化滞丸				每丸含山楂以熊果酸($C_{30}H_{48}O_3$)计,不得少于 4.5mg
血脂宁丸			$\lambda_s=540nm$ $\lambda_R=420nm$	每丸含山楂按熊果酸($C_{30}H_{48}O_3$)计,不得少于 4.5mg
清肺消炎丸	盐酸麻黄碱		$\lambda_s=490nm$ $\lambda_R=440nm$	每 1g 含麻黄以盐酸麻黄碱($C_{10}H_{15}NO·HCl$)计,不得少于 0.10mg
复方扶芳藤合剂	黄芪甲苷		$\lambda_s=530nm$ $\lambda_R=700nm$	每支含黄芪以黄芪甲苷($C_{41}H_{68}O_{14}$)计,不得少于 0.75mg
二妙丸	盐酸小檗碱	荧光扫描	$\lambda=365nm$	每 1g 含黄柏以盐酸小檗碱($C_{20}H_{18}ClNO_4$)计,不得少于 3.0mg
三妙丸				每 1g 含黄柏以盐酸小檗碱($C_{20}H_{18}ClNO_4$)计,不得少于 2.0mg
丹桂香颗粒				每袋含黄连以盐酸小檗碱($C_{20}H_{18}ClNO_4$)计,不得少于 12.0mg
万氏牛黄清心丸			$\lambda=366nm$	每丸含黄连以盐酸小檗碱($C_{20}H_{18}ClNO_4$)计,小丸不得少于 7.5mg,大丸不得少于 15.0mg
芎菊上清丸				每 1g 含黄连以盐酸小檗碱($C_{20}H_{18}ClNO_4$)计,不得少于 0.97mg
导赤丸				每丸含黄连以盐酸小檗碱($C_{20}H_{18}ClNO_4$)计,不得少于 3.0mg
黄连羊肝丸			$\lambda=338nm$	每 1 丸含黄连、黄柏以盐酸小檗碱($C_{20}H_{18}ClNO_4$)计,不得少于 3.0mg
枳实导滞丸	橙皮苷		$\lambda=330nm$	每 1g 含枳实以橙皮苷($C_{28}H_{34}O_{15}$)计,不得少于 20.0mg
藿胆丸	去氧胆酸		$\lambda=366nm$	每 1g 含猪胆粉以猪去氧胆酸($C_{29}H_{40}O_4$)和鹅去氧胆酸($C_{24}H_{40}O_4$)的总量计,不得少于 10.0mg
灵宝护心丹	胆酸	单波长	$\lambda_s=620nm$	每 1g 含牛黄以胆酸($C_{24}H_{40}O_5$)计,不得少于 2.5mg
珠黄散			$\lambda_s=460nm$	每 1g 含人工牛黄以胆酸($C_{24}H_{40}O_5$)计,不得少于 26.0mg
局方至宝散				每 1g 含牛黄以胆酸($C_{24}H_{40}O_5$)计,不得少于 2.2mg
牛黄抱龙丸				每丸含牛黄以胆酸($C_{24}H_{40}O_5$)计,不得少于 0.50mg
益母草膏	盐酸水苏碱		$\lambda_s=510nm$	每 1g 含盐酸水苏碱($C_7H_{13}NO_2·HCl$)不得少于 3.6mg
益母草口服液			$\lambda_s=527nm$	每 1ml 含盐酸水苏碱($C_7H_{13}NO_2·HCl$)不得少于 0.90mg
益母草颗粒				每 1g 含盐酸水苏碱($C_7H_{13}NO_2·HCl$)不得少于 27.0mg
清胃黄连丸(大蜜丸)	盐酸小檗碱		$\lambda_s=340nm$	每丸含黄连、黄柏以盐酸小檗碱($C_{20}H_{18}ClNO_4$)计,不得少于 11.7mg
清胃黄连丸(水丸)				每 1g 含黄连、黄柏以盐酸小檗碱($C_{20}H_{18}ClNO_4$)计,不得少于 3.4mg
贝羚胶囊	猪去氧胆酸		$\lambda_s=380nm$	每粒含猪去氧胆酸($C_{24}H_{40}O_4$)应为 85~115mg

以上列举的均为反射测定，一般采用外标二点法进行测定，只有标准曲线通过原点时可采用一点法。以上品种除马钱子散和九分散品种用外标一点法计算外，其余品种均用外标二点法计算。

一、基本原理

薄层色谱法的基本原理是以一定波长的光照射到薄层板上，对薄层色谱中有吸收紫外光或可见光的斑点，或经激发后能发射出荧光的斑点进行扫描，将扫描得到的图谱及积分数据用于药品的鉴别、杂质检查或含量测定。

二、薄层色谱仪

薄层色谱仪（图 4-5）主要由光源、单色器、样品室、薄层板台架、检测器、记录仪及数据处理系统等部分组成。

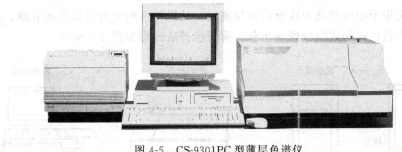

图 4-5　CS-9301PC 型薄层色谱仪

（1）光源　可见光区（370～700nm）用钨灯，紫外光区（200～370nm）用氘灯作光源。荧光测定法用汞灯或氙灯（200～700nm）为光源。光源的转换通过转动反射镜而完成。

（2）单色器　将光源发出的复合光分解成单色光，反射到薄层板上。

（3）样品板台架及驱动装置　薄层板放在样品台架上，光斑的位置是固定的，在驱动装置的带动下，薄层板沿 x 轴和 y 轴移动，完成对斑点的扫描。

（4）检测器　通过光电倍增管得到反射测定或透射测定的吸光度信号。

（5）数据处理系统　通过设定适当的供试品以及对照品的参数，采集检测器的吸光度信号进行积分、计算，通常仪器上还具有对信号作不同处理的功能。如背景校正、提高信噪比、工作曲线直线化，平滑曲线等，可按要求进行数据的再处理，然后送至打印机，打出图谱及报告。

三、系统适用性试验

薄层色谱法不仅具有分离和鉴别的特点，而且专属性强。为了保证分析结果的准确性，应注意规范化操作，为此在《中国药典》2005 年版一部附录中增加了系统适用性试验，即在检验供试品之前，按各品种项下要求对实验条件进行适用性试验，即用待测供试品和对照品对实验条件进行试验和调整，应达到规定的检测灵敏度、分离度和重复性要求。

1. 检测灵敏度

用于限量检查时，采用供试品溶液和对照品溶液与稀释若干倍的对照品溶液在规定的色谱条件下，于同一块薄层板上点样、展开、检视，后者应显清晰的斑点。

2. 分离度

用于鉴别时，对照品溶液与供试品溶液中相应的主斑点应显示两个清晰分离的斑点。用于限量检查和含量测定时，要求定量峰与相邻峰之间有较好的分离度，分离度（R）的计算公式为：

$$R = 2(d_2 - d_1)/(W_1 + W_2) \tag{4-6}$$

式中　d_2——相邻两峰中后一峰与原点的距离；

　　　d_1——相邻两峰中前一峰与原点的距离；

　W_1，W_2——相邻两峰各自的峰宽。

除另有规定外，分离度应大于 1.0。

3. 重复性

同一供试品溶液在同一薄层板上平行点样的待测成分的峰面积测量值的相对标准偏差应不大于 3.0%；需显色后测定的相对标准偏差应不大于 5.0%。

四、操作方法

薄层色谱法用于中药制剂中成分的含量测定，其操作一般分为供试品前处理、点样于薄层板、展开、上机扫描和数据处理等步骤。薄层色谱法流程如图 4-6 所示。

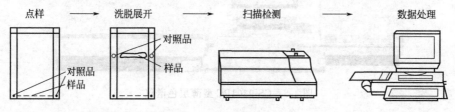

图 4-6　薄层色谱法流程

其中，供试品前处理、点样于薄层板、展开、显色等步骤的操作和注意事项见第二章第三节部分内容。上机扫描和数据处理等操作见仪器说明书。

薄层色谱仪的一般操作如下：①接通薄层色谱仪的电源，开机，自检；②自检结束后，打开样品室，将薄层板放到样品板台上，设置板位置参数；③扫描、计算、打印结果。上机扫描是薄层色谱法中最关键的一步。可根据各种薄层色谱仪的结构特点及使用说明，结合实际情况对以下几个方面进行选择。

1. 检测方式的选择

薄层色谱的检测方式有吸收法和荧光法。

（1）吸收法　凡在可见光或紫外光区有吸收的化合物，可分别用钨灯或氘灯为光源，在 200～800nm 范围内选择一定的单色光对薄层板进行扫描，得到薄层色谱图，利用图中的峰高或峰面积与对照品比较，得到供试品的含量。

（2）荧光法　薄层上的斑点在紫外光照射下有下列情况之一的，可考虑用荧光法测定：①本身有荧光；②展开后喷化学试剂可产生荧光；③薄层色谱经试剂处理生成荧光衍生物。

2. 测量方式的选择

测量方式为透射法和反射法两种。透射法是光线垂直照射于薄层板表面并穿过色斑测定其透过色斑光的强度，检测器安装在入射光的对侧。该法灵敏度较高，最大缺点是玻璃板能吸收 200～300nm 的波长的光，若薄层板不是石英板，只能用于测定最大吸收波长在 300nm 以上的光。另外，薄层厚度不均匀对测定结果的准确度影响较大。反射法是光线垂直照射于薄层色斑，测定斑点反射光的强度。检测器一般安装在与入射光成45°角的位置。该法可用200～700nm的光测量，基线比较稳定，重现性较好，但灵敏度不高，要求薄层的表面必须十分平整。

3. 扫描波长的选择

扫描波长有单波长和双波长两种，单波长适用于分离度好，无背景干扰的薄层，双波长扫描是用两种波长的单色光交替照射斑点，测斑点对两种波长单色光吸光度之差。正确选择好两个波长，以减少分离度欠佳的两处斑点间的干扰，排除背景干扰，提高检测灵敏度。一般采用被扫描成分的最大吸收波长为供试品波长（λ_S），用对该成分无吸收的波长或最小吸收波长为参比波长（λ_R）。

4. 扫描方式的选择

扫描方式有直线扫描和锯齿扫描两种。

直线扫描是用一束比斑点略长的光带先照射到薄层板的一端，然后沿一个方向直线运动到另一端，在仪器里面，实际上是光带固定，薄层板相对于光带作直线运动。如图4-7所示。

直线扫描适用于薄层色谱后得到的圆而集中的斑点。扫描时，应沿展开方向扫描，不可横向扫描。

图 4-7 线性扫描图
1—原点；2—带状光束截面；3—斑点；4—溶剂前沿；
5—薄层板；6—扫描图谱

锯齿扫描系用截面为正方形的光束照射薄层板，光束的运动轨迹为锯齿形或矩形。同时沿 x 轴和 y 轴两个方向扫描。如图4-8所示。

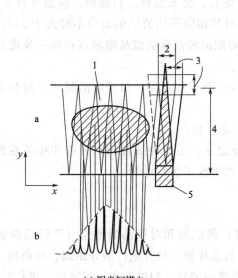

(a) 锯齿扫描之一
a—扫描轨迹；b—锯齿图
1—斑点；2—齿距（Δy）1.25mm；3—1.25mm×1.25mm；
4—摆动行程 30mm；5—正方形光束

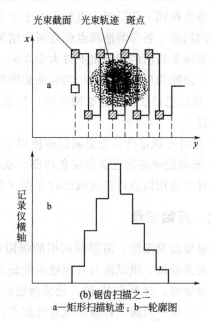

(b) 锯齿扫描之二
a—矩形扫描轨迹；b—轮廓图

图 4-8 锯齿扫描图

锯齿扫描时，光束往复通过斑点，重现性好，准确度高，适用于形状不规则及浓度分布不均匀的斑点的测定。

五、注意事项

为了得到正确的定量结果，除了要严格按照薄层色谱操作方法，得到斑点清晰、圆整、分离度好的薄层图谱外，在薄层色谱操作时应注意以下问题。

① 色谱斑点的分离度：待测成分斑点与相邻斑点的分离度最好在 1.5 以上，至少不能小于 1.0，背景无干扰。

② 供试品色谱中待测斑点的比移值（R_f 值）和光谱扫描得到的吸收光谱图或测得的光谱最大吸收与最小吸收应与对照品相符，以保证测定结果的准确性。待测斑点的 R_f 值宜控制在 0.2～0.8 之间。

③ 显色剂显色时，应均匀地喷在薄层表面使与斑点定量地反应，并有重现性。喷雾显色不均匀，可造成背景不一致，测定基线不稳。

④ 在用双波长进行扫描时，参比波长 λ_R 应选择在吸收峰的谷底。若待测供试品斑点无色又无紫外吸收，可喷显色剂显色后，在可见光区进行测量。

⑤ 测量用光束大小要合适，光路狭缝的长度大于斑点宽度时，则误差较小。光束要对准斑点中心，稍有偏移测出的峰面积也不一样。

⑥ 扫描终点一定要设在扫完被测斑点即下一个峰的起点处，否则测得的峰面积不准确。

⑦ 薄层色谱定量测定应保证供试品斑点的量在线性范围内，必要时可适当调整供试品溶液的点样量，供试品与对照品应在同板点样、展开、扫描、测定和计算。

⑧ 薄层色谱定量方法通常采用外标法。外标法一般应分别精密称取对照品适量，配制高、低两种浓度的对照品溶液；供试品溶液应制备至少 2 份，平行操作；每份对照品溶液和供试品溶液在同一薄层板上点样不少于 2 个斑点，交叉点样。扫描时，应沿展开方向扫描，不可横向扫描。各份溶液所点斑点测定结果对其相应平均值的偏差均不得大于 3%；供试品测定结果对平均值的偏差也不得大于 3%。对照品溶液和供试品溶液点在同一块薄层板的目的是为了消除薄层板厚度不均匀带来的影响。

⑨ 薄层色谱法用于含量测定时，扫描的步距不宜太大，扫描应沿展开方向扫描，不得横向扫描。

⑩ 除另有规定外，含量测定应使用市售薄层板。

⑪ 测定记录必须包含薄层色谱图、积分记录、工作曲线及回归方程和相关系数，测定结果的计算应用两点内插法或回归方程（多水平校正法）计算。

六、原始记录

记录室温及湿度，薄层板所用的吸附剂，供试品和对照品的称量（平行试验各 2 份），供试品的预处理，供试液与对照液的配制及其点样量，展开剂、展开距离、显色剂、色谱示意图；必要时，计算出 R_f 值，记录薄层色谱仪的型号、扫描方式、测定值，进行结果计算。

（1）外标一点法 标准曲线通过原点，只需点一个量的对照品。

结果计算：

$$c_2 = \frac{A_2}{A_1} c_1 \tag{4-7}$$

式中，c_1 为对照品斑点中对照品的浓度或质量；c_2 为供试品斑点中待测组分的浓度或质量；A_1、A_2 分别为对照品斑点和待测组分的面积积分值。

（2）外标二点法 标准曲线不通过原点，需点两种浓度的对照品溶液（或一种浓度两种点样量）c_1 和 c_2，分别测出峰面积的平均积分值 A_1 和 A_2。

结果计算：

$$c_供 = F_1 A_供 + F_2 \qquad (4\text{-}8)$$

其中：

$$F_1 = \frac{c_2 - c_1}{A_2 - A_1} \qquad (4\text{-}9)$$

$$F_2 = \frac{A_2 c_1 - A_1 c_2}{A_2 - A_1} \qquad (4\text{-}10)$$

注：数据处理机能根据点样量 c_1 和 c_2 以及扫描得到的 A_1 和 A_2 自动算出 F_1 和 F_2 并储存起来，以后分析样品时，扫描得到 $A_供$，即可计算出 $c_供$。

所谓一点法和二点法，不是只点一个点或两个点，而是在一块薄层板上标准品的浓度为一种点样浓度或两种点样浓度，而每种点样浓度应不少于 2 个点，供试品点样浓度也不得少于 2 个，测定后，求出其平均面积。在点样前应调整标准品溶液的浓度或供试品与标准溶液的点样量，使其峰面积相接近，取点样量必须准确，应采用定量毛细管点样。

七、检验报告

在"标准规定"下，按质量标准的内容和格式书写；在"检验结果"下写出相应的实测数值，数值的有效位应与质量标准中的要求一致。

八、实例　用薄层色谱法测定蒮胆丸中猪去氧胆酸和鹅去氧胆酸的含量

1. 质量标准

《中国药典》2010 年版一部 1235 页。

【含量测定】取本品适量，研细，取约 1g，精密称定，置锥形瓶中，加入 40%氢氧化钠溶液 20ml，摇匀，置电高压灭菌锅内，在 120℃皂化 5h，冷却，滤过，药渣用水洗涤 3 次，每次 20ml，离心，取上清液，合并三次离心液，用盐酸调节 pH 值至约 1，用三氯甲烷振摇提取 4 次（40ml、40ml、30ml、30ml），合并三氯甲烷提取液，加无水硫酸钠脱水，滤过，用三氯甲烷 30ml 分次洗涤无水硫酸钠及滤器，洗液并入滤液，回收三氯甲烷至干，残渣加无水乙醇使溶解，置 25ml 量瓶中，用适量无水乙醇洗涤容器，洗液并入量瓶中，加无水乙醇至刻度，摇匀，作为供试品溶液。另精密称取猪去氧胆酸、鹅去氧胆酸对照品，分别加无水乙醇制成每 1ml 含 0.2mg 的溶液，作为对照品溶液。照薄层色谱法（附录Ⅵ B）试验，精密吸取供试品溶液 2μl、上述两种对照品溶液各 1μl 和 4μl，分别交叉点于同一硅胶 G 薄层板上，以正己烷-乙酸乙酯-醋酸-甲醇（20∶25∶2∶3）的上层溶液为展开剂，展开，取出，晾干，喷以 5%硫酸乙醇溶液，于 100℃加热至斑点显色清晰，取出，在薄层板上覆盖同样大小的玻璃板，周围用胶布固定，在紫外光灯（365nm）下定位。照薄层色谱法（附录Ⅵ B薄层色谱法）进行扫描，激发波长：$\lambda = 366nm$，测量供试品与对照品荧光强度的积分值，计算，即得。

本品每 1g 含猪胆粉以猪去氧胆酸（$C_{29}H_{40}O_4$）和鹅去氧胆酸（$C_{24}H_{40}O_4$）的总量计，不得少于 10.0mg。

2. 操作步骤

① 对照品的制备：精密称取鹅去氧胆酸对照品 2.300mg 和猪去氧胆酸对照品 2.260mg 置 10ml 量瓶中，加无水乙醇至刻度，摇匀，作为对照品溶液。

② 供试品溶液的制备

a. 取本品约 20g 置研钵中研成细粉，精密称定两份（1056.300mg 和 1039.700mg），分别置锥形瓶中；

b. 加入 40％氢氧化钠溶液 20ml，摇匀，置电高压灭菌锅内，调高压锅温度为 120℃，保持 5h 后，关电，微微放气，取出锥形瓶，冷却至室温；

c. 滤纸过滤置离心管中，放入离心机中，离心，取上清液置分液漏斗中；

d. 药渣再加水 20ml，振摇锥形瓶，滤纸过滤置上述离心管中，放入离心机中，离心，取上清液并入上述分液漏斗中；加水洗药渣重复操作 2 次（共洗 3 次）；

注：每次加水洗药渣的滤液等于将过滤药液的滤器和离心管洗涤了 3 次。

e. 取合并的上清液，用盐酸调节 pH 值至约 1，用三氯甲烷振摇提取 4 次（每次加三氯甲烷液分别为 40ml、40ml、30ml、30ml），合并三氯甲烷提取液，加无水硫酸钠脱水后，过滤，再用三氯甲烷 30ml 分三次洗涤无水硫酸钠及滤器，洗液并入滤液，回收三氯甲烷至干，残渣加无水乙醇 5ml 使溶解，置 25ml 量瓶中，再用 15ml 无水乙醇分三次洗涤容器，洗液并入量瓶中，加无水乙醇至刻度，摇匀，作为供试品溶液。

③ 展开剂的配制：取正己烷 20ml、乙酸乙酯 25ml、醋酸 2ml 和甲醇 3ml 混匀，静置，取上层溶液备用。

④ 取检视符合要求的市售 200mm×100mm 硅胶 G 高效薄层板一块准备点样。

⑤ 点样：用定量点样器点样，供试品溶液点样量为 2μl，对照品溶液点样量各为 1μl 和 4μl，按下列顺序点样：对照品 1μl、对照品 4μl、供试品 1、供试品 2（重复 4 次），这样有 16 个点，另外再点一次供试品 1、供试品 2，共点 18 个点（图 4-9）。

⑥ 展开：取双槽展开箱，在一侧中加入展开剂 20ml，放入载有供试品的薄层板，立即密闭，展开，在展开约 8cm 时将薄层板取出。

⑦ 室温下晾干，用电动喷雾器在薄层板上均匀地喷 5％硫酸乙醇溶液后，于 100℃烘箱中加热至斑点显色清晰，在薄层板上覆盖同样大小的玻璃板，周围用胶布固定。

⑧ 接通薄层色谱仪的电源，开机，自检。

⑨ 自检结束后，打开样品室，将薄层板放到样品板台上，设置板位置参数。

⑩ 打开 365nm 的紫外灯，光标照在薄层板上，调节 x 轴第一点位置在 A 点位置；输入参数在每隔 10mm 就扫描一次，共扫描 18 次；y 轴扫描起始斑点在 B 位置，扫描终点在 C 位置（图 4-9）。

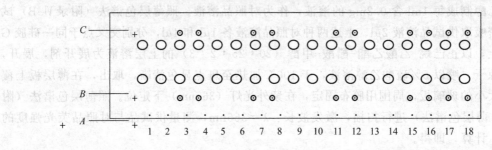

图 4-9 薄层示意图

⑪ 打开数据处理系统，输入供试品名称、称样量和最终稀释体积、点样量，对照品名称、称样量和最终稀释体积、点样量，扫描波长（激发波长 $\lambda=366nm$）等参数。

⑫ 扫描、计算、打印结果。

⑬ 打开样品室，取出薄层板，按［RESET］键，将所有参数回到初始位置，关机，关闭电源。

⑭ 填写使用登记记录。

3. 检验原始记录

产品检验原始记录

品名：藿胆丸 编号：20100012

规　　格	36g/瓶	批　　量	10万瓶	收到日期	2010年8月4日
批　　号	A4050018	检品数量	10瓶	报告日期	2010年8月20日
来　　源	×××车间	检验项目	含量测定	检验依据	《中国药典》2010年版一部1235页

检验项目	检 验 记 录
含量测定	室温:30℃　　相对湿度:66％　　天平型号:ABS-204 称量记录:鹅去氧胆酸对照品 2.300mg 　　　　　猪去氧胆酸对照品 2.260mg 供试品:(1)1056.300mg　　(2)1039.700mg 供试品溶液配制:供试品 —三氯甲烷→ 提取液回收三氯甲烷 —无水乙醇→ 25ml量瓶中 对照品溶液:对照品 —无水乙醇→ 10ml量瓶中 薄层板:市售 200mm×100mm 硅胶G高效薄层板 点　样:供试品溶液2μl、对照品溶液1μl和4μl 展开剂:正己烷–乙酸乙酯–醋酸–甲醇(20:25:2:3)的上层溶液 展开方式:上行展开,展距8cm 显色剂:5％硫酸乙醇溶液 注:A位置为猪去氧胆酸对照品的斑点;B位置为鹅去氧胆酸对照品的斑点 　　1,5,9,13为对照品的低浓度;2,6,10,14为对照品的高浓度; 　　　3,7,11,15,17为供试品1;4,8,12,16,18为供试品2 薄层色谱仪型号:CAMAG TLC SCANNER 3 扫描方式:锯齿扫描　　激发波长:λ=366nm 结果:供试品1含猪去氧胆酸8.852mg/g,鹅去氧胆酸6.666mg/g 　　　供试品2含猪去氧胆酸9.016mg/g,鹅去氧胆酸6.651mg/g
结　　论	以上项目符合规定

复核者:××× 检验者:×××

附薄层色谱结果:

	物质	取用量/mg	溶解体积/ml	点样量/μl
对照品1	猪去氧胆酸	2.260	10	1
	鹅去氧胆酸	2.300		
对照品2	猪去氧胆酸	2.260	10	4
	鹅去氧胆酸	2.300		
供试品1	藿胆丸粉	1056.300	25	2
供试品2	藿胆丸粉	1039.700	25	2

参数设置：

斑点数量	x 轴起点位置	轨迹之间距离	y 轴开始扫描位置	结束位置	扫描速度
18	16.3mm	10.0mm	20.0mm	70.0mm	100mm/s

猪去氧胆酸（激发波长 $\lambda=366$nm）的结果：

回归方程 $y=832.423+9.004x$ 相关系数 $r=0.99857$ 相对标准偏差 RSD＝3.18

序号	斑点在 x 轴上位置	斑点在 y 轴上位置	峰面积	浓度/(ng·ml^{-1})	名称
1	16.3mm	40.3mm	2881.77	226.00	标1
2	26.1mm	39.0mm	9250.27	904.00	标2
3	35.9mm	38.8mm	7955.28	791.10	供1-1
4	45.7mm	38.9mm	7789.93	772.74	供2-1
5	55.5mm	39.1mm	2822.07	226.00	标1
6	65.3mm	39.0mm	9035.63	904.00	标2
7	75.1mm	39.1mm	7588.99	750.42	供1-2
8	84.9mm	39.0mm	7742.96	767.52	供2-2
9	94.7mm	38.3mm	3040.00	226.00	标1
10	104.5mm	38.2mm	8698.83	904.00	标2
11	114.3mm	39.2mm	7314.11	719.89	供1-3
12	124.1mm	39.0mm	7507.51	741.37	供2-3
13	133.9mm	38.8mm	2725.20	226.00	标1
14	143.7mm	38.9mm	8902.35	904.00	标2
15	153.5mm	39.5mm	7436.02	733.43	供1-4
16	163.3mm	40.5mm	7409.19	730.45	供2-4
17	173.1mm	41.5mm	7544.20	745.45	供1-5
18	182.9mm	42.4mm	7474.22	737.67	供2-5

鹅去氧胆酸（激发波长 $\lambda=366$nm）的结果：

回归方程 $y=1381.065+10.589x$ 相关系数 $r=0.99913$ 相对标准偏差 RSD＝2.36

序号	斑点在 x 轴上位置	斑点在 y 轴上位置	峰面积	浓度/ng	名称
1	16.3mm	48.7mm	3378.5	230.00	标1
2	26.1mm	47.4mm	11250.1	920.00	标2
3	35.9mm	46.9mm	7800.59	587.37	供1-1
4	45.7mm	47.0mm	7197.53	549.31	供2-1
5	55.5mm	47.2mm	4009.92	230.00	标1
6	65.3mm	47.1mm	11343.09	920.00	标2
7	75.1mm	46.9mm	7444.14	572.60	供1-2
8	84.9mm	46.9mm	7390.26	558.07	供2-2
9	94.7mm	47.3mm	3726.06	230.00	标1

10	104.5mm	47.0mm	11020.71	920.00	标2
11	114.3mm	46.8mm	7231.35	552.50	供1-3
12	124.1mm	46.5mm	7539.61	581.62	供2-3
13	133.9mm	46.4mm	3751.34	230.00	标1
14	143.7mm	46.3mm	10876.68	920.00	标2
15	153.5mm	47.0mm	7090.53	539.21	供1-4
16	163.3mm	48.0mm	7258.78	555.09	供2-4
17	173.1mm	49.0mm	7360.39	564.69	供1-5
18	182.9mm	49.8mm	6906.32	521.81	供2-5

供试品5个数据计算的平均值

	斑点的位置	平均含量/(mg/g)	n
供试品1	猪去氧胆酸　40.0mm	8.852	5
	鹅去氧胆酸　47.8mm	6.666	5
供试品2	猪去氧胆酸　40.0mm	9.016	5
	鹅去氧胆酸　47.8mm	6.651	5

附薄层色谱图（1～18号斑点只附1～4号斑点薄层色谱图，其余略）：

标准品1的薄层色谱图

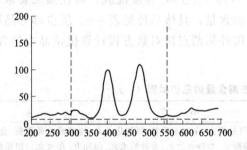
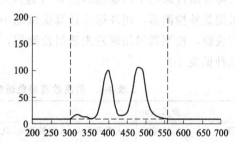

标准品2的薄层色谱图

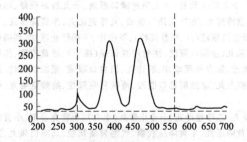
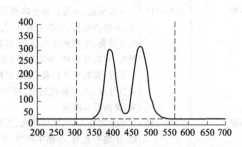

供试品1-1的薄层色谱图

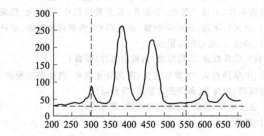
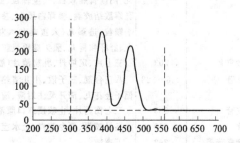

供试品 2-1 的薄层色谱图

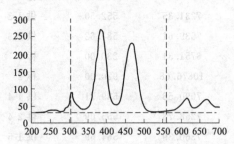 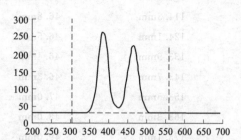

第四节　高效液相色谱法

高效液相色谱法是在经典的液相色谱法的基础上，引入气相色谱的理论，发展起来的一种现代液体色谱法。由于对供试品适用范围广，流动相改变灵活，高效液相色谱法现已成为中药制剂分析中的常用定量方法。《中国药典》2010 年版一部中高效液相色谱法用于中药制剂含量测定有 1308 个品种，并且首次收载了天舒胶囊、注射用双黄连（冻干）、复方丹参滴丸、桂枝茯苓胶囊、腰痛宁胶囊和诺迪康胶囊六个品种的指纹图谱。用于制剂含量测定的品种，大部分品种采用十八烷基硅烷键合硅胶柱（即 C_{18} 柱），等度洗脱，对柱温无要求，检测器采用紫外检测器，用外标法计算供试品中的含量；具体品种见表 4-6。极少部分品种采用梯度洗脱，检测器采用蒸发光散射检测器，用外标两点法对数方程计算供试品中的含量。具体品种见表 4-7。

表 4-6　用高效液相色谱法测含量的品种举例（一）

成　分	波长/nm	品　种
橙皮苷	283~285	人参养荣丸、人参健脾丸、九气拈痛丸、午时茶颗粒、沉香化气丸、齿痛消炎灵颗粒、金果含片、金果饮、金果饮咽喉片、咳喘顺丸、香砂六君丸、香砂枳术丸、保和丸(和水丸)、胆乐胶囊、健胃消食片、镯哮片
黄芩苷	274~315	一清颗粒、小儿百部止咳糖浆、小儿肝炎颗粒、小儿热速清口服液、小儿解表颗粒、小柴胡片、小柴胡颗粒、牛黄上清丸、儿童清肺丸、九味羌活口服液、九味羌活丸、牛黄降压丸、牛黄降压胶囊、牛黄解毒丸(片)、双黄连口服液(片、颗粒或栓)、芩连片、芩暴红止咳片、利咽解毒颗粒、利胆排石片、辛芩颗粒、青果丸、金振口服液、注射用双黄连(冻干)、珍黄胶囊、茵栀黄口服液、茵胆平肝胶囊、宝咳宁颗粒、复方鱼腥草片、脏连丸、银黄口服液、银翘双解栓、清开灵口服液、清开灵注射液、清肺抑火丸、清热解毒口服液、清喉利咽颗粒、蛤蚧定喘丸、槐角丸、鼻渊舒口服液
芍药苷	230~235	十全大补丸、八宝坤顺丸、八珍丸、八珍益母丸、千金止带丸(水丸)、小青龙合剂、小青龙颗粒、小建中合剂、小建中颗粒、牛黄降压丸、牛黄降压胶囊、气滞胃痛颗粒、乌鸡白凤丸、艾附暖宫丸、归芍地黄丸、乐脉颗粒、加味生化颗粒、加味逍遥丸、百合固金丸(浓缩丸)、仲景胃灵丸、阴虚胃痛颗粒、妇宝颗粒、妇科十味片、抗感颗粒、明目地黄丸、固本益肠片、金花明目丸、乳癖散结胶囊、参茸白凤丸、参茸固本片、胃康灵胶囊、香附丸、复方黄连素片、荷叶丸、根痛平颗粒、逍遥丸(大蜜丸和水丸)、通天口服液、通心络胶囊、通乳颗粒、虚寒胃痛颗粒、舒肝丸、舒肝和胃丸、猴头健胃灵胶囊、痛经丸、滋心阴口服液
人参皂苷	203	三七片、定坤丹、乳癖消片(胶囊)、珍黄胶囊、胃康胶囊、消栓通络片(胶囊)
栀子苷	238~328	八正合剂、三子散、小儿清热片、中华跌打丸、牛黄至宝丸、茵芪肝复颗粒、茵栀黄口服液、栀子金花丸、清开灵注射液、清淋颗粒、越鞠丸、鼻渊舒口服液、鹭鸶咯丸
柚皮苷	283	三七伤药片、止咳橘红口服液、急支糖浆、橘红丸、橘红痰咳液、胃复春片
腺苷	260	乌灵胶囊、百令胶囊、金水宝片(胶囊)
升麻素苷等	292	五虎散

成　　分	波长/nm	品　　种
牛蒡苷	280	五福化毒丸、羚羊感冒片、感冒舒颗粒
连翘苷	230～278	双黄连口服液、注射用双黄连(冻干)、桑菊感冒片、感冒退热颗粒
淫羊藿苷	270	壮骨伸筋胶囊、安神补脑液、抗骨增生胶囊、固本清血颗粒、乳疾灵颗粒、乳增宁胶囊、益气养血口服液
马钱苷	236	麦味地黄丸、知柏地黄丸(浓缩丸)
獐牙菜苦苷	237	青叶胆片
紫丁香苷	265	刺五加片
金丝桃苷	363	益心酮片
蒙花苷	326	野菊花栓
总黄酮醇苷	360	银杏叶片
醉鱼草皂苷	250	断血流颗粒(片)
2,3,5,4′-四羟基二苯乙烯-2-O-β-D-葡萄糖苷	320	天麻首乌片、七宝美髯颗粒、降脂灵片、养血生发胶囊、儿康宁糖浆、血脂宁片、参乌健脑胶囊、骨友灵搽剂
芦丁	257～260	血栓心脉宁胶囊、痔康片
大黄酚	428～430	山菊降压片、草香胃康胶囊
大黄素、大黄酚	254	十一味能消丸、三黄片、六味安消散、胆宁片、麻仁丸、麻仁润肠丸、清宁丸、疬药、新清宁片、槟榔四消丸(大蜜丸和水丸)、胃肠复元膏
大黄素	254～437	一捻金、大黄䗪虫丸、小儿化食丸、牛黄上清胶囊、更年安片、热炎宁颗粒、烧伤灵酊
木香烃内酯	225	八味沉香散
穿心莲内脂等	240～254	妇科千金片、穿心莲片
丁香酚	203	十香返生丸
厚朴酚、和厚朴酚	291～294	开胸顺气丸、金嗓利咽丸、胃肠安丸、香砂养胃丸、保济丸、藿香正气水(口服液、胶囊)、香苏正胃丸、香苏调胃片
丹皮酚	274	六味地黄丸、正骨水、归芍地黄丸、麦味地黄丸、杞菊地黄丸、明目地黄丸、知柏地黄(浓缩)丸、骨刺丸、骨刺消痛片、养阴清肺丸、桂附地黄丸
原儿茶醛	279	三宝胶囊、乳宁颗粒
绿原酸	324～330	口炎清颗粒、双黄连口服液(片)、金嗓开音丸、金嗓散结丸、注射用双黄连(冻干)、银黄口服液、银翘双解栓、银翘解毒丸
阿魏酸	313～323	川芎茶调丸、妇科调经片、活血止痛散、柏子养心片
肉桂酸	285	桂龙咳喘宁胶囊
没食子酸	273	健民咽喉片、周生回春丸
丹酚酸B	286	丹参片
甘草酸单铵盐	250～254	七味葡萄散、八味檀香散、六一散、四逆汤、安中片、杏仁止咳糖浆、胃舒宁颗粒、脑乐静、珍珠胃安丸
盐酸小檗碱	265～424	人参再造丸、万应胶囊、牛黄千金散、功劳去火片、左金丸(胶囊)、生血丸、白带丸、明目上清片、固经丸、泻痢消胶囊、治糜康栓、驻车丸、春血安胶囊、荜铃胃痛颗粒、香连丸、复方仙鹤草肠炎胶囊、复方黄连素片、健步丸、狼疮丸、黄连上清丸、癣清片
盐酸麻黄碱	205～254	小儿咳喘颗粒、小儿清热止咳口服液、风寒咳嗽颗粒、复方川贝精片、桂林西瓜霜、通宣理肺丸、镇咳宁糖浆
苦参碱	220	金蒲胶囊、消银片
东莨菪碱	216	止喘灵注射液
士的宁	254～260	仁青芒觉、舒筋丸、疏风定痛丸
荷叶碱	270	荷丹片
原阿片碱	289	夏天无片
华蟾酥毒基等	292～296	牙痛一粒丸、牛黄消炎片、六应丸、梅花点舌丸、麝香保心丸、金蒲胶囊
血竭素高氯酸盐	440	跌打丸
秦皮乙素	350～353	二丁颗粒、复方瓜子金颗粒
异嗪皮啶	344	万通炎康片、血康口服液、肿节风片、复方草珊瑚含片

成　分	波长/nm	品　种
蔓荆子黄素	258	七味噛藤子丸
葛根素	250	小儿腹泻灵糖浆、心通口服液、肠胃宁片、松龄血康胶囊、参苏丸、脂脉康胶囊、清音丸、颈复康颗粒、葛根芩连(微)丸、感冒清热颗粒、愈风宁心片、镇脑宁胶囊、参乌健脑胶囊、参精止渴丸
木犀草素	350	独一味胶囊
木兰脂素	278	鼻炎片
丹参素钠	280～283	止痛化癥胶囊、中风回春丸、心宁片、双丹口服液、乳块消片(胶囊)、复方丹参滴丸
丹参酮ⅡA	268～270	复方丹参片、冠心丹参胶囊、益心通脉颗粒、精制冠心片
丹酚酸B	286	复方丹参片
补骨脂素、异补骨脂素	245～247	四神丸、再造生血片、补肾益脑片、固本咳喘片、固肾定喘丸、茴香橘核丸、蚕蛾公补片
欧前胡素	250	伤痛宁片
天麻素	270	全天麻胶囊
姜黄素	430	如意金黄散
杜鹃素	295	消咳喘糖浆
五味子醇甲	250	安神补心丸、安神胶囊、护肝片
五味子甲素	249	参芪五味子片
酒萸肉	236	明目地黄丸
荭草苷	349	金莲花润喉片
牡荆苷	340	金莲清热颗粒
野黄芩苷	335	灯盏生脉胶囊、灯盏细辛注射液、注射用灯盏花素、茵山莲颗粒
龙胆苦苷	254	泻肝安神丸
延胡索乙素	280	胃安胶囊、元胡止痛口服液(片、胶囊、软胶囊)
红景天苷	275	胃祥宁颗粒
甘草酸铵	250	胃脘舒颗粒、玄麦甘桔含片、四君子丸、四逆汤
雪上一枝蒿甲素	210	骨痛灵酊

表 4-7　用高效液相色谱法测定含量的品种举例 (二)

品　种	检测成分	特殊要求
乙肝宁颗粒、肾康宁片、降糖甲片、胃乃安胶囊、玉屏风口服液	黄芪甲苷	蒸发光散射检测器，外标两点法对数方程计算
三金片	羟基积雪草苷	
金贝痰咳清颗粒	贝母素甲、乙	
银杏叶片	萜类内酯	
补中益气丸(水丸)	黄芪甲苷	蒸发光散射检测器，标准曲线对数方程计算
二陈丸、四正丸、保和丸(水丸)	橙皮苷	
七厘散	血竭素高氯酸盐	
龙胆泻肝丸(水丸)	龙胆苦苷	
羚羊清肺丸	绿原酸	
灯盏细辛注射液	野黄芩苷	
肾衰宁胶囊	盐酸小檗碱	柱温 40℃
清开灵注射液	胆酸	
参精止渴丸	葛根素	
清眩丸	欧前胡素	
清瘟解毒丸	黄芩苷	
千金止带丸(水丸)	芍药苷	
六味地黄丸、知柏地黄丸	马钱苷	

续表

品　　　种	检测成分	特殊要求
消糜栓	人参皂苷	
狼疮丸	盐酸小檗碱	
调经促孕丸、四物合剂	芍药苷	柱温35℃
启脾丸	甘草酸单铵盐	
七叶神安片、脑得生片	人参皂苷	梯度洗脱
参芪消渴胶囊	五味子甲素	
桂附地黄丸	马钱苷	梯度洗脱,柱温30℃
宫血宁胶囊	重楼皂苷	辛烷基硅烷键合硅胶

一、基本原理

高效液相色谱法的基本原理是将具有一定极性的单一溶剂或不同比例的混合溶剂,作为流动相,采用高压输液泵将规定的流动相泵入装有填充剂的色谱柱进行分离测定,注入的供试品被流动相带入柱内,各成分在柱内被分离,并依次进入检测器,由记录仪或数据处理装置(积分仪、色谱工作站)记录图谱信号或进行数据处理,得到测定结果。由于应用了各种特性的高效色谱柱填充剂和高压输液泵,使得本法具有分离性能高、分析速度快的优点。

二、高效液相色谱仪

典型的高效液相色谱仪流程如图4-10所示。仪器主要由输液系统、进样系统、分离系统、检测系统和数据处理系统五部分组成。

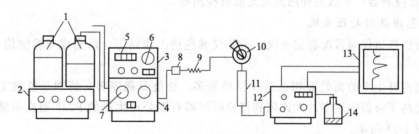

图 4-10　高效液相色谱仪流程

1—贮液罐；2—脱气装置；3—梯度洗脱；4—高压输液泵；5—流动相流量显示；6—贮前压力表；7—输液泵头；
8—过滤器；9—阻尼器；10—进样装置；11—色谱柱；12—检测器；13—数据处理系统；14—废液贮罐

（一）输液系统

输液系统提供流动相,主要包括贮液瓶、高压输液泵、洗脱控制装置等。

1. 贮液瓶

一般采用玻璃容器,也有使用不锈钢者。要求贮液容器不与流动相起反应且耐酸、碱溶液。容积多为0.5~2.0L。极性流动相(特别是甲醇和水)中含有溶解的气体如O_2,使用前必须进行脱气。常用的脱气方式有搅拌抽真空、超声波振荡、通N_2脱气、加热回流脱气等。其中最常用的是超声波振荡。有的色谱仪有在线脱气装置。

2. 高压输液泵

高效液相色谱中流动相的输送是由高压泵来完成的。对泵的要求是输出流量应恒定、准确、无脉冲、耐腐蚀和耐磨损,输出压力较高、当色谱系统压力变化时,其流量与压力的变化无关,死体积小、密封性好。国内外应用最多的为往复式柱塞泵。

3. 洗脱控制装置

（1）等度洗脱　是在整个分离过程中流动相的组成不变。

（2）梯度洗脱　它是利用两种或两种以上的溶剂，按照一定的时间程序连续或间断改变流动相组成，调节流动相的极性，使待分离的组分有合适的分配比，以提高柱效、缩短分析时间的一种技术。

在中药制剂分析中多采用等度洗脱方式。

（二）进样系统

它是将供试品送入色谱柱的装置。要求进样重复性好，对分析系统没有影响，不发生漏液、吸附和渗透等现象。目前最常用的进样方式是高压进样阀进样。它由一个旋转六通阀和定量环组成。优点是在高压和不停流的状态下进样，进样量准确，重现性好且易于自动化。定量环的体积是固定的，改变进样量需要更换定量环。

（三）分离系统

分离系统包括色谱柱、恒温装置、连接管等部分。其核心是色谱柱。中药制剂分析中最常用的是十八烷基硅烷键合硅胶（简称 C_{18} 柱）。

一般高效液相色谱分析在常温下进行，但提高温度可降低流动相的黏度，增加供试品在流动相中的溶解度，减小溶质的保留值。很多仪器配有恒温装置，根据实际需要柱温控制在室温至 $50℃$。

（四）检测系统

它是测量色谱柱后流出组分浓度变化的装置。在中药制剂分析中大多数品种用可变波长紫外-可见光检测器；少数品种用蒸发光散射检测器。

（五）色谱数据处理系统

高效液相色谱仪通常配有记录仪、积分仪或色谱工作站等，以完成对检测信号的记录、处理。

目前国内外生产的高效液相色谱仪品种繁多，性能日趋完善，特别是色谱工作站的使用，大大提高了分析的效率。大连依利特分析仪器有限公司生产的 P230 型高效液相色谱仪的外形如图 4-11 所示。

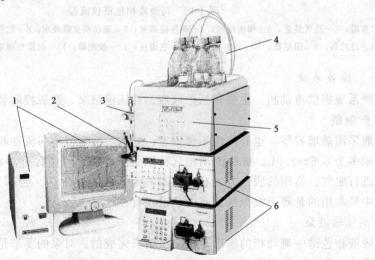

图 4-11　P230 型高效液相色谱仪

1—色谱工作站；2—进样器；3—色谱柱；4—贮液瓶；5—检测器；6—输液泵

三、测定法

由于高效液相色谱法用于含量测定时，大部分采用外标法，因此本节只介绍外标法的测定。按各品种项下的规定，精密称（量）取对照品和供试品，配制成溶液，分别精密取一定量，注入仪器，记录色谱图，测量对照品溶液和供试品溶液中待测成分的峰面积（或峰高），按下式计算含量，外标法计算公式：

$$C_供 = C_对 \frac{A_供}{A_对} \tag{4-11}$$

式中　$C_供$ 为供试品的浓度；$A_供$ 为供试品的峰面积；$C_对$ 为对照品的浓度；$A_对$ 为对照品的峰面积。

由于微量注射器不易精确控制进样量，当采用外标法测定供试品中成分或杂质含量时，以定量环或自动进样器进样为好。

四、操作方法

（一）操作前的准备

1. 供试品溶液的制备

供试品用规定溶剂配制成供试品溶液。定量测定时，对照品溶液和供试品溶液均应分别配制 2 份，供试品溶液在注入色谱仪前，一般应经适宜的 $0.45\mu m$ 滤膜滤过。必要时，在配制供试品溶液前，供试品需经提取净化，以免对色谱系统产生污染或对色谱干扰。

供试品溶液提取净化一般采用以下几种方法。

① 供试品加甲醇或乙醇直接提取或加热回流提取。举例如下。

儿康宁糖浆的供试品溶液的制备　精密量取本品 5ml，置 25ml 棕色量瓶中，加稀乙醇至刻度，摇匀，离心，取上清液，即得。

口炎清颗粒的供试品溶液的制备　取装量差异下的本品，研细，取约 1.5g 或约 0.5g（无蔗糖），精密称定，置具塞锥形瓶中，精密加入 50％甲醇 50ml，密塞，放置 15min，摇匀，滤过，取续滤液，即得。

葛根芩连丸的供试品溶液的制备　取装量差异下的本品，研细，取约 0.3g，精密称定，置具塞锥形瓶中，精密加入甲醇 50ml，密塞，加热回流 1h，放冷，再称定重量，用甲醇补足减失的重量，摇匀，滤过，取续滤液，即得。

② 供试品加甲醇或乙醇超声处理或超声处理后再用适量溶剂萃取。中药制剂供试品溶液的制备大多采用此法，举例如下。

牛黄解毒丸供试品溶液的制备　取重量差异项下的本品，剪碎，混匀，取约 1g，精密称定，加 70％乙醇 30ml，超声处理 30min，放冷，滤过，滤液置 50ml 量瓶中，用少量70％乙醇分次洗涤容器和残渣，洗液滤入同一量瓶中，加 70％乙醇至刻度，摇匀；精密量取 2ml，置 10ml 量瓶中，加 70％乙醇至刻度，摇匀，即得。

银翘解毒胶囊供试品溶液的制备　取装量差异项下的本品内容物，研细，取约 0.25g，精密称定，置 50ml 棕色量瓶中，加 50％乙醇约 40ml，超声处理（功率 260W，频率40kHz）30min，放冷，用 50％乙醇稀释至刻度，摇匀，滤过，取续滤液，即得。

复方草珊瑚含片供试品溶液的制备　取本品 10 片，精密称定，研细，取约 1g，精密称定，加水约 10ml，超声处理（功率 300W，频率 25kHz）10min，转移至分液漏斗中，用三氯甲烷振摇提取 5 次（必要时离心），每次 10ml，合并三氯甲烷提取液，回收三氯甲烷至干，残渣用甲醇溶解，转移至 25ml 量瓶中，加甲醇至刻度，摇匀，滤过，取续滤液，即得。

③ 用适量溶剂提取后，上柱分离。举例如下。

鼻炎片供试品溶液的制备 取本品 10 片，除去包衣，精密称定，研细，取约 1g，精密称定，置具塞锥形瓶中，精密加入甲醇 25ml，密塞，称定重量，超声处理（功率 150W，频率 25kHz）30min，放冷，再称定重量，用甲醇补足减失的重量，摇匀，滤过，精密量取续滤液 5ml，加在已处理的中性氧化铝柱上，用甲醇洗脱，收集洗脱液至 10ml 量瓶中，收集近 10ml，加甲醇至刻度，摇匀，滤过，取续滤液，即得。

仲景胃灵丸供试品溶液的制备 取本品适量，研细，取 1.5g，精密称定，置具塞锥形瓶中，精密加 50％甲醇 20ml，密塞，称定重量，超声处理 1h，放冷，称定重量，用 50％甲醇补足减失的重量，摇匀，离心，精密量取上清液 5ml，蒸干，残渣用水转移至 D101 大孔吸附树脂柱（内径 1.5cm，长 10cm）上，先用水 100ml 洗脱，再用 50％甲醇 80ml 洗脱，收集 50％甲醇洗脱液，蒸干，残渣用 50％甲醇转移至 10ml 量瓶中并稀释至刻度，用微孔滤膜（0.45μm）滤过，取滤液，即得。

2. 流动相的制备

配制流动相的试剂一般用色谱纯，水应为新鲜制备的高纯水（用超级纯水器制得或用重蒸馏水）。凡规定 pH 值的流动相，应使用精密 pH 计进行调节。配好后用适宜的 0.45μm 滤膜过滤，脱气。应配制足量的流动相及时使用。

3. 检查上次使用记录和仪器状态

检查仪器上所装的色谱柱是否适用于本试验，色谱柱进出口位置是否与流动相的流向一致，原保存溶剂与现用流动相能否互溶，流动相的 pH 值与该色谱柱是否相适应，仪器是否完好，仪器的各开关是否处于关断的位置。

4. 系统适用性试验

《中国药典》2010 年版一部规定，在正式检测供试品含量前，要按各品种项下的要求对仪器进行适用性试验，系统性试验通常包括理论板数、分离度、重复性和拖尾因子等四个参数。其中分离度和重复性尤为重要。

（1）色谱柱的理论板数（n） 用于评价色谱柱的分离效能。由于不同物质在同一色谱柱上的色谱行为不同，采用理论板数作为衡量柱效能的指标时，应指明测定物质，一般为待测组分或内标物质的理论板数。

在规定的色谱条件下，注入供试品溶液或各品种项下规定的内标物质溶液，记录色谱图，量出供试品主成分或内标物质峰的保留时间 t_R（以分钟或长度计，下同，但应取相同单位）和半峰宽度（$W_{h/2}$）。理论塔板数的计算公式为：

$$n = 5.54(t_R/W_{h/2})^2 \quad 或 \quad n = 16(t_R/W)^2 \tag{4-12}$$

计算色谱柱的理论板数，如果测得理论板数低于各品种项下规定的最小理论板数，应改变色谱柱的某些条件（如柱长、载体性能、色谱柱充填的优劣等），使理论板数达到要求。

（2）分离度（R） 用于评价待测组分与相邻共存物或难分离物质之间的分离程度，是衡量色谱系统效能的关键指标。可以通过测定待测物质与已知杂质的分离度，也可以通过测定待测组分与某一添加的指标性成分（内标物质或其他难分离物质）的分离度，或将供试品或对照品用适当的方法降解，通过测定待测组分与某一降解产物的分离度，对色谱系统进行评价与控制。

无论是定性鉴别还是定量分析，均要求待测峰与其他峰、内标峰或特定的杂质对照峰之间有较好的分离度。除另有规定外，待测组分与相邻共存物分离度应不小于 1.5。分离度 (R) 计算公式为：

$$R=\frac{2(t_{R_2}-t_{R_1})}{W_1+W_2} \quad 或 \quad R=\frac{2(t_{R_2}-t_{R_1})}{1.70(W_{1,h/2}+W_{2,h/2})} \tag{4-13}$$

式中　　　　　　t_{R_2}——相邻两峰中后一峰的保留时间；

　　　　　　　　t_{R_1}——相邻两峰中前一峰的保留时间；

W_1，W_2 及 $W_{1,h/2}$，$W_{2,h/2}$——相邻两组分的峰宽（图 4-12）。

除另有规定外，定量分析时分离度应不小于 1.5。

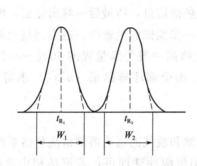

图 4-12　分离度的计算

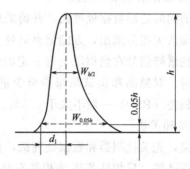

图 4-13　拖尾因子的计算

（3）重复性　用于评价连续进样中，色谱系统响应值的重复性能。通过连续进样，分别测定峰面积或校正因子来考察测定结果的精密度。采用外标法时，通常取各品种项下的对照溶液，连续进样 5 次，除另有规定外，其峰面积测量值的相对标准偏差应不大于 2.0%；采用外标法时，通常配制相当于 80%、100% 和 120% 的对照品溶液，加入规定量的内标溶液，配成 3 种不同浓度的溶液，分别至少进样 2 次，计算平均校正因子，其相对标准偏差也应不大于 2.0%。

（4）拖尾因子（T）　用于评价色谱峰的对称性。为保证分离效果和测量精度，应检查待测峰的拖尾因子（图 4-13）是否符合各品种项下的规定。

拖尾因子计算公式为：

$$T=\frac{W_{0.05h}}{2d_1} \tag{4-14}$$

式中，$W_{0.05h}$ 为 5% 峰高处的峰宽；d_1 为峰极大至峰前沿之间的距离（图 4-13）。

除另有规定外，峰高法定量时 T 应在 0.95～1.05 之间。

（二）操作方法

1. 泵的操作

① 用流动相冲洗滤器，再把滤器浸入流动相中，起动泵。

② 打开泵的排放阀，设置高流速或用冲洗键进行冲泵排气，观察出口处流动相呈连续液流后，将流速逐步回零或停止冲洗，关闭排放阀。

③ 将流速调节至分析用流速，对色谱柱进行平衡。初始平衡时间一般约 30min。如为梯度洗脱，应在程序器上设置梯度状态，用初始比例的流动相对色谱柱进行平衡。

2. 紫外检测器和色谱处理机的操作

① 开启检测器开关，选择光源（氘灯或钨灯），选择检定波长。

② 开启色谱处理机，设定处理方式，初步设定衰减、纸速、记录时间、最小峰面积等

参数。待基线稳定，各种参数符合要求后才能进行操作。

3. 进样操作

① 把进样器手柄放在载样位置。用供试溶液洗涤配套的微量注射器，再抽取适量供试品，如用定量环载样，则注射器抽取量应不少于定量环容积的 5 倍，用微量注射器定容进样时，进样量不得多于环体积的 50%。在排出气泡后把注射器的平头针直插至进样器的底部。

② 手柄转动至装载（Load）位置，注入供试溶液。

③ 把手柄转至进样位置，定量环内供试溶液即被流动相带入流路。

4. 色谱数据的收集和处理

注样的同时启动数据处理机，开始采集和处理色谱信息，待最后一峰出完后，继续走一段基线，确认无组分流出，方能结束记录。根据第一张预试的色谱图，适当调整上面设定的参数，使色谱峰信号在色谱图上有一定的强度，主峰高一般为满量程的 60%～80%，进行正式分析时，对照品和供试品每份至少进样两次，由全部注样结果（$n \geqslant 4$）求得平均值，相对标准偏差（RSD）一般不大于 1.5%。

5. 清洗和关机

分析完，先关检测器和数据处理机，再用经过滤和脱气的适当溶剂清洗色谱系统。正相柱一般用正己烷，反相柱若流动相是有机溶剂，用甲醇冲洗即可，若流动相中含酸或盐，则必须先用水、甲醇-水、甲醇依次冲洗，各种溶剂一般冲洗 15～30min。进样器也应用相应溶剂冲洗，使用进样阀所附专用冲洗接头冲洗。冲洗完，逐渐降低流速至零，关泵，关电源。

6. 填写使用记录

内容包括日期、样品、色谱柱、流动相、柱压、柱温、使用时间、仪器状态、使用人等。

五、注意事项

（一）流动相的使用

① 流动相要使用色谱纯，或以高效液相色谱为标准的溶剂。KCl、NaCl、NH_4Cl 等含卤素溶剂，对不锈钢材料有腐蚀作用，应尽量避免使用。非用不可时，分析完后，应立即用重蒸馏水把全流路冲洗干净。在以十八烷基键合硅胶为固定相的反相色谱系统中，流动相中有机溶剂的比例通常应不低于 5%。

② 流动相要严格脱气（有些仪器有在线脱气装置，可不必脱气），并经过滤（如用 $0.45\mu m$ 的膜或使用 6 号垂熔漏斗），流动相导入处的砂芯滤器要接好，防止颗粒状物导入系统。

③ 流动相中含缓冲溶液或酸、碱时，应注意 pH 值，一般控制在 2.5～7.5 范围内。缓冲溶液以及酸、碱溶剂勿在泵内长时间停留，以防止泵的密封环和垫片受到腐蚀而引起漏液。

④ 分析过程中应注意流动相的补充，避免贮液瓶内流动相排空。在更换流动相时应注意溶剂的互溶性。

⑤ 进样前的溶液应澄清，除另有规定外，供试品进样前须经微孔滤膜（$0.45\mu m$）滤过。

（二）色谱柱的安装和使用

① 安装色谱柱时，应注意方向。色谱柱上标签方向，即为流动相流动方向。

② 色谱柱与进样器及其出口端检测器之间应无死体积连接，以免试样扩散影响分离。

③ 进样前，色谱柱应用流动相充分平衡。

④ 新柱或被污染柱用适当溶剂冲洗时，应将其出口端与检测器脱开，避免污染。

⑤ 色谱柱在使用过程中最容易碰到的问题就是柱压升高，如果柱压是在长时间过程中慢慢升高，是正常现象，但柱压突然升高（系统管路堵塞除外）可能的原因有以下几点：

a. 柱头滤网污染；

b. 柱头填料污染；

c. 柱内缓冲液中的盐遇到高浓度的甲醇，开始在柱头结晶；

d. 流动相 pH 值过大或过小使二氧化硅溶解。

相对应的解决方法如下：

a. 可将柱头压帽螺丝卸下，将滤网放置在 30％ 左右的稀硝酸内，用超声波超声约 10min，再用纯水超声约 10min；

b. 用小匙挖出柱头被污染的填料，用相同的填料重新填入，修复；或用能溶解污染物的流动相，按色谱使用相反的方向冲洗色谱柱，将污染物冲出色谱柱，再按色谱柱上标明的方向使用；

c. 用水冲洗色谱柱，使柱内盐全部溶解冲出，再换高浓度甲醇；

d. 如果是 pH 值使用不当，很难恢复。

⑥ 各色谱柱的使用应予登记，应包括本次测试药品及柱中的保存溶剂。

（三）泵的保养

① 使用流动相尽量要清洁；

② 进液处的沙芯过滤头要经常清洗；

③ 流动相交换时要防止沉淀；

④ 避免泵内堵塞或有气泡。

（四）记录器和检测器的使用

① 发现记录基线波动或出现毛刺等现象，首先应检查检测器流通池中是否有气泡或污染，如不是流通池引起，可等氚灯稳定，同时检查仪器接地是否良好，必要时，换上新的氚灯。仪器稳定后方能进行操作。

② 当分析所用的流动相和色谱系统的保存溶剂不相同时，色谱柱的平衡需要一段时间，开始时检测器的灵敏度应放置在一个较低的量程，等基线平稳后，再将灵敏度调到所需要的量程。

六、原始记录

记录仪器型号、检测波长、色谱柱与柱温、流动相与流速、内标溶液、供试品与对照品的称量（平行试验各 2 份）和溶液的配制过程、进样量、测定数据、计算式与结果；并附色谱图。如标准中规定有系统适用性试验者，应记录该试验的数据（如理论板数、分离度、校正因子的相对标准偏差等）。

七、检验报告

在"标准规定"下，按质量标准的内容和格式书写；在"检验结果"下写出相应的实测数值，数值的有效位应与质量标准中的要求一致。

八、实例 高效液相色谱法测定复方丹参片中丹参酮ⅡA的含量

1. 检验依据

《中国药典》2010年版一部904页。

【含量测定】 丹参酮ⅡA 照高效液相色谱法（附录Ⅵ D）。

色谱条件与系统适用性试验 以十八烷基硅烷键合硅胶为填充剂；以甲醇-水（73∶27）为流动相；检测波长为270nm。理论板数按丹参酮ⅡA峰计算应不低于2000。

对照品溶液的制备 精密称取丹参酮ⅡA对照品适量，精密称定，置棕色量瓶中，加甲醇制成每1ml含40μg的溶液，即得。

供试品溶液的制备 取本品10片，糖衣片除去糖衣，精密称定，研细，取约1g，精密称定，置具塞棕色瓶中，精密加入甲醇25ml，密塞，称定重量，超声处理（功率250W，频率33kHz）15min，放冷，再称定重量，用甲醇补足减失的重量，摇匀，滤过，取续滤液，置棕色瓶中，即得。

测定法 分别精密吸取对照品溶液与供试品溶液各10μl，注入液相色谱仪，测定，即得。

本品每片含丹参以丹参酮ⅡA（$C_{19}H_{18}O_3$）计，不得少于0.20mg。

2. 操作步骤

① 流动相的配制：取色谱纯甲醇365ml和重蒸馏水135ml混合均匀，用0.45μm滤膜过滤，超声脱气30min。

② 对照品溶液的配制：精密称取丹参酮ⅡA对照品约2mg，置50ml棕色量瓶中，加甲醇至刻度，即得。

③ 供试品溶液的制备：取复方丹参片10片，用小刀仔细刮去外层糖衣，精密称定，置研钵中研细，精密称取细粉约1g，置具塞棕色瓶中，用25ml单标移液管量取甲醇25ml置具塞棕色瓶中，密塞，称定重量，置超声机中超声15min，取出棕色瓶放冷至室温，再称定重量，用甲醇补足减失的重量，摇匀，滤过，丢弃约5ml初滤液，取续滤液置棕色瓶中，用0.45μm滤膜过滤，超声脱气15min，即得。

④ 接通高效液相色谱仪的电源，用流动相冲洗滤器，再把滤器浸入流动相中，依次打开泵、检测器（选择氘灯）、工作站电源开关。

⑤ 打开泵的排放阀，设置流速为9.9ml/min，用流动相冲洗进行冲泵排气，待无气泡逸出后，将流速逐步回零，关闭排放阀。

⑥ 将流速调节到1.0ml/min，对色谱柱进行平衡约30min。

⑦ 打开工作站，输入参数：检测波长270nm、分析时间30min、分析供试品名称、批号、检验时间、对照品和供试品的取用量等。

⑧ 进样：把进样器手柄放在载样位置。用供试溶液洗涤配套的注射器，再抽取50μl供试液（在排出气泡后方能向进样器中注入供试溶液）。

⑨ 把注射器的平头针直插至进样器的底部，注入供试溶液。

⑩ 把手柄转至进样位置，定量环内供试溶液即被流动相带入流路。

⑪ 采集数据，计算，打印结果。

⑫ 测定结束后，用甲醇溶剂冲洗泵、进样器、柱和检测器。关各部件电源开关，并拔下各插头，作好使用登记。

3. 原始记录

产品检验原始记录

品名：复方丹参片　　　　　　　　　　　　　　　　　　　　编号：20100012

规　格	60 片/瓶	批　量	3000 瓶	收到日期	2010 年 8 月 4 日
批　号	A4050018	检品数量	1 盒	报告日期	2010 年 8 月 20 日
来　源	×××车间	检验项目	含量测定	检验依据	《中国药典》2010 年版—部 904 页

检验项目	检 验 记 录
含量测定	仪器及检测条件:LC10ATvp 高效液相色谱仪;检测波长 270nm;柱温 25℃;C$_{18}$柱;HA-180M 分析天平 流速 1.0ml/min;压力 20.8MPa;流动相为甲醇-水(73:27) 对照品: $\xrightarrow{\text{甲醇}}$ 50ml 量瓶 (1)　　0.00219　　　　　　　　　　(2)　　0.00238 　　　　−0.00000　　　　　　　　　　　　　−0.00000 　　　　　0.00219 g　　　　　　　　　　　　0.00238 g $c_{对1}=\dfrac{0.00219\times10^3}{50}=0.0438\text{mg/ml}$　　$c_{对2}=\dfrac{0.00238\times10^3}{50}=0.0476\text{mg/ml}$ 供试品溶液:依法操作 $\xrightarrow{\text{甲醇}}$ 25ml 棕色瓶　　平均片重:0.3033g/片 供 1:　　　　　　　　　供 2: 　　1.0076　　　　　　　　　1.0056 　−0.0000　　　　　　　　−0.0000 　　1.0076g　　　　　　　　1.0056g 供 1-1　1.2543mg/g　　　　供 2-1　1.2631mg/g 供 1-2　1.2456mg/g　　　　供 2-2　1.2558mg/g 平均:　1.2547mg/g　　　　含量:　1.2547×0.3033=0.38mg/片
结　论	以上项目符合规定

复核者:×××　　　　　　　　　　　　　　　　　检验者:×××

附色谱图:

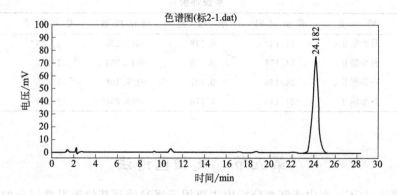

色谱图(标2-1.dat)

对照品的高效液相色谱图

分析结果

峰　名		保留时间	峰　高	峰 面 积	含量/(mg/g)
对照 1-1	丹参酮Ⅱ$_A$	24.165	62565.141	2592119.750	0.0000
对照 1-2	丹参酮Ⅱ$_A$	24.173	66005.406	2580940.750	0.0000
对照 2-1	丹参酮Ⅱ$_A$	24.165	74651.734	3006164.000	0.0000
对照 2-2	丹参酮Ⅱ$_A$	24.198	67308.375	2817658.500	0.0000

系统评价

	峰　名	保留时间	半峰宽	理论板数	拖尾因子	不对称度
对照 1-1	丹参酮ⅡA	24.165	0.608	8741.786	1.273	1.392
对照 1-2	丹参酮ⅡA	24.173	0.573	9848.464	1.229	1.312
对照 2-1	丹参酮ⅡA	24.165	0.587	9399.404	1.255	1.359
对照 2-2	丹参酮ⅡA	24.198	0.622	8393.934	1.207	1.303

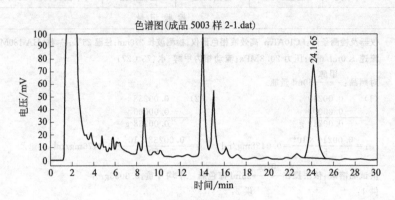

供试品的高效液相色谱图

分析结果

	峰　名	保留时间	峰　高	峰　面　积	含量/(mg/g)
供试品 1-1	丹参酮ⅡA	24.132	75606.352	2991089.000	1.2543
供试品 1-2	丹参酮ⅡA	24.173	73099.195	2970408.750	1.2456
供试品 2-1	丹参酮ⅡA	24.165	74651.734	3006164.000	1.2631
供试品 2-2	丹参酮ⅡA	24.148	75608.656	2988715.500	1.2558

系统评价

	峰　名	保留时间	半峰宽	理论板数	拖尾因子	不对称度
供试品 1-1	丹参酮ⅡA	24.132	0.578	9645.566	1.268	1.356
供试品 1-2	丹参酮ⅡA	24.173	0.598	9042.664	1.263	1.361
供试品 2-1	丹参酮ⅡA	24.165	0.587	9399.404	1.255	1.359
供试品 2-2	丹参酮ⅡA	24.148	0.578	9658.896	1.232	1.325

第五节　气相色谱法

　　气相色谱法（GC）在中药制剂分析中主要用于挥发油及其他挥发性组分的定性定量分析，还可用于中药及其制剂中含水量、含醇量的测定，但它要求被测的供试品在高温下必须能气化，且性质稳定。《中国药典》2010 年版一部气相色谱法用于鉴别有 27 个品种、用于含量测定的有 44 个品种，见表 4-8、表 4-9。

　　在用气相色谱法鉴别中药制剂中各成分时，采用供试品色谱中呈现与对照品保留时间相同的色谱峰。测定各成分含量时，大部分品种采用聚乙二醇-20M 为固定相，除十六味冬青丸、清咽丸和冠心苏合丸中土木香成分的含量测定用外标法计算供试品中的含量外，其余品种均采用内标法计算供试品中的含量。

表 4-8 GC 法测定含量的制剂品种

品　种	成　分	品　种	成　分
十六味冬青丸	丁香酚	马应龙麝香痔疮膏、牛黄上清胶囊、化痔栓、珍视明滴眼液、冰硼散、西瓜霜润喉片、保妇康栓、冠心苏合丸、清咽丸、麝香痔疮栓、骨痛灵酊、桂林西瓜霜、脑立清丸（胶囊）、烫伤油、通窍镇痛散、紫花烧伤软膏、熊胆痔灵栓、熊胆痔灵膏	冰片
十滴水	樟脑、桉油精		
十滴水软胶囊、麝香舒活搽剂	樟脑		
桂枝茯苓胶囊	丹皮酚	川贝枇杷糖浆、复方鲜竹沥液、治咳川贝枇杷露、疏痛安涂膜剂	薄荷脑
克伤痛搽剂	樟脑、丁香酚	麝香祛痛气雾剂、麝香祛痛搽剂	樟脑、薄荷脑、冰片
脑立清丸	龙脑、水杨酸甲酯		
活血止痛膏	樟脑、薄荷脑、冰片、水杨酸甲酯	冠心苏合丸	土木香内脂
祛伤消肿酊、消肿止痛酊	樟脑、薄荷脑	神香苏合丸、通窍镇痛散	丁香酚
满山红胶丸	槲牛儿酮	麝香风湿胶囊、片仔黄（胶囊）	麝香酮
麝香跌打风湿膏	水杨酸甲酯		

表 4-9 GC 法鉴别的制剂品种

品　种	成　分	品　种	成　分
十香返生丸、冰硼散	冰片	少林风湿跌打膏、安阳精制膏	薄荷脑、冰片、水杨酸甲酯
十滴水软胶囊	桉油精		
贝羚胶囊、安宫牛黄丸（散）、苏合香丸、紫雪、麝香保心丸	麝香酮	西瓜霜润喉片、红药贴膏	薄荷脑、冰片
		伤湿化痛膏、跌打镇痛膏、麝香跌打风湿膏	薄荷脑、冰片、水杨酸甲酯、冰片
正骨水	樟脑、薄荷脑	麝香祛痛气雾剂、麝香祛痛搽剂	樟脑、薄荷脑、冰片
桂枝茯苓胶囊	桂皮醛	清咽丸	薄荷脑
金银花露	芳樟醇	神香苏合丸	冰片、丁香酚
夏天无滴眼液	右旋龙脑	银翘解毒软胶囊	薄荷脑
霍香正气口服液	紫苏烯、紫苏配合醛	舒康贴膏	愈创木酚

一、基本原理

气相色谱法是以气体为流动相，待测混合组分汽化后，随流动相通过色谱柱，由于色谱柱中吸附剂或固定相对各组分的亲和力不同，各组分在色谱柱中的移动速度也不同，经过一段时间，各组分先后从色谱柱中流出，然后依次进入检测器，将各组分的浓度或质量转换成电信号，在记录器上记录下各组分的色谱峰，利用色谱峰的保留值进行定性分析，利用峰面积或峰高进行定量的方法。

二、气相色谱仪

国内外气相色谱仪的型号很多，性能各有不同，但它们的基本结构一般都由五部分组成，如图 4-14 所示。

（1）气路系统　包括气源、气体净化、气体流量装置和测量装置。

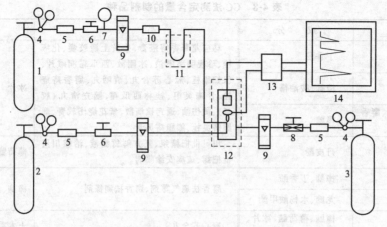

图 4-14　气相色谱仪

1—载气钢瓶（N₂）；2—氢气钢瓶；3—空气钢瓶；4—减压阀；5—干燥器；

6—稳压器；7—压力表；8—针形阀；9—转子流量计；10—进样器及气化室；

11—色谱柱（虚线表示恒温室）；12—氢火焰离子化检测器（虚线表示恒温室）；

13—微电流放大器；14—记录器

（2）进样系统　包括进样器、气化室。

（3）分离系统　包括色谱柱、柱箱和控温装置。

（4）检测系统　包括检测器和控温装置。

（5）数据处理系统　包括放大器、积分仪、记录仪或计算机工作站等。

在分析时，载气（常用氢气和氮气）由高压钢瓶供给，经减压阀减压后，进入载气净化器以除去载气中的水分，由稳压阀和稳流阀控制载气的压力和流量，待流量、温度和基线稳定后，即可进样。试样（多为液体）是用微量注射器吸取，由进样器注入，经气化室瞬间气化后，被载气携带进入色谱柱，试样中各组分按分配系数的大小顺序，依次被载气带出色谱柱，进入检测器（常用的有热导检测器，简称 TCD；氢火焰离子化检测器，简称 FID）。检测器将各组分的浓度变化转变成电信号，经放大器放大后，由记录器记录，得到色谱图（图 4-15）。

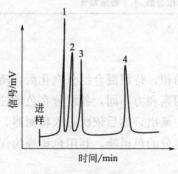

图 4-15　气相色谱图

三、对仪器的一般要求

（1）载气　气相色谱法的流动相为气体，称为载气，氦、氮和氢可用作载气。除另有规定外，常用的载气为氮气。

（2）进样部分　进样方式一般可采用溶液直接进样、自动进样或顶空进样。

溶液直接进样采用微量注射器、微量进样阀或有分流装置的气化室进样；采用溶液直接进样或自动进样时，进样口温度应高于柱温 $30\sim50℃$；进样量一般不超过数微升；柱径越细进样量应越少，采用毛细管柱时，一般应分流以免过载。

（3）色谱柱　色谱柱分为填充柱和毛细管柱两种。填充柱的材质为不锈钢或玻璃，内径为 $2\sim4mm$，柱长为 $2\sim4m$，内装吸附剂、高分子多孔小球或涂渍固定液的载体，粒径为 $0.25\sim0.18mm$、$0.18\sim0.15mm$ 或 $0.15\sim0.125mm$。常用载体用直经酸洗并硅烷化处理的硅藻土或高分子多孔小球；常用的固定液为甲基聚硅氧烷、聚乙二醇等。毛细管的材质为玻璃或石英，内壁或载体经涂渍或交联固定液，内径一般为 $0.25mm$、$0.32mm$ 或 $0.53mm$，柱长 $5\sim60m$，固定液膜厚 $0.1\sim0.5\mu m$。

新填充柱和毛细管柱在使用前需老化处理，以除去残留溶剂及易流失的物质，色谱柱如长期未用，使用前应老化处理，使基线稳定。

（4）柱温箱　由于柱温箱温度的波动会影响色谱分析结果的重现性，因此柱温箱控温精度应在 $\pm1℃$，且温度波动小于每小时 $0.1℃$ 温度控制系统分为恒温和程序升温两种。

（5）检测器　适用气相色谱法的检测器有火焰离子化检测器（FID）、热导检测器（TCD）、氮磷检测器（NPD）、火焰光度检测器（FPD）、电子捕获检测器（ECD）、质谱检测器（MS）等。除另有规定外，一般用火焰离子化检测器，用氢气作为燃气，空气作为助燃气。在使用火焰离子化检测器时，检测温度一般高于柱温，并不得低于 $150℃$，以免水气凝结，通常为 $250\sim350℃$。

（6）数据处理系统　各品种项下规定的色谱条件，除检测器种类、固定液品种及特殊指定的色谱柱材料不得改变外，其余如色谱柱内径、长度、载体牌号、粒度、固定液涂布浓度、载气流速、柱温、进样量、检测器的灵敏度等，均可适当改变，以适应具体品种并符合系统适用性试验的要求。一般色谱图约于 $30min$ 内记录完毕。

四、系统适用性试验

除另有规定外，同高效液相色谱法项下规定。

五、操作方法

（1）使用前的准备

① 在正常操作条件下，用试漏液检查气源至仪器中气体通过的所有接头，应无泄漏。检查方法可用肥皂水或十二烷基磺酸钠水溶液等分段检漏并排除故障。需要说明的是，开机前不必每次都需检查，一次检查后只要不搬动，不重新安装，就无需再检查。在以后的使用过程中，更换气化室橡胶垫或色谱柱时，只要对气路松动部分检漏即可。

② 检查仪器的各调节旋钮、按键、开关、指示灯工作是否正常。

（2）开载气　开载气钢瓶减压阀，调节输出压力为 $3\sim4kgf/cm^2$（$294.20\sim392.27kPa$）；开仪器稳压阀，并调至所需的流速。

（3）温度调节　打开仪器总电源，依次设定气化器、柱箱和检测器温度。开始加热。

（4）开氢气、空气　待各部分温度恒定后，开氢气钢瓶总阀，空气钢瓶总阀，调节氢气、空气至所需的流速。空气约 $400\sim800ml/min$，氢气为 $40\sim80ml/min$。一般情况下氮气：氢气：空气 $=1:(1\sim1.5):10$。

（5）点火　按下点火按钮，应有"卟"的点火声，用玻璃片置火焰离子化检测器气体出口处，检视玻璃片上应有水雾，表示已点着火，同时记录器应有响应。

（6）进样　调节仪器的放大器灵敏度等，稳定基线后，即可进样分析。

（7）供试品的测定

① 仪器系统的适用性试验（方法同高效液相色谱法）应符合各品种项下的规定。

② 精密称取供试品和对照品各 2 份，按各品种项下的规定方法，准确配制供试品溶液和对照品溶液，按规定用内标法或外标法进行测定。

③ 每份校正因子测定溶液（或对照品溶液）各进样 2 次，2 份共 4 个校正因子响应值的平均标准偏差不得大于 2.0%。

（8）结束工作　供试品分析完成后，待各组分均流出后，可关断各加热电源开关，同时关氢气、空气，待检测器及柱箱降温至约 150℃以下，关载气。

（9）填写使用记录。

六、注意事项

① 仪器应在规定的环境条件下工作，操作应按规定进行。

② 安装色谱柱时，首先要取下盲堵，分清入口端及出口端，装于仪器上，拧紧固定螺母，但也勿过紧，以不漏气为度。若有换下色谱柱，应堵上盲堵保存。

③ 色谱柱长期使用后，如发现保留时间缩短，分辨率显著下降或峰形变宽时，应更换新柱。

④ 使用任何一种检测器，启动仪器前应先通载气。

⑤ 钢瓶压力过低时［如低于 15kgf/cm² (1.47MPa)］应停止使用，以免造成压力不稳及纯度下降。

⑥ 主机与记录仪等要接地良好。

⑦ 记录仪使用时，如记录笔走动时，不要改变衰减，以免线路过载。

⑧ 供试品测定前，应做系统适用性试验，要符合各品种项下的要求。

⑨ 初次测定一个品种时，可先经预试验以确定仪器参数，根据预试验情况，可适当调节柱温、载气流速、进样量等，使色谱峰的保留时间、分离度、峰面积或峰高的测量能符合要求。

⑩ 对于带有自动点火功能的仪器来说，有时工作站已显示点火成功，但是实际没有点火，所以每次试验都应该用玻璃片进行检视，以确保点火成功。

⑪ 用微量注射器手动进样时，注射速度要快，注射速度慢时会使供试品的汽化过程变长，导致供试品进入色谱柱的初始谱带变宽。正确的注射方法应当是：取样后，一手持注射器，并用食指放在针芯的末端（防止汽化室的高气压将针芯吹出）；另一只手保护针尖（防止插入隔垫时弯曲），先小心地将注射针头穿过隔垫，随即以最快的速度将注射器插到底，与此同时迅速将供试品注射入汽化室（注意不要使针芯弯曲），然后快速拔除注射器。注射供试品所用时间及注射器在汽化室中停留的时间越短越好，且每次注射的过程越重现越好。

⑫ 避免供试品之间的相互干扰　取供试之前先用供试品溶剂洗针至少 3 次（抽满针管的 2/3，再排出），再用要分析的供试品溶液洗针至少 3 次，然后取样（多次上下抽动），这样基本上可以消除供试品之间的相互干扰（记忆效应）。

⑬ 汽化室（进样口）温度一般应高于柱温 30～50℃；检测室的温度一般高于柱温 30℃ 或等于汽化室温度。

七、原始记录

仪器型号、检测器及其灵敏度、色谱柱长与内径、柱填料与固定相、载气和流速、柱温、进样口与检测器的温度、内标溶液、供试品的预处理、供试品与对照品的称量（平行试验各 2 份）和配制过程、进样量、测定数据、计算式与结果，并附色谱图。标准中如规定有系统适用性试验者，应记录该试验的数据（如理论板数、分离度、校正因子的相对标准偏差等）。

计算方法如下。

（1）内标法 校正因子

$$f = \frac{A_内 c_对}{A_对 c_内} \tag{4-15}$$

式中 $A_内$——内标物质的峰面积（或峰高）；

$A_对$——对照品的峰面积（或峰高）；

$c_内$——内标物质的浓度；

$c_对$——对照品的浓度。

$$c_供 = f \frac{A_供 c_{供内}}{A_{供内}} \tag{4-16}$$

式中 $c_供$——供试品中待测组分的浓度；

$A_供$——供试品的峰面积（或峰高）；

$c_{供内}$——供试品中内标物质的浓度；

$A_{供内}$——供试品中内标物质的峰面积（或峰高）。

（2）外标法 计算方法同高效液相色谱法。

八、检验报告

在"标准规定"下，按质量标准的内容和格式书写；在"检验结果"下写出相应的实测数值，数值的有效位应与质量标准中的要求一致。

九、实例 用气相色谱法测定白花油中薄荷脑和水杨酸甲酯的含量

1. 检验依据

《卫生部药品标准中药成方制剂》第 13 册 61 页。

【含量测定】 照气相色谱法（《中国药典》2010 年版一部附录Ⅵ E）测定。

色谱柱为 PEG-20M 毛细管柱 30m×0.25mm×0.25μm，程序升温，起始温度 80℃，每分钟升 8℃，终止温度 185℃，检测器温度 300℃，进样口温度 250℃。分流比 50∶1。理论板数按薄荷脑峰计算，应不低于 10000，各峰间的分离度应大于 1.5。

校正因子测定 取萘适量，精密称定，加无水乙醇溶解并稀释。配成每 1ml 含 20mg 的溶液，摇匀，作为内标溶液。另取薄荷脑对照品与水杨酸甲酯对照品各 30mg，精密称定。置 10ml 量瓶中，精密加入内标溶液 2ml，用无水乙醇溶解并稀释至刻度，摇匀。取 1μl 注入气相色谱仪测定，计算校正因子。

测定法 取本品约 110mg，精密称定，置 10ml 量瓶中，精密加入内标溶液 2ml，用无水乙醇溶解并稀释至刻度，摇匀，取 1μl 注入气相色谱仪，测定，即得。

本品含薄荷脑（$C_{10}H_{20}O$）应为 24.3%～29.7%（g/g）。

本品含水杨酸甲酯（$C_8H_8O_3$）应为 33.3%～40.7%（g/g）。

2. 操作步骤

（1）内标物质的配制 精密称取萘 201.0mg 置 10ml 量瓶中，加无水乙醇至刻度，摇匀作为内标物质。

（2）对照品溶液的配制 精密称取薄荷脑对照品 30.6mg 和 29.8mg、水杨酸甲酯对照品 30.1mg 和 30.5mg 分别置 10ml 量瓶中，用 2.00ml 单标移液管各加内标物质萘溶液 2ml，加无水乙醇至刻度，摇匀作为对照品溶液。

（3）供试品溶液的配制 精密称取供试品 110.4mg 和 109.8mg 分别置 10ml 量瓶中，用 2.00ml 单标移液管各加内标物质萘溶液 2ml，加无水乙醇至刻度，摇匀作为供试品溶液。

（4）开载气 开启载气氮钢瓶总阀，调节减压阀至瓶阀的次级压力为 700～800kPa；然后调节仪器的氮气总压力调节阀，使主压力表（PRIMARY）显示 600kPa，并调节载气流量控制阀至所需的载气流量 50ml/min。

（5）设定温度 柱温采用程序升温，起始温度 80℃，每分钟升 8℃，终止温度 185℃；检测器温度为 300℃，进样口温度为 250℃。

（6）温度监测 开启气相色谱仪电源开关，并通过温度读出（TEMP READOUT）监控各部件的温度情况，并证实温度已稳定于预设值。

（7）开氢气、空气 先后开启空气压力控制旋钮调节空气压力 0.5kgf/cm²（49.033kPa）及氢气压力 0.5kgf/cm²（49.033kPa）。

（8）点火 用点火器在火焰离子化检测器（FID）顶部点火，用玻璃片置 FID 气体出口处，检视玻璃片上应有水雾，表示已点着火，让仪器预热约 1h。

（9）参数设定 开启 C-R6A 数据处理机电源开关；通过数据处理和键盘的操作检查色谱零点，移动记录笔至原点，设定有关参数，并列参数值。

（10）校正因子测定 用定量微量注射器取 1μl 对照品溶液快速注入，按下 START 键，数据处理和开始记录色谱图，在分析完后，按 STOP 键，数据处理机停止色谱记录，打印结果并计算校正因子、理论板数和分离度。

（11）供试品测定 用定量微量注射器取 1μl 供试品溶液快速注入，按下 START 键，数据处理和开始记录色谱图，在分析完后，按 STOP 键，数据处理机停止色谱记录，并按面积归一化法打印出计算结果。

（12）关机 检验结束后，关闭数据处理机电源；关氢钢瓶总阀；设定初始温度至 20℃，按 RESET，打开柱室门；设定 INJ/DET 温度至 0℃；在确认 INJ/DET 及 COL 的温度降至 100～150℃后关主机电源；关闭空气、氮气及氢气气流（把各种气体钢瓶的阀门及仪器中各气路的旋钮处于关闭位置）。

（13）填写使用记录。

3. 原始记录

产品检验原始记录

品名：白花油　　　　　　　　　　　　　　　　　　　　　　　编号：20100012

规　格	5ml/瓶	批　　量	100000 瓶	收到日期	2010 年 8 月 4 日
批　号	A4050018	检品数量	5 瓶	报告日期	2010 年 8 月 20 日
来　源	×××车间	检验项目	含量测定	检验依据	《卫生部药品标准中药成方制剂》第 13 册 61 页

检验项目	检　验　记　录
乙 醇 量	仪器型号：GC-A　天平型号：ABS-204 内标物：萘 200.1mg→10ml 量瓶中→20.01mg/ml 1. 取样记录　起始称量值：0.0000g 取样名称　　　　　取样量/g　　　　　浓度/(mg/ml) 薄荷脑对照品　　　(1) 0.0306　　　0.0306×1000/10 = 3.06 　　　　　　　　　(2) 0.0298　　　0.0298×1000/10 = 2.98 水杨酸甲酯对照品　(1) 0.0301　　　0.0301×1000/10 = 3.01 　　　　　　　　　(2) 0.0305　　　0.0305×1000/10 = 3.05 供试品　　　　　　(1) 0.1104　　　0.1104×1000/10 = 11.04 　　　　　　　　　(2) 0.1098　　　0.1098×1000/10 = 10.98 2. 色谱条件 载体：PEG-20M 毛细管柱　柱温：程序升温,起始 80℃,终止 185℃ 空气压力：0.5kgf/cm²(49.033kPa)　氢气压力：0.5kgf/cm²(49.033kPa)　载气流量：50ml/min 进样口温度：250℃　检测温度：300℃ 理论板数：按薄荷脑峰计为 607166;按水杨酸甲酯峰计为 883816 3. 校正因子计算 $f_1 = \dfrac{A_内\, c_对}{A_对\, c_内} = \dfrac{1776.81055}{1064.32910} \times \dfrac{3.06}{4.00} = 1.277$　　$f_2 = \dfrac{1762.67932}{1057.60168} \times \dfrac{3.06}{4.00} = 1.275$ $f_3 = \dfrac{1755.81677}{1025.62769} \times \dfrac{2.98}{4.00} = 1.275$　$f_4 = \dfrac{1766.24646}{1030.53027} \times \dfrac{2.98}{4.00} = 1.277$　平均：1.276 RSD=0.09% 薄荷脑的含量：27.30%,27.36%,27.38%,27.49%　平均：27.4%(g/g) 水杨酸甲酯的含量：37.25%,37.24%,37.44%,37.48%　平均：37.4%(g/g)
结　　论	以上项目符合规定

复核者：×××　　　　　　　　　　　　检验者：×××

附色谱图：

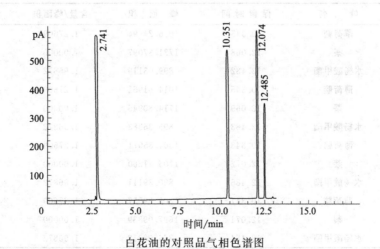

白花油的对照品气相色谱图

分析结果

	峰名	保留时间	峰面积	含量/峰面积	含量/(mg/ml)
对 1-1	薄荷脑	10.351	1064.32910	1.27711	3.06000
	萘	12.074	1776.81055	1.00000	4.00000
	水杨酸甲酯	12.485	679.51385	1.96766	3.01000
对 1-2	薄荷脑	10.347	1057.60168	1.27606	3.06252
	萘	12.071	1762.67932	1.00000	4.00000
	水杨酸甲酯	12.481	674.40161	1.96723	3.01065
对 2-1	薄荷脑	10.349	1025.62769	1.27584	2.98104
	萘	12.073	1755.81677	1.00000	4.00000
	水杨酸甲酯	12.484	678.54529	1.96920	3.04404
对 2-2	薄荷脑	10.345	1030.53027	1.27609	2.97819
	萘	12.069	1766.24646	1.00000	4.00000
	水杨酸甲酯	12.480	684.59644	1.96871	3.05228

附色谱图：

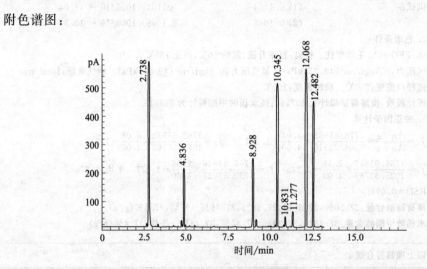

供试品气相色谱图

分析结果

	峰名	保留时间	峰面积	含量/峰面积	含量/(mg/ml)
供 1-1	薄荷脑	10.345	1016.24994	1.27609	27.296028
	萘	12.068	1721.37097	1.00000	36.231884
	水杨酸甲酯	12.482	899.03119	1.96872	37.254104
供 1-2	薄荷脑	10.345	1014.61951	1.27609	27.356513
	萘	12.069	1714.80945	1.00000	36.231884
	水杨酸甲酯	12.483	895.36383	1.96872	37.244103
供 2-1	薄荷脑	10.348	1004.35071	1.27609	27.377643
	萘	12.072	1705.41260	1.00000	36.429872
	水杨酸甲酯	12.486	890.39111	1.96872	37.444835
供 2-2	薄荷脑	10.347	1003.39557	1.27609	27.485604
	萘	12.071	1697.09839	1.00000	36.429872
	水杨酸甲酯	12.484	886.98212	1.96872	37.484215

习 题

一、填空题

1. 紫外-可见分光光度计在可见光区用_____灯为光源，使用_____吸收池；紫外光区用_____灯为光源，使用_____吸收池。

2. 气相常用的载气是用_____，常用的检测器是_____系列。

3. 气相色谱仪一般由_____、_____、_____、_____、_____五大系统组成。

4. 高效液相色谱仪一般由_____、_____、_____、_____、_____五大系统组成。

5. 在高效液相色谱中，常用的检测器是_____。

6. 紫外-可见分光光度法定量时通常选择被测成分的_____为测定波长，供试液的吸光度读数应控制在_____之间。

7. 紫外-可见分光光度法中有_____、_____和_____三种方法计算供试品中的含量。

8. 薄层色谱扫描定量时，标准曲线不过原点，在薄层板上至少需点_____的对照品溶液，以进行定量的方法是_____。

9. 薄层吸收扫描法适用于_____的化合物，以_____为光源；而薄层荧光扫描法适用于_____或_____的物质，以_____为光源。

10. 薄层色谱法定量时，为克服薄层板间差异，常采用_____。

11. 在中药制剂分析中，气相色谱法主要用于测定含_____及_____的含量，为了克服进样误差，其定量方法常采用_____。

12. 用高效液相色谱法测定中药制剂含量时，常采用_____的色谱柱，_____检测器，用_____计算供试品的含量。

13. 用高效液相色谱法测定中药制剂含量时，大多采用_____洗脱。

二、单选题

1. _____为紫外区，_____为可见光区。

A 200~400nm B 100~300nm C 600~900nm D 400~800nm

2. 薄层色谱法中点样时，供试品与对照品的点样斑点直径一般要求为_____。

A 1~3mm B 大于3mm C 3~5mm D 小于1mm
E 无要求

3. 在薄层色谱中，线性扫描适于_____；锯齿扫描适于_____。

A 形状不规则、浓度分布不均匀的斑点 B 形状规则的圆形或条形斑点

4. 运用紫外-可见分光光度法对中药制剂进行定量分析，根据下列的说法选择：
该法要求供试品溶液与对照品溶液的浓度相近，且在标准曲线的线性范围内。_____
该法可根据朗伯-比尔定律直接计算待测组分的含量。_____
该法适用于批量供试品的测定，在固定的仪器和方法的条件，绘制的标准曲线可使用多次。_____

A 标准曲线法 B 对照品比较法 C 吸收系数法

5. 用紫外分光光度计测试供试品溶液的浓度，除已有注明外，其吸光度以在_____

的误差最小。

    A 0.1~0.9 之间   B 0.2~0.8 之间

    C 0.3~0.7 之间   D 0.4~0.6 之间

6. 气相色谱法最常用的定量方法是_____。

    A 外标法   B 内标法   C 标准曲线法   D 校正因子法

7. 高效液相色谱法定性指标是_____。

    A 峰面积   B 半高峰宽   C 峰高   D 保留时间

8. 在用高效液相色谱法测定中药制剂中含量时，常用的检测器是_____。

    A 紫外检测器   B 氢火焰离子化检测器

    C 蒸发光散射检测器   D 热导检测器

9. 在中药制剂含量测定时，应用的方法最多的是_____。

    A 化学分析法   B 紫外-可见分光光度法

    C 高效液相色谱法   D 气相色谱法

10. 高效液相色谱法进样时，应进不少于定量环容积的_____。

    A 1 倍   B 2 倍   C 3 倍   D 4 倍

    E 5 倍

11. 气相色谱法定性指标是_____。

    A 峰面积   B 半高峰宽   C 峰高   D 保留值

12. 气相色谱法进样时，其进样速度_____。

    A 快   B 慢   C 一般   D 无要求

三、多选题（选两个或两个以上答案）

1. 与吸收系数（$E_{1cm}^{1\%}$）有关的因素是_____。

    A 测定波长   B 溶液浓度   C 吸收池的厚度   D 测定温度

2. 影响薄层色谱法结果准确的主要原因是_____。

    A 薄层板的质量   B 点样操作   C 对照品溶液与供试品溶液在同一块薄层板上

    D 显色   E 输入的扫描参数是否合理

3. 薄层色谱法的扫描方式有_____。

    A 线性扫描   B 斜线扫描   C 锯齿扫描   D 平面扫描

4. 薄层色谱法定量时，为克服薄层板间和薄层板厚度不均匀而带来的影响，常采用_____。

    A 外标两点法   B 交叉点样   C 调整点样量

    D 供试品溶液和对照品溶液分别在两块薄层板上点样

5. 气相色谱法适宜测定_____的供试品。

    A 含有挥发性成分   B 不含有挥发性成分

    C 水   D 乙醇

6. 在用紫外-可见分光光度法测定某有色物质的浓度时，下列操作中错误的是_____。

    A 比色皿外壁有水珠   B 待测溶液装到吸收池的 4/5 高度处

    C 光度计没有调零   D 将吸收池毛面置于光路中

7. 在高效液相色谱法中，与被测成分含量成正比的是_____。

    A 峰面积   B 半高峰宽   C 峰高   D 保留时间

8. 气相色谱法常用载气为_____。

A 氢气　　　　　B 氮气　　　　　C 空气　　　　　D 氧气

9. 用高效液相色谱法和气相色谱法测定含量时，对仪器进行系统适用性试验的内容包括_____。

A 最小理论板数　　B 分离度　　　　C 重复性　　　　D 拖尾因子

E 准确度

10. 在高效液相色谱法中，流动相应_____。

A 使用色谱纯　　　B 使用分析纯　　C 垂熔漏斗过滤　　D 滤纸过滤

E 脱气

11. 用薄层扫描法测定中药制剂含量时，对实验条件进行系统适用性实验包括_____。

A 检测灵敏度　　　B 分离度　　　　C 重复性　　　　D 精密度

E 准确度

12. 高效液相色谱法测定中药制剂含量，其供试品需_____。

A 预处理　　　　　B 过滤　　　　　C 脱气　　　　　D 平等配制两份

13. 高效液相色谱法定量指标是_____。

A 峰面积　　　　　B 半高峰宽　　　C 峰高　　　　　D 保留时间

14. 气相色谱法定量指标是_____。

A 峰面积　　　　　B 半高峰宽　　　C 峰高　　　　　D 保留值

四、是非题

1. 薄层色谱法定量时，要使分析结果准确，只需对照品溶液与供试品溶液中相应的主斑点分离度达到要求，与点样量无关。

2. 薄层色谱法定量时，标准曲线通过原点，在薄层板上只需点一种浓度的标准溶液，以进行定量。

3. 高效液相色谱仪的主要组成部分有高压输液系统、进样系统、分离系统和检测系统。

4. 吸收池配对测试，其透光率相差在 0.5% 以下可配对使用。

5. 在紫外-可见分光光度法中，空白溶液或参比溶液为蒸馏水。

6. 在紫外-可见分光光度法中，吸收池装待测溶液以吸收池体积的 2/3 或 4/5 为好。

7. 对一般色谱分析而言，汽化室温度应等于柱温。

8. 对一般色谱分析而言，检测室温度常高于柱温30℃左右或等于汽化室（进样口）温度。

9. 在紫外光区测定吸光度应采用石英吸收池，是因为石英对紫外无吸收作用。

10. 紫外-可见分光光度法测定中药制剂含量时，要求吸光度在 0.3~0.7 之间，因为在此范围内该方法的灵敏度高。

11. UV 中选择最大吸收波长为含量测定波长，是为了提高测定方法的准确性。

12. 紫外-可见分光光度法中参比溶液的作用是用来消除溶液中的共存组分和溶剂对光吸收所引入的误差。

13. 薄层色谱法定量显色时，在斑点处要多喷些显色剂，使斑点显色清晰，便于定量扫描。

14. 用薄层色谱扫描时，光路的狭缝要小于斑点的宽度，降低扫描时的误差。

15. 薄层色谱扫描时，扫描终点一定要设在扫完被测斑点即下一个峰的起点处。

16. 气相色谱仪点火时，只要听到"卟"的点火声，表示点火成功。

17. 用 GC 法和 HPLC 法，进样的注射器要先用供试品溶剂至少洗三次，再用待测供试品溶液至少洗三次。

五、简答题

1. 薄层色谱法定量的影响因素有哪些？

2. 紫外-可见分光光度法的原始记录应记录哪些内容？

3. 简述色谱法（GC 或 HPLC）定量时系统适用性试验的各项要求。

4. 薄层色谱法定量时均采用标准溶液与供试品溶液交叉点在同一块薄层板上，为什么？

5. 气相色谱法的原始记录应记录哪些内容？

6. 高效液相色谱法的原始记录应记录哪些内容？

7. 薄层色谱法的原始记录应记录哪些内容？

8. 简述高效液相色谱仪泵的操作。

9. 薄层色谱法中，透射法和反射法测量有什么不同？用双波长、双光束薄层色谱法测定感冒退热颗粒剂中连翘酚的含量，测定波长如下：$\lambda_S=440nm$；$\lambda_R=700nm$，请问测定时应用哪种灯作光源？可用哪种测量方式？

六、计算题

1. 麻黄碱片 15 片（每片含盐酸麻黄碱 30mg），精密称定（得平均片重为 0.0412g），研细，称出 0.2467g 试样，置于锥形瓶中，加蒸馏水 15ml，振摇，使盐酸麻黄碱溶解。加溴酚蓝指示剂 2 滴，滴加醋酸使溶液由紫色变为黄绿色，再加溴酚蓝指示剂 10 滴与糊精（1→50）5ml，用 0.1040mol/L 的 $AgNO_3$ 溶液滴定至 AgCl 沉淀的乳浊液呈灰紫色即达终点，用去 6.79ml。每 1ml 的 $AgNO_3$ 滴定液（0.1000mol/L）相当于 20.17mg 的盐酸麻黄碱。计算每片试样中实际含盐酸麻黄碱的重量及其占每片标示量的百分数。

2. 六味地黄颗粒中牡丹皮的含量测定

精密称取六味地黄颗粒 2.0231g，用水蒸气蒸馏，收集馏出液约 450ml，置 500ml 量瓶中，加水稀释至刻度。在 274nm 波长处测定吸光度为 0.491，按丹皮酚（$C_9H_{10}O_3$）的吸收系数（$E_{1cm}^{1\%}$）为 862 计算丹皮酚含量并判定（平均装量为 4.9982g）。

标准：每袋含牡丹皮按丹皮酚（$C_9H_{10}O_3$）计，不得少于 6.0mg。

3. 用薄层色谱法测定某药物的含量，标准曲线为一通过原点的直线。用对照品溶液 16.00mg/ml 点样 3 次，点样量各为 $1\mu l$，展开后的峰面积分别为 $A_1=65720$，$A_2=65273$，$A_3=65876$，供试品溶液点样量为 $1\mu l$，峰面积 $A_x=87632$，求供试品的含量（mg/ml）。

4. 用薄层色谱法测定某药物的含量，用外标两点法，得下列一组数据：

	取用量/mg	溶解体积/ml	点样量	峰面积（分别为）
对照品 1	2.206	10	$1\mu l$	2891、2826、2983、2708
对照品 2	2.206	10	$4\mu l$	9350、9054、8969、9085
供试品	1052.390	25	$2\mu l$	8032、8974、8367、8409、8741

计算供试品中的含量（mg/s）和相对标准偏差。

5. 用气相色谱法测定某药品中冰片的含量，进行系统适用性试验时，对照品冰片的浓度为 $400\mu g/ml$，内标物樟脑的浓度为 $200\mu g/ml$，进样量为 $5\mu l$，从色谱图上计算出对照品的保留时间为 8.60，峰宽 2.0，半峰宽 0.8，峰面积 34；内标物的保留时间为 5.90，峰宽 1.0，峰面积 34.5，求色谱柱的理论板数、分离度和对照品的校正因子各为多少。

第五章　液体剂型的分析

本节的液体中药制剂只包括合剂、糖浆剂、酒剂和酊剂。

糖浆剂系指含有饮片提取物的浓蔗糖水溶液。有时糖浆剂中还加有一定量的防腐剂。

合剂系指饮片用水或其他溶剂，采用适宜方法提取制成的口服液体制剂（单剂量灌装者也可称"口服液"）。为了便于长期保存，合剂中常常加有防腐剂，而口服液通常在半无菌或无菌条件下生产，并密封于安瓿中。

酒剂系指饮片用蒸馏酒提取制成的澄清液体制剂。生产内服酒剂应以谷类酒为原料，有时为了改善口服酒剂的口感，常在这类酒剂中加入适量糖或蜂蜜。

酊剂系指饮片用规定浓度的乙醇提取或溶解而制成的澄清液体制剂，亦可用流浸膏稀释制成。

第一节　一般质量要求

一、性状

糖浆剂除另有规定外应澄清。在贮藏期间不得有发霉、酸败、产生气体或其他变质现象，允许有少量轻摇易散的沉淀。

合剂除另有规定外应澄清。在贮存期间不得有发霉、酸败、异物、变色、产生气体或其他变质现象，允许有少量轻摇易散的沉淀。

酊剂、酒剂含有较高浓度的乙醇，不易发酵、酸败。酒剂在贮藏期间允许有少量轻摇易散的沉淀。酊剂久置产生沉淀时，在乙醇和有效成分含量符合各该品种项下规定的情况下，可滤过除去沉淀。

二、含糖量

糖浆剂的含糖量对其质量的稳定性有影响，含糖量过高，在贮存中容易析出糖的结晶。含糖量过低，则容易发酵、长霉，因此，控制糖浆剂的含糖量是保证制剂质量的重要环节。除另有规定外，含蔗糖量不低于45%（g/ml）。而合剂若加蔗糖作为附加剂，除另有规定外，其含蔗糖量不高于20%（g/ml）。

三、pH 值

pH 值与防腐剂的抑菌能力关系密切，而糖浆剂和合剂中均加有防腐剂，并且 pH 值还与液体制剂的稳定性有关。因此，一般对糖浆剂和合剂的 pH 值作出明确规定，如藿香正气口服液的 pH 值为 4.5～6.5。小儿百部止咳糖浆的 pH 值为 4.0～5.0。

四、相对密度、总固体

由于相对密度、总固体与制剂中的可溶性物质的总量有关，这些指标在一定程度上可以反映其内在质量，因此，糖浆剂和合剂一般应制定相对密度检查项目。如川贝枇杷糖浆的相对密度不低于 1.13，藿香正气口服液的相对密度不低于 1.01。酒剂一般应规定总固体的含量。如十滴水中总固体量不得少于 1.2%，冯了性风湿跌打药酒中总固体量不得少于 1.2%。

五、装量

单剂量灌装的糖浆剂和合剂应做装量检查。

（1）仪器与用具　相应规格经校正过的量筒。

（2）操作方法　取供试品 5 支，将内容物分别倒入经校正干燥的量入式量筒内，尽量倾尽，在室温下检视，每支装量与标示装量相比较。

（3）注意事项

① 开启瓶盖时，应注意避免损失。

② 所用的量筒必须洁净，干燥并经定期校正；其最大刻度值应与供试品的标示装量一致。

（4）原始记录　记录室温、标示装量、仪器及其规格、每个容器内容物读数（ml），并求算每个容器装量和平均装量。

（5）检验报告　在标准规定项下写明每支装量与标示装量相比较，少于标示装量的不得多于 1 支，并不得少于标示装量的 95%。检查结果项下写明符合规定或不符合规定。

多剂量灌装的糖浆剂和合剂及酒剂、酊剂照最低装量检查法（《中国药典》2005 年版一部附录Ⅻ C）检查，应符合规定。

六、乙醇量

由于不同浓度的乙醇对药材中各种化学成分的溶解能力不同，因此制剂中乙醇含量的多少对制剂中有效成分或指标性成分的含量、所含杂质的成分以及制剂的稳定性等都有影响，因此，《中国药典》2005 年版一部附录中规定酒剂、酊剂均应检查乙醇量。如正骨水含乙醇量应为 56%～66%，冯了性风湿跌打药酒含乙醇量应为 35%～45%，颠茄酊含乙醇量应为 60%～70%。

七、甲醇量

甲醇是一种无色易挥发液体，可经呼吸道、消化道及皮肤进入人体，引起人体中毒。一般服用 7～8ml 就可引起双目失明，30～100ml 可至死亡。由于甲醇的沸点比乙醇低，极易混入蒸馏酒，而酒剂是用蒸馏酒提取药材制成制剂。因此为了保障中药饮片的使用安全，《中国药典》2010 年版一部附录中规定酒剂应检查甲醇量，除另有规定，含甲醇量不得过 0.05%（体积分数）。

第二节　分析的特点

一、糖浆剂和合剂

糖浆剂因含有较多的蔗糖，溶液较为黏稠，往往给工作带来许多困难，在分析前常需分离、净化处理。而合剂是汤剂的改进剂型，属于水性液体制剂。因其含杂质量较大，且有一定的黏度，直接分析多有困难，大多在分析前也需净化分离后方能进行。最常用的方法是溶剂萃取法。根据指标成分的性质，选择合适的溶剂直接萃取。如儿康宁糖浆中麦冬药材的薄层色谱鉴别，用正丁醇萃取供试品；小儿热速清口服液中大黄药材的薄层色谱鉴别，用乙醚萃取供试品；也有在供试品提取后，再用 D101 型大孔吸附树脂柱或中性氧化铝柱进行分离。如川贝枇杷糖浆中枇杷叶、益气养血口服液中黄芪甲苷成分和小儿腹泻宁糖浆中党参药材的薄层鉴别。也可将药液加酸、碱或调至不同的 pH 值，再用合适的溶剂萃取，以利于酸、碱成分的提出。如急支糖浆供试品处理，是将糖浆用稀盐酸调节 pH 值至 2～3，再用乙醚萃取。八正合剂供试品处理，是在供试品中加盐酸，再用乙醚萃取。

另外，液体制剂分析时，取样要注意代表性，一般应摇匀后再取样；还应注意防腐剂、矫味剂等对分析方法的影响。

二、酒剂与酊剂

酒剂和酊剂中含醇量较高，药材中的蛋白质、黏液质、树胶、糖类等成分不易提出，因此，酒剂和酊剂中这类杂质较少，澄明度也好，供试品的前处理相对较易，有的甚至可以直接进行分析。但对于一些成分复杂的供试品，仍需经净化分离后才能进行分析。常用的净化方法是将酒剂或酊剂蒸去乙醇，然后再用适当的有机溶剂萃取。当被测成分为生物碱时，可蒸去制剂中的乙醇，加碱（氨水）碱化，再用有机溶剂萃取；如颠茄酊的供试品处理，在供试品中加浓氨溶液后，再用乙醚萃取。当被测成分为酸性成分时，蒸去乙醇后加酸酸化，再用有机溶剂萃取。如三两半药酒中齐墩果酸成分的薄层色谱鉴别，供试品加盐酸酸化，加热回流 1h 后，再用乙醚萃取。

第三节　清开灵口服液的理化检验

1. 检验依据

《中国药典》2010 年版一部 1105 页。

清开灵口服液

Qingkailing Koufuye

【处方】　胆酸　　　珍珠母　　　猪去氧胆酸　　　栀子
　　　　　水牛角　　　板蓝根　　　黄芩苷　　　　　金银花

【性状】　本品为棕红色的液体；味甜、微苦。

【鉴别】　（1）取本品 5ml，蒸干，残渣加乙醇 1ml 使溶解，作为供试品溶液。另取胆酸、猪去氧胆酸对照品，加乙醇制成每 1ml 各含 1mg 的混合溶液，作为对照品溶液。照薄层色谱法（附录Ⅵ B）试验，吸取上述两种溶液各 10μl，分别点于同一硅胶 G 薄层板上，以正己烷-乙酸乙酯-甲醇-醋酸（20∶25∶6∶4）的上层溶液为展开剂，展开，取出，晾干，喷以 5％硫酸乙醇溶液，于 105℃加热至斑点显色清晰。供试品色谱中，在与对照品色谱相应的位置上，显相同颜色的斑点。

（2）取本品 10ml，浓缩至 2ml，置 D101 型大孔吸附树脂柱（内径 1cm，柱高 10cm）上，以水 100ml 洗脱，弃去水液，再用 70％乙醇 50ml 洗脱，收集洗脱液，蒸干，残渣加甲醇 1ml 使溶解，作为供试品溶液。另取栀子苷对照品，加乙醇制成每 1ml 含 1mg 的溶液，作为对照品溶液。照薄层色谱法（附录Ⅵ B）试验，吸取上述两种溶液各 5μl，分别点于同一硅胶 G 薄层板上，以乙酸乙酯-丙酮-甲酸-水（5∶5∶1∶1）为展开剂，展开，取出，晾干，喷以 10％硫酸乙醇溶液，于 105℃加热至斑点显色清晰。供试品色谱中，在与对照品色谱相应的位置上，显相同颜色的斑点。

（3）略。

【检查】　相对密度　应不低于 1.02（附录Ⅶ A）。

pH 值　应为 6.0～7.8（附录Ⅶ G）。

其他　应符合合剂项下有关的各项规定（附录Ⅰ J）。

【含量测定】　黄芩苷　照高效液相色谱法（附录Ⅵ D）测定。

色谱条件与系统适用性试验　以十八烷基硅烷键合硅胶为填充剂；以甲醇-四氢呋喃-0.055%磷酸溶液（40∶10∶60）为流动相；检测波长为 278nm。理论板数按黄芩苷峰计算应不低于 4500。

对照品溶液的制备　取黄芩苷对照品适量，精密称定，加 70%乙醇制成每 1ml 含 30μg 的溶液，即得。

供试品溶液的制备　精密量取本品 1ml，置离心管中，滴加 6mol/L 盐酸溶液 1 滴，搅匀，离心（4000r/min）至澄清，弃去上清液，沉淀加 70%乙醇适量，置水浴（70℃）中振摇使溶解，转移至 50ml 量瓶中，放冷，用 70%乙醇稀释至刻度，摇匀，精密量取 1ml，置 5ml 量瓶中，用 70%乙醇稀释至刻度，摇匀，即得。

测定法　分别精密吸取对照品溶液与供试品溶液各 10μl，注入液相色谱仪，测定，即得。

本品每 1ml 含黄芩苷（$C_{21}H_{18}O_{11}$）不得少于 3.5mg。

胆酸　略。栀子　略。

总氮量　精密量取本品 3ml，置 250ml 凯氏烧瓶中，加硫酸钾（或无水硫酸钠）-硫酸铜（10∶1）0.5g、硫酸 5ml，加热至溶液至近无色，放冷，转移至 25ml 量瓶中，加水至刻度，摇匀，精密量取 5ml，照氮测定法（附录Ⅸ L 第二法）测定，即得。

本品每 1ml 含氮（N）应为 2.2～3.0mg。

2. 检验原始记录和检验报告书

产品检验原始记录

品名：清开灵口服液　　　　　　　　　　　　　　　　　　　　　编号：1/3

规　格	每支装 10ml	批　量	20 万支	收到日期	2010 年 8 月 4 日
批　号	A4050018	检品数量	10 盒	报告日期	2010 年 8 月 20 日
来　源	×××车间	检验项目	理化检验	检验依据	《中国药典》2010 年版一部 1105 页
检验项目	检　验　记　录				
性状 相对密度	室温:25℃　天平:ABS-204　pH 计:pHS-25 酸度计 本品为棕红色的液体;味甜、微苦 测定温度:20℃ 附温度计的比重瓶　空比重瓶重:22.4815g 比重瓶充满供试品后总重:49.3477g　比重瓶充满水后总重:46.8615g 供试品的相对密度 $=\dfrac{49.3477-22.4815}{46.8615-22.4815}=1.10$				
pH 值	标准缓冲液:磷酸盐标准缓冲液、硼砂标准缓冲液 供试品测定数据:7.51　7.51　7.51　平均值:7.51→7.5				
装量	10.10ml　10.08ml　10.08ml　10.09ml　10.10ml				
总氮量	H_2SO_4 滴定液:0.005154mol/L　空白:0.75ml　供试品重:0.5000g (1)9.85ml　$\dfrac{(9.85-0.75)\times\dfrac{0.005154}{0.005}\times 0.1401}{0.5000}=2.63$ (2)9.70ml　$\dfrac{(9.70-0.75)\times\dfrac{0.005154}{0.005}\times 0.1401}{0.5000}=2.58$ 平均:2.61→2.6ml/支 相对偏差:0.82%				
结　论	以上项目符合规定				

复核者：×××　　　　　　　　　　　　　　　　　检验者：×××

产品检验原始记录

品名：清开灵口服液　　　　　　　　　　　　　　　　　　　　　编号：2/3

检 验 项 目	检 验 记 录
鉴别 薄层色谱鉴别(1)	温度:25℃　相对湿度:60% 供试品溶液:取本品 5ml,蒸干,残渣加乙醇 1ml 使溶解,作为供试品溶液 对照品溶液:取胆酸、猪去氧胆酸对照品 10.10mg,置 10ml 量瓶中,加乙醇至刻度,作为对照品溶液 薄层板:硅胶 G 薄层板 点样量:10μl 展开剂:正己烷-乙酸乙酯-醋酸-甲醇(20:25:4:6) 展开方式:上行展开,展距 7cm 显色剂:5%硫酸乙醇溶液 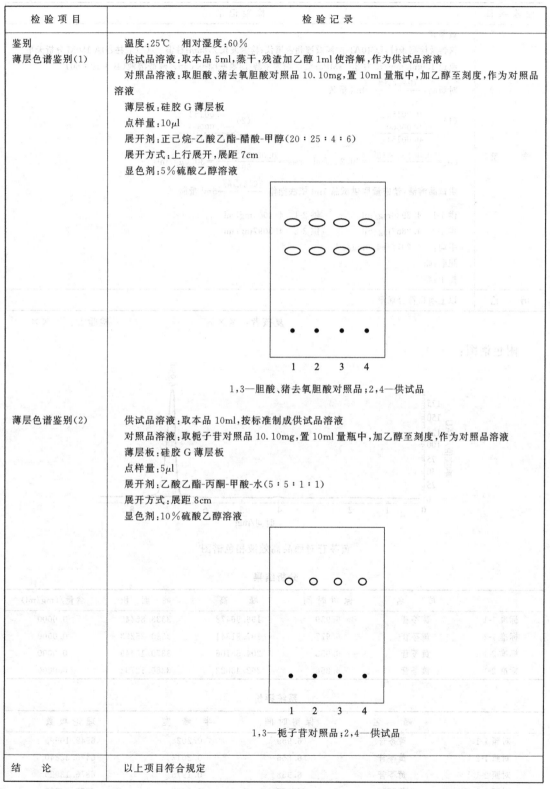 1,3—胆酸、猪去氧胆酸对照品;2,4—供试品
薄层色谱鉴别(2)	供试品溶液:取本品 10ml,按标准制成供试品溶液 对照品溶液:取栀子苷对照品 10.10mg,置 10ml 量瓶中,加乙醇至刻度,作为对照品溶液 薄层板:硅胶 G 薄层板 点样量:5μl 展开剂:乙酸乙酯-丙酮-甲酸-水(5:5:1:1) 展开方式:展距 8cm 显色剂:10%硫酸乙醇溶液 1,3—栀子苷对照品;2,4—供试品
结　　论	以上项目符合规定

复核者：×××　　　　　　　　　　　检验者：×××

产品检验原始记录

品名：清开灵口服液   编号：3/3

检验项目	检验记录
含　量	黄芩苷 仪器及检测条件：LC10ATvp 高效液相色谱仪；检测波长 278nm；柱温 20℃ C_{18}柱；HA-180M 分析天平 流速 1.0ml/min；压力 20.8MPa；流动相为甲醇-四氢呋喃-0.055%磷酸溶液(40：10：60) 对照品：$\xrightarrow{\text{70\%乙醇}}$50ml 量瓶 (1) $\dfrac{\begin{array}{r}0.00151\\-0.00000\end{array}}{0.00151\text{g}}$　　　　　　(2) $\dfrac{\begin{array}{r}0.00153\\-0.00000\end{array}}{0.00153\text{g}}$ $c_{对1}=\dfrac{0.00151\times10^{6}}{50}=30.2\mu g/ml$　$c_{对2}=\dfrac{0.00153\times10^{3}}{50}=30.6\mu g/ml$ 供试品溶液：精密量取供试品 1ml 依法操作$\xrightarrow{\text{70\%乙醇}}$5ml 量瓶 供 1-1　4.2930mg/ml　　　供 2-1　4.3005mg/ml 供 1-2　4.2857mg/ml　　　供 2-2　4.3097mg/ml 平均：　4.2972→4.3mg/ml 胆酸：略 栀子：略
结　论	以上项目符合规定

复核者：×××   检验者：×××

附色谱图：

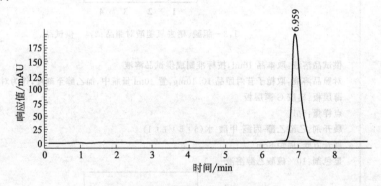

黄芩苷对照品高效液相色谱图

分析结果

	峰　名	保留时间	峰　高	峰　面　积	含量/(mg/ml)
标准 1-1	黄芩苷	6.959	196.96478	3333.85449	0.0000
标准 1-2	黄芩苷	6.977	197.91641	3330.25293	0.0000
标准 2-1	黄芩苷	6.958	204.55106	3379.10449	0.0000
标准 2-1	黄芩苷	6.856	202.43022	3380.12793	0.0000

系统评价

	峰　名	保留时间	半　峰　宽	理论板数
对照 1-1	黄芩苷	6.959	0.2024	6549.10995
对照 1-2	黄芩苷	6.856	0.2013	6426.33840
对照 2-1	黄芩苷	6.958	0.1975	6876.13925
对照 2-1	黄芩苷	6.977	0.1969	6955.93322

附色谱图：

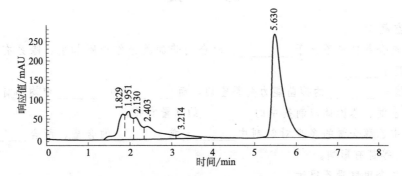

供试品高效液相色谱图

分析结果

峰 名		保留时间	峰 面 积	含量/(mg/ml)
样品 1-1	黄芩苷	5.523	4914.33301	4.2930857
样品 1-2	黄芩苷	5.521	4905.94021	4.2857496
样品 2-1	黄芩苷	5.530	4922.82373	4.3005030
样品 2-2	黄芩苷	5.528	4933.37306	4.3097204

产品检验报告书

品名：清开灵口服液　　　　　　　　　　　　　　　　　　　　　编号：20100014

规 格	每支装10ml	批 量	20万支	收到日期	2010年8月4日
批 号	A4050018	检品数量	10盒×6支/盒	报告日期	2010年8月20日
来 源	×××车间	检验项目	理化检验	检验依据	《中国药典》2010年版一部1105页

检验项目	标 准 规 定	检 验 结 果
性 状	本品为棕红色的液体；味甜、微苦	本品为棕红色的液体；味甜、微苦
鉴 别	薄层色谱鉴别(1)：	
	供试品色谱中，在与对照品色谱相应的位置上，显相同颜色的斑点	与对照品色谱图一致
	薄层色谱鉴别(2)：	
	供试品色谱中，在与对照品色谱相应的位置上，显相同颜色的斑点	与对照品色谱图一致
	薄层色谱鉴别(3)：	
	供试品色谱中，在与对照品色谱相应的位置上，显相同颜色的荧光斑点	与对照品色谱图一致
检 查	相对密度：应不低于1.02	1.10
	pH值：应为6.0~7.8	7.5
	装量：应符合规定	符合规定
	黄芩苷：	
含量测定	每1ml含黄芩苷($C_{21}H_{18}O_{11}$)不得少于3.5mg	4.3mg/ml
	胆酸：每1ml含胆酸($C_{24}H_{40}O_5$)应为1.50~3.5mg	3.2mg
	栀子：每1ml含栀子以栀子苷($C_{17}H_{24}O_{10}$)计，不得少于0.20mg	0.28mg/ml
	总氮量：	
	每1ml含氮(N)应为2.2~3.0mg	2.6mg/ml
结 论	本品按《中国药典》2005年版一部检验，除微生物限度项目外，其余项目结果符合规定	

审核员：×××　　　　　　　　复核者：×××　　　　　　　　检验者：×××

习 题

一、填空题

1. 糖浆剂含蔗糖量不低于_____。而合剂若加蔗糖作为附加剂，除另有规定外，其含蔗糖量不高于_____。

2. pH值与_____的抑菌能力关系密切，而_____和_____中均加有防腐剂。

3. 相对密度、总固体与制剂中的_____的总量有关。

4. 制剂中乙醇含量的多少对制剂中_____或_____的含量、所含_____以及制剂的_____等都有影响。

5. 酒剂中含甲醇量不得过_____。

二、单选题

1. 酊剂应进行_____的检查。

A 乙醇量测定　　　B pH值　　　　　C 甲醇　　　　　D 总固体

E 相对密度

2. 液体中药制剂一般质量要求不包括_____。

A 性状　　　　　　B 相对密度　　　C pH值　　　　　D 溶出度

3. 需进行甲醇量检查的剂型是_____。

A 合剂　　　　　　B 酒剂　　　　　C 酊剂　　　　　D 糖浆剂

4. 进行总固体检查的剂型是_____。

A 合剂　　　　　　B 酒剂　　　　　C 酊剂　　　　　D 糖浆剂

E 口服液

5. 糖浆剂和合剂最常用的净化分离方法是_____。

A 蒸馏法　　　　　B 沉淀法　　　　C 溶剂萃取法　　　D 回流法

6. 液体制剂分析取样时_____。

A 直接取样　　　　B 取上清液　　　C 摇匀后再取　　　D 有意识取沉淀物

三、多选题（选两个或两个以上答案）

1. 下列中药剂型存放中不易发酵、酸败的是_____。

A 合剂　　　　　　B 口服液　　　　C 酊剂　　　　　D 糖浆剂

E 酒剂

2. 口服液应进行_____的检查。

A 乙醇量测定　　　B pH值　　　　　C 甲醇　　　　　D 装量

E 含量均匀度

3. 糖浆剂应进行_____的检查。

A 乙醇量测定　　　B pH值　　　　　C 甲醇　　　　　D 总固体

E 相对密度

4. 酒剂应进行_____的检查。

A 乙醇量测定　　　B pH值　　　　　C 甲醇　　　　　D 总固体

E 相对密度

5. 口服液质量检查的项目有_____。

A 性状　　　　　　B pH值　　　　　C 装量差异　　　　D 重量差异

E　相对密度

6. 在贮存时间内允许有微量轻摇易散的沉淀的剂型是_____。

A　合剂　　　　　　B　糖浆剂　　　　　　C　酊剂　　　　　　D　酒剂

7. 进行 pH 值检查的剂型是_____。

A　合剂　　　　　　B　酒剂　　　　　　C　酊剂　　　　　　D　糖浆剂

E　口服液

8. 进行相对密度检查的剂型是_____。

A　合剂　　　　　　B　酒剂　　　　　　C　酊剂　　　　　　D　糖浆剂

E　口服液

9. 进行装量检查的剂型是_____。

A　单剂量包装的合剂　　　　　　　　　B　酒剂　　　　　　C　酊剂

D　单剂量包装的糖浆剂　　　　　　　　E　口服液

10. 进行最低装量检查的剂型是_____。

A　合剂　　　　　　B　酒剂　　　　　　C　酊剂　　　　　　D　糖浆剂

E　口服液

11. 进行乙醇量检查的剂型是_____。

A　合剂　　　　　　B　酒剂　　　　　　C　酊剂　　　　　　D　糖浆剂

E　口服液

四、是非题

1. 酒剂中矫味剂（如糖）的增减影响总固体含量，测定时要充分考虑其对测定的影响。

2. 酒剂可蒸去乙醇后直接分析。

3. 矫味剂（糖浆、蜂蜜等）会干扰液体制剂的含量测定，需采取净化分离方法除去干扰。

4. 检测某标示装量为 10ml/支的口服液，取洁净干燥的 10ml 量杯进行检测。

五、简答题

1. 液体中药制剂一般质量要求包括哪些内容？

2. 液体中药制剂的分析特点是什么？

六、计算题

1. 某口服液的标示装量为 10ml/支，测得装量数据如下：10.10ml、9.82ml、10.25ml、10.16ml、9.97ml，判断该口服液的装量是否合格？为什么？

2. 清开灵口服液的相对密度标准应不低于 1.02。现用比重瓶法测得数据如下：空比重瓶重为 20.4785g、比重瓶充满供试品后总重为 47.6197g、比重瓶充满水后总重为 44.9816g，计算清开灵口服液的相对密度并判定。

3. 高效液相色谱法测定清开灵口服液的含量，得下列一组数据：

	取样量	溶解体积	保留时间	$W_{1/2}$	峰面积
对照品 1	1.52mg	50ml	6.751	0.208	3269
对照品 2	1.52mg	50ml	6.948	0.215	3257
供试品 1	1.0ml	5ml	6.034	0.264	4926
供试品 2	1.0ml	5ml	6.029	0.271	4917

求清开灵口服液的含量（mg/ml）和理论板数。

第六章 丸剂的分析

丸剂是由饮片细粉或药材提取物加适宜的黏合剂或其他辅料制成的球形或类球形制剂，分为蜜丸、水蜜丸、水丸、糊丸、蜡丸、浓缩丸等类型。丸剂在体内溶散缓慢，作用持久，是常用的中药剂型之一。

第一节 一般质量要求

一、性状

丸剂外观应圆整均匀，色泽一致，大蜜丸和小蜜丸应细腻滋润、软硬适中。蜡丸表面应光滑无裂纹，丸内不得有蜡点和颗粒。

二、水分

丸剂多为湿润型固体，都含有一定的水分。但若水分过多，在贮存过程中会引起霉变、软化、黏结等现象；水分过少时，有些剂型如大蜜丸服用就比较困难。因此，《中国药典》要求，除另有规定外，蜜丸和浓缩蜜丸中所含水分不得过 15.0%；水蜜丸和浓缩水蜜丸不得过 12.0%；水丸、糊丸和浓缩水丸不得过 9.0%；蜡丸不检查水分。

三、重量差异或装量差异

丸剂的丸重差异和装量差异直接影响到服用剂量的准确性，所以必须符合《中国药典》的规定。

（一）仪器与用具

感量为 0.01g 或 0.001g 的天平、称量瓶、镊子等。

（二）操作方法

1. 重量差异检查

以 10 丸为 1 份（丸重 1.5g 及 1.5g 以上的丸剂以 1 丸为 1 份），取供试品 10 份，分别称定重量，再与每份标示重量（每丸标示重量×称取丸数）相比较（无标示重量的丸剂，与平均重量比较），应符合表 6-1 的规定。超出重量差异限度的不得多于 2 份，并不得有 1 份超出限度的 1 倍。

表 6-1 丸剂重量差异限度

标示总量或标示重量（或平均重量）	重量差异限度	标示总量或标示重量（或平均重量）	重量差异限度
0.05g 或 0.05g 以下	±12%	1.5g 以上至 3g	±8%
0.05g 以上至 0.1g	±11%	3g 以上至 6g	±7%
0.1g 以上至 0.3g	±10%	6g 以上至 9g	±6%
0.3g 以上至 1.5g	±9%	9g 以上	±5%

2. 装量差异检查

单剂量分装的丸剂，要检查装量差异。

取供试品 10 袋（瓶），分别称定每袋（瓶）内容物的重量，每袋（瓶）装量与标示装量相比较，应符合表 6-2 的规定，超出装量差异限度的不得多于 2 袋（瓶），并不得有 1 袋（瓶）超出装量差异限度的一倍。

表 6-2 丸剂装量差异限度

标 示 装 量	装量差异限度	标 示 装 量	装量差异限度
0.5g 及 0.5g 以下	±12%	3g 以上至 6g	±6%
0.5g 以上至 1g	±11%	6g 以上至 9g	±5%
1g 以上至 2g	±10%	9g 以上	±4%
2g 以上至 3g	±8%		

（三）注意事项

① 每份供试品可放在干燥并已称定重量的称量瓶中称量。

② 称量时，应严格按天平操作规程进行操作。药品要使用镊子夹取，不得徒手操作。

③ 称量前后，应仔细核对药丸的数量或重量。

④ 包糖衣丸剂应在包衣前检查丸心的重量差异，符合表 6-2 规定后方可包衣，包糖衣后不再检查重量差异。其他包衣丸应在包衣后检查重量差异并要符合规定。

⑤ 凡进行装量差异检查的单剂量包装丸剂，不再进行重量差异的检查。以重量标示的多剂量包装的丸剂照最低装量检查法检查，应符合规定。

⑥ 求每份供试品的平均重量时，保留 3 位有效数字。

⑦ 可以把《中国药典》要求作为标准来比较的重（装）量称为基准重量。如标示总量、标示重量、标示装量等。每份重量称完后进行比较时要正确确定基准重量，然后求出重（装）量允许范围：基准重量±基准重量×对应的重（装）量差异限度。每份的重量应在该范围内。超出该范围的多于两份，或超出该范围的不多于两份，但其中一份超出差异限度的一倍，即在基准重量±基准重量×2×对应的重（装）量差异限度这个范围之外，均应判为不符合标准。

（四）原始记录

10 份供试品的每份重量及其平均重量、限度范围、超过限度的份数、结果判断。

（五）检验报告

在标准规定项下写明标示装量或标示重量及规定范围，检查结果项下写明实测数据，如超出标准规定范围则注明不符合规定。

四、溶散时限

除大蜜丸外，其他丸剂应作溶散时限检查（蜡丸应作崩解时限检查）。其检验方法与判定标准见第三章第一节崩解时限检查法。

第二节 分析的特点

丸剂是由药粉（或药物提取物）加上适宜的黏合剂或辅料制成的常用药物剂型。根据制备和辅料的不同，分为蜜丸、水蜜丸、水丸、糊丸、蜡丸、浓缩丸等，在生产过程中，根据不同剂型的需要，分别加入的辅料有：蜜、醋、淀粉、酒等。对进行各种检查产生一定干扰，在进行质量检查时，需要对供试品进行前处理。

1. 供试品的预处理

水丸、水蜜丸、浓缩丸、糊丸等可直接研细或粉碎，常用的粉碎方法是置研钵中研细。蜜丸由于含有蜂蜜而不能直接粉碎或研细，同时对分析工作有较大影响，在处理时可将其切成小块，或加入分散剂研磨均匀以利于提取。常用的分散剂有硅藻土［用量一般为1∶(0.5～2)］，供试品切（剪）成小块后，加入硅藻土在研钵上研磨，使蜜丸充分分散以提高溶剂提取的效率。在使用硅藻土时，要注意硅藻土在对蜂蜜进行吸附的同时也对某些成分所具有的吸附作用，如对黄酮类和酚酸类成分的吸附。

2. 供试品的提取

供试品提取的方法可有多种，如冷浸法、回流提取法，超声波震荡提取法等。常用的溶剂以水、醇、醚、乙酸乙酯、三氯甲烷等，含蜂蜜的制剂不能用水作溶剂提取。含糖分较多的制剂应使用冷浸法，以防止糖分的过多溶出而对测定产生不良影响。如所提取成分的极性较大，为了防止极性小的成分的干扰，可以先以亲脂性低极性有机溶剂（如乙醚、三氯甲烷）提取，去除亲脂性杂质成分，再以相应的溶剂进行提取。如所需要的成分极性较小，可以用水溶解，使蜂蜜和极性大的杂质得以除去。

3. 供试品的分离和提取纯化

提取的供试品，一般都含有较多的被测成分的干扰物质，大多需经分离和提取纯化处理，才可进行分析。当有干扰性成分存在时，尽管能检出被测成分，但往往得不到准确的结果，其中的影响因素是多方面和相当复杂的。所以，在含量测定之前，供试品要尽可能分离和提取纯化，才能获得准确的分析结果。

常用的提取纯化方法有液-液萃取法、沉淀法及各种色谱法等。液-液萃取法使用十分广泛，应用范围广，经济简便，而且还可据不同极性的溶剂依次分离提取，可得到较好的分离效果，获得不同的分析部位。根据萃取理论，也可采用反复萃取法，即达到提取纯化的目的。萃取次数要经化学检识以后（可用色谱法检识）才可确定。还可采用调节不同酸碱度的溶剂进行萃取，以除去不同的杂质；如被分析供试品的乙醚液和乙酸乙酯液用适当浓度的碱溶液萃取，碱萃取液再以酸性溶液调节 pH 值至中性或弱酸性后，用有机溶剂萃取，有机溶剂层经水洗、脱水、浓缩后，可作供试品溶液。

丸剂的提取纯化方法还可用沉淀法、色谱法等。常用的沉淀剂有醋酸铅、碱式醋酸铅、雷氏铵盐等，可以使大多数杂质如糖、树脂等沉淀除去。柱色谱法的使用十分广泛，常用的固定相有硅胶、氧化铝、聚酰胺、大孔树脂和 C_{18} 小柱等，柱色谱法具有上样量大，分离效果好，操作简便等优点，是提取纯化常用方法。如百合固金丸的鉴别，取水蜜丸 6g，研碎；或取大蜜丸 9g，切碎，加少量温水软化，加硅藻土 9g，研匀，置干燥器中放置过夜。加正己烷 40ml，超声处理 30min，滤过，药渣备用，滤液挥干，残渣加正己烷 0.5ml 使溶解，作为鉴别当归的供试品溶液。

水丸是以水泛丸，不含其他赋形剂，可将供试品直接粉碎后提取、分离。

浓缩丸是将部分药材提取后经浓缩成膏再与其他药材粉末加适当的赋形剂制成的丸剂，可以以水或乙醇直接溶解制成供试品液。

糊丸是由药材细粉用米粉或面糊为赋形剂的丸剂。由于淀粉对测定有影响，需要排除，常用方法有：用有机溶剂提取（淀粉不溶于有机溶剂）；水提取时用冷浸法。

部分小丸为使外形美观和出于制剂稳定性的考虑，需要包衣。包衣的材料有：处方中的朱砂、红氧化铁加桃胶（阿拉伯胶）等，要根据分析的需要进行处理，以免对分析产生影响。除去朱砂的方法是加水搅拌，朱砂不溶于水可沉淀除去。除去氧化铁可用柱色谱法。

第三节　逍遥丸（水丸）的理化检验

1. 检验依据：《中国药典》2010 年版一部 995 页。

逍遥丸（水丸）

xiaoyao wan

【处方】　柴胡　100g　　当归　100g　　白芍　100g　　白术（炒）100g
　　　　　茯苓　100g　　炙甘草　80g　　薄荷　20g

【性状】　本品为黄棕色至棕色的水丸，或为黑棕色的水丸；味甜。

【鉴别】　（2）取本品 1g，研碎，加乙醇 15ml，超声处理 15min，滤过，滤液蒸干，残渣加乙醇 1ml 使溶解，作为供试品溶液。另取当归对照药材 0.1g，加乙醇 10ml，同法制成对照药材溶液。照薄层色谱法（附录Ⅵ B）试验，吸取上述两种溶液各 5μl，分别点于同一硅胶 G 薄层板上，以正己烷-乙酸乙酯（9∶1）为展开剂，展开，取出，晾干，置紫外光灯（365nm）下检视。供试品色谱中，在与对照药材色谱相应的位置上，显相同颜色的荧光斑点。

（3）取本品 12g，研细，加乙醇 40ml，超声处理 30min，滤过，滤液蒸干，残渣加水 20ml 使溶解，用水饱和的正丁醇振摇提取 3 次，每次 20ml，合并正丁醇液，用正丁醇饱和的水洗涤 3 次，每次 15ml，弃去水洗液，正丁醇液蒸干，残渣加甲醇 0.5ml 使溶解，作为供试品溶液。另取甘草对照药材 1g，加乙醇 20ml，同法制成对照药材溶液。照薄层色谱法（附录Ⅵ B）试验，吸取上述两种溶液各 3μl，分别点于同一用 1％氢氧化钠溶液制备的硅胶 G 薄层板上，以乙酸乙酯-甲酸-冰醋酸-水（15∶1∶1∶2）为展开剂，展开，取出，晾干，喷以 10％硫酸乙醇溶液，在 105℃加热至斑点显色清晰，置紫外光灯（365nm）下检视。供试品色谱中，在与对照药材色谱相应的位置上，显相同颜色的荧光斑点。

（4）取［鉴别］（3）项下剩余的供试品溶液，加中性氧化铝 2g，置水浴上拌匀、干燥，装在中性氧化铝柱（200 目，2g，内径 1cm）上，用甲醇 50ml 洗脱，收集洗脱液，蒸干，残渣加乙醇 1ml 使溶解，作为供试品溶液。另取芍药苷对照品，加乙醇制成每 1ml 含 2mg 的溶液，作为对照品溶液。照薄层色谱法（附录Ⅵ B）试验。吸取供试品溶液 15μl、对照品溶液 3μl，分别点于同一硅胶 G 薄层板上，以三氯甲烷-乙酸乙酯-甲醇-甲酸（40∶5∶10∶0.2）为展开剂，展开，取出，晾干，喷以 5％香草醛硫酸溶液，加热至斑点显色清晰。供试品色谱中，在与对照品色谱相应的位置上，显相同颜色的斑点。

【检查】　应符合丸剂项下有关的各项规定（附录Ⅰ A）。

【含量测定】　照高效液相色谱法（附录Ⅵ D）测定。

色谱条件与系统适用性试验　用十八烷基硅烷键合硅胶为填充剂；乙腈-0.1％磷酸溶液（15∶85）为流动相；检测波长为 230nm。理论板数按芍药苷峰计算应不低于 2000。

对照品溶液的制备　取芍药苷对照品适量，精密称定，加稀乙醇制成每 1ml 含 50μg 的溶液，即得。

供试品溶液的制备　取本品适量，研细，取约 0.4g，精密称定，置具塞锥形瓶中，精密加入稀乙醇 25ml，密塞，称定重量，超声处理（功率 250W，频率 33kHz）30min，放冷，再称定重量，用稀乙醇补足减失的重量，摇匀，滤过，取续滤液，即得。

测定法　分别精密吸取对照品溶液与供试品溶液各 10μl，注入液相色谱仪，测定，即得。

本品每 1g 含白芍以芍药苷（$C_{23}H_{28}O_{11}$）计，不得少于 2.5mg。

2. 检验原始记录和检验报告书

产品检验原始记录

品名：逍遥丸（水丸）　　　　　　　　　　　　　　　　　　　　　　编号：1/3

规　格	36g/瓶	批　量	10 万瓶	收到日期	2010 年 8 月 4 日
批　号	A4050018	检品数量	20 瓶	报告日期	2010 年 8 月 20 日
来　源	×××车间	检验项目	理化检验	检验依据	《中国药典》2010 年版一部 995 页

检验项目	检验记录
性　状	将一瓶药全部倒出，置于白色背景下观察，为黄棕色至棕色，口试味甜
重量差异	天平型号：ABS-204
	0.255g　0.256g　0.265g　0.238g　0.263g　0.281g　0.244g　0.253g　0.267g　0.262g
装量差异	平均重量：0.259g±10%。合格范围：0.233～0.285g。超出合格范围：0 瓶
	标示装量：36g
	要求：平均装量不少于 36g，每瓶装量不少于 36g 的 95%，即 34.2g
	36.1g　36.2g　36.5g　36.4g　36.0g
水　分	平均装量：36.2g，不少于 36g，每瓶装量不少于 34.2g
	合格范围：不得过 9.0%
	第一次干燥后称量瓶重(g)　　　　(1)16.5986　　　　(2)16.8506
	第二次干燥后称量瓶重(g)　　　　$\underline{-16.5984}$　　　$\underline{-16.8504}$
	0.0002　　　　　　0.0002
	两次差异(≤0.3mg)
	供试品重(g)　　　　　　　　　　(1)2.2629　　　　(2)2.3561
	第一次干燥后供试品+称量瓶重(g)　18.7596　　　　　19.0929
	第二次干燥后供试品+称量瓶重(g)　$\underline{-18.7590}$　　　$\underline{-19.0926}$
	0.0006　　　　　　0.0003
	两次差异(≤5mg)
	(1)水分%=$1-\dfrac{\text{第二次干燥后供试品+称量瓶重}-\text{第二次干燥后称量瓶重}}{\text{供试品重}}\times100\%$
	=$1-\dfrac{18.7590-16.5984}{2.2629}\times100\%=4.5\%$
	(2)水分%=$1-\dfrac{19.0926-16.8504}{2.3561}\times100\%=4.8\%$
	平均值：4.7%
结　论	以上项目符合规定

复核者：×××　　　　　　　　　　　　　　　　检验者：×××

产品检验原始记录

品名：逍遥丸（水丸）　　　　　　　　　　　　　　　　　　　　　编号：2/3

检验项目	检验记录
鉴　　别	室温:25℃　相对湿度:55% 薄层色谱鉴别(2) 供试品溶液:取供试品1.0g,加乙醇超声处理,滤过,滤液蒸干,残渣加乙醇1ml使溶解,作为供试品溶液 对照品溶液:取当归对照药材0.1g,加乙醇10ml,同法制成对照药材溶液 薄层板:硅胶G薄层自制板 点　样:供试品与对照品分别点样5μl 展开剂:正己烷-乙酸乙酯(9:1) 紫外灯(365nm)下检视 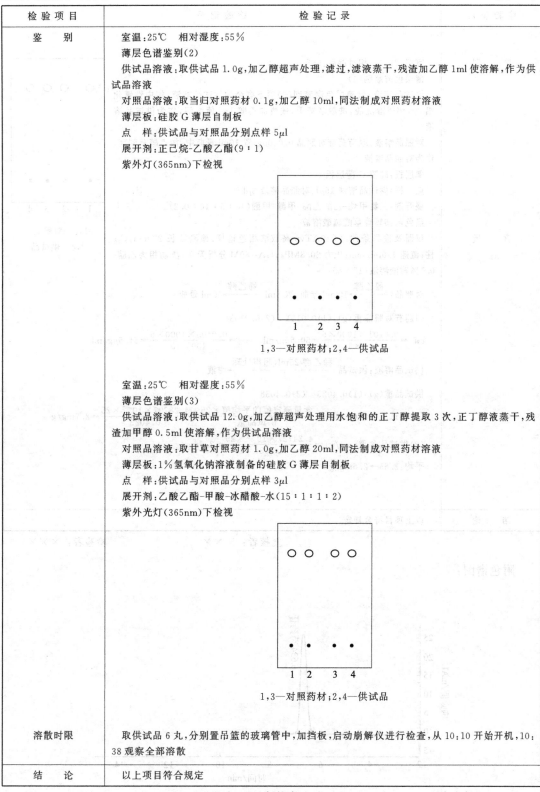 1,3—对照药材;2,4—供试品 室温:25℃　相对湿度:55% 薄层色谱鉴别(3) 供试品溶液:取供试品12.0g,加乙醇超声处理用水饱和的正丁醇提取3次,正丁醇液蒸干,残渣加甲醇0.5ml使溶解,作为供试品溶液 对照品溶液:取甘草对照药材1.0g,加乙醇20ml,同法制成对照药材溶液 薄层板:1%氢氧化钠溶液制备的硅胶G薄层自制板 点　样:供试品与对照品分别点样3μl 展开剂:乙酸乙酯-甲酸-冰醋酸-水(15:1:1:2) 紫外光灯(365nm)下检视 1,3—对照药材;2,4—供试品
溶散时限	取供试品6丸,分别置吊篮的玻璃管中,加挡板,启动崩解仪进行检查,从10:10开始开机,10:38观察全部溶散
结　　论	以上项目符合规定

　　　　　　　　　　　　　复核者：×××　　　　　　　　　检验者：×××

产品检验原始记录

品名：逍遥丸（水丸）　　　　　　　　　　　　　　　　　　　　　　编号：3/3

检验项目	检验记录
鉴　别	室温:25℃　相对湿度:55％ 薄层色谱鉴别(4) 　供试品溶液:取薄层色谱鉴别(3)项下剩余的供试品溶液,加中性氧化铝2g,用甲醇洗脱,洗脱液蒸干,残渣加乙醇1ml使溶解,作为供试品溶液 　对照品溶液:取芍药苷对照品0.0200g,置10ml量瓶中,加乙醇至刻度,作为对照品溶液 　薄层板:硅胶G薄层板 　点　样:供试品溶液15μl、对照品溶液3μl 　展开剂:三氯甲烷-乙酸乙酯-甲醇-甲酸(40:5:10:0.2) 　显色剂:5％香草醛硫酸溶液
含　量	仪器及检测条件:LC10ATvp高效液相色谱仪;检测波长230nm;C_{18}柱;流速1.0ml/min;压力20.8MPa;HA-180M分析天平;流动相为乙腈-0.1％磷酸溶液(15:85) 对照品 $\xrightarrow{\text{稀乙醇}}$ 100ml量瓶,取5ml $\xrightarrow{\text{稀乙醇}}$ 10ml量瓶 芍药苷对照品重(g):(1)0.0101　(2)0.0103 $c_{对1}=\dfrac{0.0101\times1000\times5}{100\times10}=50.5\mu g/ml$　$c_{对2}=\dfrac{0.0103\times1000\times5}{100\times10}=51.5\mu g/ml$ 供试品溶液:供试品 $\xrightarrow{\text{稀乙醇25ml,超声处理}}$ 滤液 供试品重(g):(1)0.4023　(2)0.4038 (1)供试品含量(mg/g)=$\dfrac{含量测定值的平均值\times25}{供试品重}=\dfrac{4.28797\times10^{-2}\times25}{0.4023}=2.7mg/g$ (2)供试品含重(mg/g)=$\dfrac{4.24727\times10^{-2}\times25}{0.4038}=2.6mg/g$ 平均:2.65→2.6mg/g
结　论	以上项目符合规定

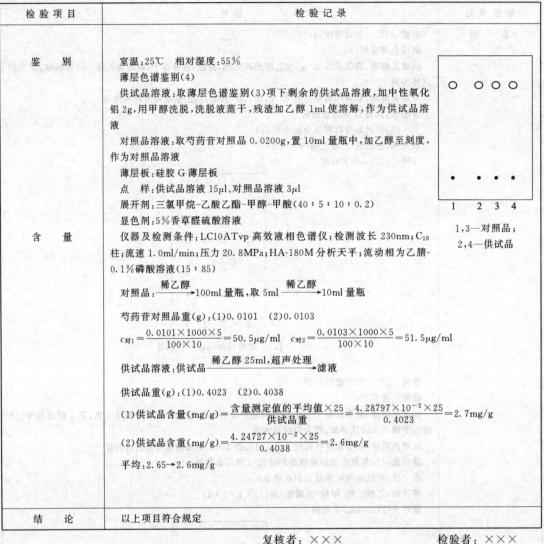

1,3—对照品;
2,4—供试品

复核者：×××　　　　　　　　检验者：×××

附色谱图：

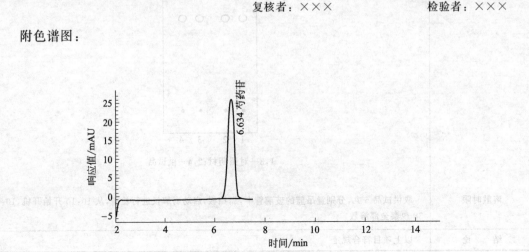

芍药苷对照品高效液相色谱图

系统评价

	峰　名	保留时间	半　峰　宽	理论板数
对照 1-1	芍药苷	6.634	0.2815	3076.833
对照 1-2	芍药苷	6.627	0.2804	3094.480
对照 2-1	芍药苷	6.587	0.2742	3197.056
对照 2-2	芍药苷	6.543	0.2729	3184.612

附色谱图：

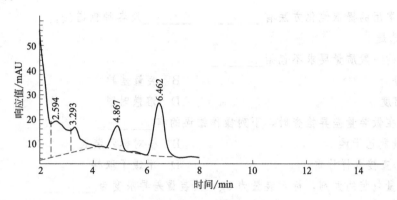

供试品高效液相色谱图

分析结果

	峰　名	保留时间	峰　面　积	含量/(mg/ml)
样品 1-1	芍药苷	6.684	584.79449	4.29634×10^{-2}
样品 1-2	芍药苷	6.678	582.51593	4.27960×10^{-2}
样品 2-1	芍药苷	6.462	579.68892	4.19352×10^{-2}
样品 2-2	芍药苷	6.449	585.39388	4.30102×10^{-2}

产品检验报告书

品名：逍遥丸（水丸）　　　　　　　　　　　　　　　　　编号：20100014

规　格	36g/瓶	批　量	10万瓶	收到日期	2010年8月4日
批　号	A4050018	检品数量	20瓶×36g/瓶	报告日期	2010年8月20日
来　源	×××车间	检验项目	理化检验	检验依据	《中国药典》2010年版一部995页

检验项目	检　验　规　定	检　验　结　果
性　状	为黄棕色至棕色的水丸，味甜	符合规定
鉴　别	鉴别(2)　薄层色谱鉴别供试品色谱中，在与对照药材色谱相应的位置上，显相同颜色的荧光斑点	与对照药材色谱图一致
	鉴别(3)　薄层色谱鉴别，在与对照药材色谱相应的位置上，显相同颜色的荧光斑点	与对照药材色谱图一致
	鉴别(4)　供试品色谱中，在与对照品色谱相应的位置上，显相同颜色的斑点	与对照品色谱图一致
检　查	重量差异：应符合规定	符合规定
	水分：不得过9.0%	4.7%
	溶散时限：应符合规定	符合规定
含量测定	每1g含白芍以芍药苷($C_{23}H_{28}O_{11}$)计，不得少于2.5mg	2.6mg/g
结　论	本品按《中国药典》2010年版一部检验显微鉴别和微生物限度项目外，其余项目结果符合规定	

审核员：×××　　　　　　　复核者：×××　　　　　　　检验者：×××

习　题

一、填空题

1. 除另有规定外，大蜜丸、小蜜丸、浓缩蜜丸中所含水分不得过_____；水蜜丸和浓缩水蜜丸不得过_____；水丸、糊丸和浓缩水丸不得过_____。

2. 蜜丸常加入分散剂研磨以利于提取，常用的分散剂有_____，其用量一般为_____。

3. 丸剂常用的提取纯化方法有_____、_____及各种色谱法。

二、单选题

1. 丸剂的一般质量要求不包括_____。

A　水分　　　　　　　　　　　　　B　装量差异

C　溶出度　　　　　　　　　　　　D　溶散时限

2. 丸剂在做装量差异检查时，下列操作错误的有_____。

A　称量瓶已干燥　　　　　　　　　B　核对标示装置

C　用手直接取样称重　　　　　　　D　用镊子取样

3. 单剂量包装的丸剂，标示装量为5g，其装量差异限度为_____。

A　±4%　　　　　B　±5%　　　　　C　±6%　　　　　D　±8%

4. 糊丸中淀粉除去的方法有_____。

A　加热回流提取　　B　有机溶剂提取　　C　沉淀法　　　　D　蒸馏提取

5. 测定大蜜丸剂的重量差异限度，需要用的供试品数为_____。

A　6丸　　　　　　B　8丸　　　　　　C　10丸　　　　　D　12丸

6. 某瓶装中药小丸，标示量每瓶5g（装量差异限度±6%），请根据下列两个批号的检查数据分别判断装量差异数据是否合格（单位：g）。

X批号：　5.1　4.9　5.2　5.3　4.8　4.3　5.0　5.1　4.9　4.8

Y批号：　5.1　5.0　5.2　4.9　4.6　4.9　5.1　5.4　4.8

判断：X批号_____　　Y批号_____

A　合格　　　　　　B　不合格

三、多选题（选两个或两个以上答案）

1. 丸剂应进行_____的检查。

A　性状　　　　　B　水分　　　　　C　重量差异　　　D　装量差异

E　含量均匀度

2. 丸剂质量检查的项目有_____。

A　性状　　　　　B　pH　　　　　C　装量差异　　　D　重量差异

E　相对密度

3. 蜜丸含量测定制备供试品溶液时，应_____。

A　直接提取　　　　B　先分散　　　　C　剪成小块提取

D　加硅藻土［约1:(0.5~2)］　　　　E　先研细

四、是非题

1. 丸剂的外观应圆整均匀，色泽允许有一定的差别。

2. 丸剂的水分含量越低越好。

3. 某丸剂的装量差异检查，其中有一瓶超出装量差异限度，并超出装量差异限度的一倍，按标准判定为不合格。

4. 丸剂溶散时限的判断标准为：在规定时间内全部通过筛网。允许有细小硬心的小颗粒状物未通过筛网。

五、简答题

1. 丸剂一般质量要求包括哪些内容？

2. 在大蜜丸的前处理中，加入硅藻土等分散剂的目的是什么？

六、计算题

1. 六味地黄丸（大蜜丸）每丸重 9g（对应的重量差异限度为 ±6%），每次服用 1 丸，根据《中国药典》规定，用第一法检查，以 1 丸为 1 份，共取 10 份，分别称定每份的重量（g），记录数据如下表。判断各批的重量差异是否合格。

批　号	1	2	3	4	5	6	7	8	9	10
050311	9.52	8.84	9.26	8.48	9.20	8.86	8.92	9.51	8.76	8.78
050313	8.86	8.46	9.36	9.46	9.62	8.66	9.58	8.78	8.60	8.80
050315	8.84	9.20	8.86	9.60	8.90	8.34	8.24	9.48	9.50	8.48

2. 逍遥丸的水分测定，数据如下：

第一次干燥后称量瓶重（g）　　　　　（1）18.6086　　　（2）18.4506

第二次干燥后称量瓶重（g）　　　　　18.6084　　　　　18.4504

供试品重（g）　　　　　　　　　　（1）2.1039　　　（2）2.2151

第一次干燥后供试品＋称量瓶重（g）　20.6127　　　　　20.5724

第二次干燥后供试品＋称量瓶重（g）　20.6119　　　　　−20.5712

计算逍遥丸的水分并判定（标准水分不得过 9.0%）。

3. 高效液相色谱法测定逍遥丸的含量，操作如下。

对照品：$\xrightarrow{\text{稀乙醇}}$ 100ml 量瓶，精密量取 5ml $\xrightarrow{\text{稀乙醇}}$ 10ml 量瓶

芍药苷对照品重（g）：（1）0.0102　　（2）0.0105

供试品溶液：供试品 $\xrightarrow{\text{稀乙醇 25ml，超声处理}}$ 滤液

供试品重（g）：　　　（1）0.4021　　（2）0.4002

分别精密吸取对照品溶液与供试品溶液各 10μl，注入液相色谱仪，测定数据如下：

	保留时间	$W_{1/2}$	峰面积
对照品 1-1	6.751	0.2835	697
对照品 1-2	6.747	0.2814	692
对照品 2-1	6.948	0.2783	706
对照品 2-2	6.921	0.2761	701
供试品 1-1	6.634		581
供试品 1-2	6.629		589
供试品 2-1	6.434		572
供试品 2-2	6.429		580

求逍遥丸的含量（mg/ml）和理论板数［标准：每 1g 含白芍以芍药苷（$C_{23}H_{28}O_{11}$）计，不得少于 2.5mg］。

第七章 颗粒剂的分析

颗粒剂系指饮片提取物与适宜的辅料或药材细粉制成具有一定粒度的颗粒状制剂，按溶解性质可分为可溶颗粒剂、混悬颗粒剂和泡腾颗粒剂。

第一节 一般质量要求

一、性状

颗粒剂颗粒应干燥、颗粒均匀、色泽一致，无吸潮、软化、结块、潮解等现象。

二、粒度

颗粒剂中既不能有太多的大颗粒，也不能有过多的粉末，《中国药典》通过检查粒度来控制颗粒的均匀性。

1. 仪器与用具

（1）天平 根据称样量选用适当的天平。

（2）药筛 一号筛（相当于 10 目筛）和五号筛（相当于 80 目筛）。

2. 操作方法

① 将一号药筛置于五号药筛之上，并于五号药筛下配有密合的接收容器。

② 除另有规定外，取供试品 30g，称定重量，置上层一号药筛内，盖好上盖。保持水平状态过筛，左右往返，边筛动边轻叩 3min。取不能通过一号药筛和能通过五号药筛的颗粒和粉末，二者合并称定重量，计算所占的百分比，不得过 15%。

3. 注意事项

① 在筛动时速度不宜太快，否则由于粉末运动速度太快，可筛过的粉末来不及与筛网接触而混于不可筛过粉末之中而影响结果。

② 振动的力要适当，因为粒径有方向性，通过某一筛孔的粒子的实际长度可能比筛孔的孔径大。如果振动力度较强，此种误差会增大。

③ 筛动时间不宜过长。若筛动时间长、振动力大，颗粒间互相撞击破碎，也可引起误差。应按规定筛动时间。

4. 原始记录

记录供试品的取样量、不能通过一号筛和能通过五号筛的颗粒和粉末的总量，计算结果与判断。

5. 检验报告

应在"标准规定"下写出"不能通过一号药筛和能通过五号药筛的颗粒和粉末总和不得过15%"。在"检验结果"下写实测数值；实测数值超出规定范围时，应在数值之后加写"不符合规定"。

三、水分

颗粒剂水分太高，易产生黏结、发霉等现象，因此《中国药典》规定颗粒剂应检查水分。除另有规定外，水分不得过 6.0%。

四、溶化性

这是考察颗粒剂溶解性能和材片提取、过滤、浓缩质量的一个指标。

（1）仪器与用具　250ml 烧杯、玻璃搅拌棒。

（2）操作方法

① 取供试品 1 袋（多剂量包装取 10g），加热水（70～80℃）200ml，搅拌 5min，立即观察结果。可溶性颗粒剂应全部溶化，允许有轻微浑浊；混悬性颗粒剂应能混悬均匀。

② 泡腾颗粒　取供试品 3 袋，分别置盛有 200ml 水的烧杯中，水温为 15～25℃，观察结果，应能迅速产生气体并呈泡腾状，5min 内颗粒应完全分散或溶解在水中。

颗粒剂按上述方法检查，均不得有焦屑等异物。

（3）注意事项　注意控制水温和观察时间。

（4）原始记录　记录观察到的现象以及泡腾颗粒剂完全分散或溶解在水中所需的时间。

（5）检验报告　在"标准规定"下写"应符合规定"，在"检验结果"下写"符合规定"或"不符合规定"。

五、装量差异

单剂量分装的颗粒剂装量差异限度应符合表 7-1 的规定。操作过程、注意事项等同丸剂的装量差异。

表 7-1　颗粒剂的装量差异限度

标示装量或平均装量	装量差异限度	标示装量或平均装量	装量差异限度
1g 或 1g 以下	±10%	1.5g 以上至 6g	±7%
1g 以上至 1.5g	±8%	6g 以上	±5%

多剂量包装的颗粒剂，照最低装量检查法（附录ⅫC）检查，应符合规定。

第二节　分析的特点

颗粒剂在制备过程中原药材经提取、净化（如乙醇沉淀等）后，除去了大部分杂质，有的还用乙醇沉淀作进一步的精制，这些都有利于颗粒剂的分析。当颗粒剂不含药材细粉，而含药材提取物时，可用合适的溶剂进行溶解或提取。常用的溶剂有无水乙醇、甲醇，用索氏提取器提取。一般不宜用水作溶剂，因为大多数的辅料易溶于水，使提取液杂质增加。对于含药材细粉的颗粒剂，要注意提取溶剂的渗透性，可采用超声提取法或热回流提取法。颗粒剂中大多含有糖、糊精等辅料，对测定有干扰，通常会使提取液黏稠度增加，或者当用有机溶剂提取时，形成不溶性块状板结物，包裹和吸附指标性成分，从而影响提取效率，因此，提取时应选择合适的溶剂才行。当提取液含杂质太多时，多需经提取纯化后方能进行分析，提取纯化的方法有萃取法、色谱法等。

例如龙牡壮骨颗粒的鉴别，正丁醇提取（超声波）；滤过，滤液用 1% 氢氧化钠洗涤，正丁醇蒸干，以甲醇溶解，作薄层色谱鉴别的供试品。

九味羌活颗粒的鉴别，取本品加水加热溶解，放冷，通过 DA-201 型大孔吸附树脂柱，用水冲洗，收集洗脱液，蒸干，残渣加甲醇溶解作为薄层色谱鉴别的供试品。

第三节　板蓝根颗粒的理化检验

1. 标准依据

《中国药典》2005 年版一部 487 页。

板蓝根颗粒

Banlangen keli

本品为板蓝根经加工制成的颗粒。

【性状】　本品为棕色或棕褐色的颗粒；味甜、微苦或味微苦（无蔗糖）。

【鉴别】　取本品 2g，研细，加乙醇 10ml，超声处理 30min，滤过，滤液浓缩至 1ml，作为供试品溶液。另取板蓝根对照药材 0.5g，加乙醇 20ml，同法制成对照药材溶液。再取亮氨酸对照品、精氨酸对照品，加乙醇制成每 1ml 各含 0.1mg 的混合溶液，作为对照品溶液。照薄层色谱法（附录ⅥB）试验，吸取供试品溶液和对照品溶液各 5～10μl，对照药材溶液 2μl，分别点于同一硅胶 G 薄层板上，以正丁醇-冰醋酸-水（19：5：5）为展开剂，展开，取出，晾干，喷以茚三酮试液，在 105℃加热至斑点显色清晰。供试品色谱中，在与对照药材和对照品色谱相应的位置上，显相同颜色的斑点。

【检查】　应符合颗粒剂项下有关的各项规定（附录ⅠC）。

2. 检验原始记录和检验报告书

产品检验原始记录

品名：板蓝根颗粒　　　　　　　　　　　　　　　　　　　　　　　编号：20100012

规　　格	每袋装 10g	批　　量	10 万小袋	收到日期	2010 年 8 月 4 日
批　　号	A4050018	检品数量	10 盒	报告日期	2010 年 8 月 20 日
来　　源	×××车间	检验项目	理化检验	检验依据	《中国药典》2010 年版一部 800 页

检验项目	检　验　记　录
性　　状	本品为棕色的颗粒；味甜、微苦
鉴　　别	略
检　　查	粒度：供试品　30.0g 不能通过一号药筛和能通过五号药筛的颗粒和粉末　3.8g 粒度＝3.8/30.0＝12.7% 水分：空称量瓶(g)　天平型号：ABS-204 第一次干燥后称量瓶重　　(1)18.7647　　(2)17.3286 第二次干燥后称量瓶重　　$\frac{-18.7646}{0.0001}$　　$\frac{-17.3284}{0.0002}$ 供试品＋称量瓶重(g)　　(1)22.9923　　(2)22.0087 第一次干燥后供试品＋称量瓶重　　22.9206　　21.9249 第二次干燥后供试品＋称量瓶重　　$\frac{-22.9204}{0.0002}$　　$\frac{-21.9245}{0.0004}$ (1)水分(%)＝$\frac{22.9923-22.9204}{22.9923-18.7646}×100\%=1.7\%$　　(2)水分(%)＝$\frac{22.0087-21.9245}{22.0087-17.3284}×100\%=1.8\%$ 平均 1.8% 溶化性：本品 10g＋热水 200ml→全部溶化 装量差异：9.78　9.99　9.87　10.17　9.09　10.03　10.06　9.91　9.82　10.19　10.10　9.96 超过装量差异限度(±5%)0 袋
结　　论	以上项目符合规定

　　　　　　　　　　复核者：×××　　　　　　　　　　　　　　检验者：×××

产品检验报告书

品名：板蓝根颗粒　　　　　　　　　　　　　　　　　　　　　　编号：20100012

规　格	每袋装 10g	批　量	10 万小袋	收到日期	2010 年 8 月 4 日
批　号	A4050018	检品数量	10 盒×10 袋/盒	报告日期	2010 年 8 月 20 日
来　源	×××车间	检验项目	理化检验	检验依据	《中国药典》2010 年版一部 800 页

检验项目	检验规定	检验结果
性　状	本品为棕色或棕褐色的颗粒；味甜、微苦	本品为棕色的颗粒；味甜、微苦
鉴　别	薄层色谱鉴别供试品色谱中，在与对照药材和对照品色谱相应的位置上，显相同颜色的斑点	与对照药材色谱和对照品色谱一致
检　查	水分：不得过 6.0%	1.8%
	溶化性：符合规定	符合规定
	粒度：不能通过一号筛与能通过五号筛的总和，不得过 15%	12.7%
	装量差异：符合规定	符合规定
结　论	本品按《中国药典》2010 年版一部检验，除微生物限度项目外，其余项目结果符合规定	

审核员：×××　　　　　　　　　复核者：×××　　　　　　　　　检验者：×××

习　题

一、填空题

1. 除另有规定外，颗粒剂中所含水分不得过_____。

2. 颗粒剂粒度的要求是不能通过_____药筛和能通过_____药筛的颗粒和粉末总和不得过_____。

3. 颗粒剂溶化性检测：取供试品_____或_____（多剂量包装取），加_____℃水_____，搅拌_____，立即观察结果。可溶性颗粒剂应_____，允许有_____；混悬性颗粒剂应能_____。

二、单选题

1. 颗粒剂的一般质量要求不包括_____。

A　水分　　　　　　　　B　装量差异　　　　C　溶出度　　　　　D　粒度

2. 颗粒剂在做粒度检查时，下列操作错误的有_____。

A　取供试品 30g　　　　　　　　　　　B　选用一号和五号药筛

C　筛动 5min　　　　　　　　　　　　D　水平筛动

3. 单剂量包装的颗粒剂，标示装量为 5g，其装量差异限度为_____。

A　±4%　　　　　　B　±5%　　　　　　C　±7%　　　　　　D　±9%

4. 颗粒在做溶化性时，水温要求_____。

A　50～60℃　　　　B　60～70℃　　　　C　70～80℃　　　　D　80～100℃

5. 颗粒剂粒度检查时药筛为_____。

A　10 目和 80 目　　B　20 目和 60 目　　C　40 目和 80 目　　D　10 目和 40 目

6. 某瓶装中药颗粒剂，标示量每袋 10g，请根据下列两个批号的检查数据分别判断装量差异数据是否合格（单位：g）。

M 批号：　10.2　　9.6　　9.9　　8.9　　10.1　　10.0　　10.3　　9.7　　9.9　　9.8

N 批号：　10.3　　10.2　　9.8　　9.9　　10.6　　10.2　　9.3　　10.3　　10.0　　9.9

判断：M 批号_____ N 批号_____

A 合格　　　　　　　　B 不合格

7. 下列剂型要检测粒度的有_____。

A 胶囊　　　　　　B 糖衣片　　　　　C 颗粒剂　　　　　D 丸剂

三、多选题（选两个或两个以上答案）

1. 颗粒剂应进行_____的检查。

A 性状　　　　　　B 水分　　　　　　C 粒度

D 装量差异　　　　E 含量均匀度

2. 颗粒剂质量检查的项目有_____。

A 性状　　　　　B 崩解时限　　　　C 装量差异　　　　D 重量差异

E 粒度　　　　　F 溶化性

3. 当颗粒剂不含药材细粉，而含药材提取物时，可用合适的溶剂进行溶解或提取。常用的溶剂有_____，用索氏提取器提取。

A 无水乙醇　　　　B 乙醚　　　　　　C 甲醇　　　　　　D 三氯甲烷

四、是非题

1. 颗粒剂允许有少量焦屑。

2. 颗粒剂溶化性测定时水温为 100℃；泡腾颗粒的水温为 15～25℃。

3. 颗粒剂的外观应无结块、吸潮、软化，色泽允许有一定的差别。

4. 颗粒剂中大多含有糖、糊精等辅料，对测定有干扰，通常用有机溶剂提取。

5. 颗粒剂中因为大多数的辅料易溶于水，因此一般不宜用水作溶剂来提取纯化。

6. 颗粒剂在做粒度检查时，为加快检验进度可以采用快速筛动药筛。

五、简答题

1. 颗粒剂一般质量要求包括哪些内容？

2. "感冒舒颗粒"的处方包括大青叶、连翘、荆芥、防风、薄荷、牛蒡子、桔梗、白芷、甘草等九味药材。制备时，取连翘、荆芥、薄荷各 1/3 量提取挥发油，剩余部分与大青叶等六味加水煎煮二次，煎煮液合并、滤过、浓缩、醇沉后，取上清液浓缩至规定的相对密度，加蔗糖、糊精适量，制成颗粒，干燥，喷加挥发油，混匀，即得。规格为 15g/袋。请问按《中国药典》规定进行常规检查时，需要检查哪些项目？标准如何？

六、计算题

某颗粒剂粒度检查，数据如下：取供试品 30.67g，不能通过一号药筛和能通过五号药筛的颗粒和粉末 4.2g。求该颗粒剂的粒度并判定？

第八章　片剂的分析

片剂系指饮片提取物、饮片提取物加饮片细粉或药材细粉与适宜辅料混匀压制或由其他适宜方法制成的圆片状或异形片状的制剂，有浸膏片、半浸膏片和全粉片。

片剂以口服普通片为主，另有含片、咀嚼片、泡腾片、阴道片、阴道泡腾片和肠溶片等，本章只介绍口服普通片剂的分析。

第一节　一般质量要求

一、性状

片剂外观应完整光洁，色泽均匀；有适宜的硬度，以免在包装、贮运过程中发生磨损或破碎。

二、重量差异

该项目是检查片与片之间重量的差异，在于控制各片重量的一致性，保证药用剂量的准确。《中国药典》规定片剂的重量差异限度不得超过表 8-1 的规定。

表 8-1　片剂的重量差异限度

标示片重或平均片重	重量差异限度
0.3g 以下	±7.5%
0.3g 或 0.3g 以上	±5.0%

（1）仪器与用具　感量 0.1mg（平均片重 0.30g 以下的片剂）天平或感量 1mg（平均片重 0.30g 或 0.30g 以上的片剂）天平、扁形称量瓶、镊子。

（2）操作方法

① 取供试品 20 片，精密称定总重量，以总重量除以 20 得平均片重。

② 从已称定总重量的 20 片供试品中，依次用镊子取出 1 片，分别精密称定重量，得每片重量。每片重量与标示片重相比较（凡无标示片重的片剂，应与平均片重比较），超出重量差异限度的不得多于 2 片，并不得有 1 片超出限度的一倍。

（3）注意事项

① 称量前后，均应仔细检查药片数。称量过程中，应避免用手直接接触供试品。已取出的药片，不得再放回供试品原包装容器内。

② 糖衣片应在包衣前检查片心的重量差异，符合表 8-1 规定后，方可包衣，包衣后不

再检查重量差异。

③ 薄膜衣片在包衣后也应检查重量差异。

④ 平均片重和每片的重量保留 3 位有效数字。

⑤ 易吸潮的片剂需置于密闭的称量瓶中，快速称量。

（4）原始记录 记录 20 片的总重量及其平均片重、限度范围、每片的重量、超过限度的片数、结果判断。

（5）检验报告 应在"标准规定"下写标准规定的限度范围，在"检验结果"下写实测数值；实测数值超出规定范围时，应在数值之后加写"不符合规定"。

三、崩解时限

由于片剂的使用目的和作用部位不同，对压制片、糖衣片、肠溶衣片崩解时限的要求也有区别。除另有规定外，崩解时限应符合《中国药典》规定。

四、硬度

片剂要有适宜的硬度，这样既能保证在贮藏、运输过程中不至于破碎、磨损，保持片剂外观的光洁；又能保证片剂在一定时间内崩解。但《中国药典》并没有规定具体的硬度标准和检查方法，各药厂根据自己的实际情况可用经验控制，或用弹簧式孟山都硬度计、片剂四用测定仪测定。中药片剂的硬度，应能承受 $2\sim3kgf/cm^2$（$196.133\sim294.200kPa$）的压力。

第二节 分析的特点

片剂中常含有一定的赋形剂，如淀粉、糊精、糖粉、乳糖、硫酸钙、硬脂酸镁等，有的还含有药材细粉，进行鉴别或检查时，通常将片剂研细（糖衣片中的色素有干扰时需洗去或剥去糖衣），选择适宜的溶剂，用浸渍法、回流法、超声法提出所需成分后检验。进行含量测定时一般采取如下的步骤。

1. 取样

由于每片的重量不完全一致，为了获得分析取样的代表性，一般取片剂 20 片或按规定取样（糖衣片需除去糖衣）精密称出总重量，计算出平均片重后，将 20 片研细，精密称取适量后，按该品种含量测定项下规定方法测定。

2. 供试品溶液的制备

供试液制备时片剂的提取纯化方法与其他固体剂型相似，当其中的赋形剂对测定成分有干扰时，应根据赋形剂的性质和特点设法排除。①赋形剂中如有滑石粉、硫酸钙、淀粉时，因在水中不溶解，溶液浑浊，用紫外-可见分光光度法或比色法测定时有干扰。这种情况下可把供试品制成水溶液，若测定水溶性成分，通过过滤将滑石粉等除去；若测定脂溶性成分，可用有机溶剂提取后再依法测定。②如片剂中含有糊精、糖粉、乳糖等水溶性赋形剂时，可用有机溶剂提取有效成分，以除去杂质。

③当用非水溶量法测定片剂中成分的含量时，硬脂酸镁在冰醋酸中呈碱性，可消耗高氯酸，影响测定的准确性。此时若待测成分为脂溶性，可用有机溶剂（如三氯甲烷、丙酮、乙醇等）提取，硬脂酸镁不溶于有机溶剂而与待测成分分离；生物碱类或有机酸类成分可经酸化或碱化后，再用有机溶剂提取，然后把溶剂全部或部分蒸去再进行非水滴定。水溶性苷类成分可用正丁醇提取，然后蒸干，用甲醇溶解，再用色谱法测定。

若供试品溶液需过滤，初滤液一般应弃去，然后取续滤液测定。因初滤液经滤纸过滤后，由于滤纸的吸附作用，使得初滤液浓度变低，因此取续滤液才能保证与供试品溶液中的被测成分浓度一致。

3. 含量测定结果的表示

片剂的含量通常以每片中含被测成分的重量不得少于多少表示。若有效成分结构清楚，片剂规格具体，则通常以标示量的百分含量表示，以说明每片中有效成分的实际含量与标示量的符合程度。如《中国药典》中北豆根片、华山参片、复方黄连素片、黄杨宁片等都是使用这种方法表示的。其计算公式如下：

$$标示量(\%) = \frac{供试品中被测成分测得量(mg) \times 平均片重(g)}{样品重(g) \times 标示量(mg/片)} \times 100\%$$

第三节　牛黄解毒片的理化检验

1. 检验依据

《中国药典》2010 年版一部 566 页。

牛黄解毒片

Niuhuang Jiedu Pian

【处方】　人工牛黄　5g　　　雄黄　50g　　　石膏　200g　　　大黄　200g
　　　　　黄芩　150g　　　桔梗　100g　　　冰片　25g　　　甘草　50g

【性状】　本品为素片或包衣片，素片或包衣片除去包衣后显棕黄色；有冰片香气，味微苦、辛。

【鉴别】　（1）取本品，置显微镜下观察：草酸钙簇晶大，直径 $60\sim140\mu m$。不规则碎块金黄色或橙黄色，有光泽。

（2）取本品 1 片，研细，进行微量升华，所得的白色升华物，加新配制的 1% 香草醛硫酸溶液 1~2 滴，液滴边缘渐显玫瑰红色。

（3）取本品 2 片，研细，加三氯甲烷 10ml 研磨，滤过，滤液蒸干，加乙醇 0.5ml 使溶解，作为供试品溶液。另取胆酸对照品，加乙醇制成每 1ml 含 1mg 的溶液，作为对照品溶液。照薄层色谱法（附录ⅥB）试验，吸取上述两种溶液各 5μl，分别点于同一硅胶 G 薄层板上，以正己烷-乙酸乙酯-醋酸-甲醇（20：25：2：3）的上层溶液为展开剂，展开，取出，晾干，喷以 10% 硫酸乙醇溶液，在 105℃ 加热约 10min，置紫外光灯（365nm）下检视。供试品色谱中，在与对照品色谱相应的位置上，显相同颜色的荧光斑点。

（4）取本品 1 片，研细，加甲醇 20ml，超声处理 15min，滤过，取滤液 10ml，蒸干，残渣加水 10ml 使溶解，加盐酸 1ml，加热回流 30min，放冷，用乙醚提取 2 次，每次 20ml，合并乙醚液，蒸干，残渣加三氯甲烷 2ml 使溶解，作为供试品溶液。另取大黄对照药材 0.1g，同法制成对照药材溶液。再取大黄素对照品，加甲醇制成每 1ml 含 1mg 的溶液，作为对照品溶液。照薄层色谱法（附录Ⅵ B）试验，吸取上述三种溶液各 4μl，分别点于同一以羧甲基纤维素钠为黏合剂的硅胶 H 薄层板上，以石油醚（30～60℃）-甲酸乙酯-甲酸（15∶5∶1）的上层溶液为展开剂，展开，取出，晾干，置紫外光灯（365nm）下检视。供试品色谱中，在与对照药材色谱相应的位置上，显相同的 5 个橙黄色荧光主斑点；在与对照品色谱相应的位置上，显相同的橙黄色荧光斑点，置氨蒸气中熏后，日光下检视，斑点变为红色。

（5）取本品 4 片，研细，加乙醚 30ml，超声处理 15min，滤过，弃去乙醚，滤渣挥尽乙醚，加甲醇 30ml，超声处理 15min，滤过，滤液蒸干，残渣加水 20ml，加热使溶解，滴加盐酸调节 pH 值至 2～3，加乙酸乙酯 30ml 提取，分取乙酸乙酯液，蒸干，残渣加甲醇 1ml 使溶解，作为供试品溶液。另取黄芩苷对照品，加甲醇制成每 1ml 含 1mg 的溶液，作为对照品溶液。照薄层色谱法（附录Ⅵ B）试验，吸取上述两种溶液各 5μl，分别点于同一含 4%醋酸钠的羧甲基纤维素钠溶液为黏合剂的硅胶 G 薄层板上，以乙酸乙酯-丁酮-甲酸-水（5∶3∶1∶1）为展开剂，展开，取出，晾干，喷以 1%三氯化铁乙醇溶液。供试品色谱中，在与对照品色谱相应的位置上，显相同颜色的斑点。

【检查】 三氧化二砷　取本品适量（包衣片除去包衣），研细，精密称取 1.52g，加稀盐酸 20ml，时时搅拌 1h，滤过，残渣用稀盐酸洗涤 2 次每次 10ml，搅拌 10min，洗液与滤液合并，置 500ml 量瓶中，加水稀释至刻度，摇匀。精密量取 5ml，置 10ml 量瓶中，加水至刻度，摇匀。精密量取 2ml，加盐酸 5ml 与水 21ml，照砷盐检查法（附录Ⅸ F 第一法）检查，所显砷斑颜色不得深于标准砷斑。

其他　应符合片剂项下有关的各项规定（附录Ⅰ D）。

【含量测定】 照高效液相色谱法（附录Ⅵ D）测定。

色谱条件与系统适用性试验　用十八烷基硅烷键合硅胶为填充剂；甲醇-水-磷酸（45∶55∶0.2）为流动相；检测波长为 315nm。理论板数按黄芩苷峰计算应不低于 3000。

对照品溶液的制备　取黄芩苷对照品适量，精密称定，加甲醇制成每 1ml 中含 30μg 的溶液，即得。

供试品溶液的制备　取本品 20 片（包衣片除去包衣），精密称定，研细，取约 0.6g，精密称定，加 70%乙醇 30ml，超声处理 20min，放冷，滤过，滤液置 100ml 量瓶中，用少量 70%乙醇分次洗涤容器和残渣，洗液滤入同一量瓶中，加 70%乙醇至刻度，摇匀，即得。

测定法　分别精密吸取对照品溶液 5μl 与供试品溶液各 10μl，注入液相色谱仪，测定，即得。

本品每片含黄芩以黄芩苷（$C_{21}H_{18}O_{11}$）计，小片不得少于 3.0mg；大片不得少于 4.5mg。

2. 检验原始记录和检验报告书

产品检验原始记录

品名：牛黄解毒片　　　　　　　　　　　　　　　　　　　　　　　编号：1/3

规　　格	18片/盒	批　　量	2万盒	收到日期	2010 年 8 月 4 日
批　　号	A4050018	检品数量	10盒	报告日期	2010 年 8 月 20 日
来　　源	×××车间	检验项目	理化检验	检验依据	《中国药典》2010 年版一部 566 页

检验项目	检验记录
鉴　　别	(3)薄层色谱鉴别　室温:25℃　相对湿度:55% 供试品溶液:取本品 2 片,加三氯甲烷 10ml 研磨,滤过,滤液蒸干,加乙醇 0.5ml 使溶解 对照品溶液:取胆酸对照品 0.0099g,置 10ml 量瓶中,加乙醇至刻度 薄层板:硅胶 G 薄层板 点样:供试品与对照品分别点样 5µl 展开剂:正己烷-乙酸乙酯-醋酸-甲醇(20:25:2:3)的上层溶液 显色剂:10%硫酸乙醇溶液 紫外光灯(365nm)下检视; 1,2—胆酸对照品; 3,4—供试品 (5)薄层色谱鉴别 供试品溶液:取本品 4 片,加乙醚 30ml 超声 15min,滤过,滤液挥尽乙醚后滤渣加甲醇 30ml 超声 15min,滤过,滤液蒸干,残渣加水 20ml,加热使溶解,滴加盐酸调节 pH 值至 2~3,加乙酸乙酯 30ml 提取,取乙酸乙酯液,蒸干,残渣加甲醇 1ml 使溶解 对照品溶液:取黄芩苷对照品 0.0102g,置 10ml 量瓶中,加甲醇至刻度 薄层板:以含 4%醋酸钠的羧甲基纤维素钠溶液为黏合剂的硅胶 G 薄层板 点样:供试品与对照品分别点样 5µl 展开剂:乙酸乙酯-丁酮-甲酸-水(5:3:1:1) 展开方式:上行展开,展距 7cm 显色剂:1%三氯化铁乙醇溶液 1,2—黄芩苷对照品; 3,4—供试品
结　　论	以上项目符合规定

复核者：×××　　　　　　　　　　　　　　　检验者：×××

产品检验原始记录

品名：牛黄解毒片　　　　　　　　　　　　　　　　　　　　编号：2/3

检验项目	检 验 记 录
鉴　别	(4)薄层色谱鉴别　室温:25℃　相对湿度:55% 供试品溶液:取本品 1 片,研碎,加甲醇 20ml,超声 15min,取滤液 10ml 蒸干,加水 10ml 和盐酸 1ml,回流 30min,用乙醚提取 2 次,合并乙醚液,蒸干,残渣加三氯甲烷 2ml 使溶解,作为供试品溶液 对照品溶液:(1)大黄对照药材 0.1001g,同法制成对照药材溶液 (2) 取大黄素对照品 0.0102g,置 10ml 量瓶中,加乙醇至刻度 薄层板:以硅胶 H 加 0.3%羧甲基纤维素钠水溶液为黏合剂的自制板;厚度为 0.3mm 点样:供试品与对照品分别点样 4μl 展开剂:石油醚(30～60℃)-甲酸乙酯-甲酸(15:5:1)的上层溶液 展开方式:上行展开,展距 7cm 显色剂:置紫外光灯(365nm)下检视;再置氨蒸气中熏数分钟后,日光下检视,斑点变为红色 1,2—大黄素;3,4—大黄对照药材;5,6—供试品
检　查	三氧化二砷　检查方法:古蔡氏法 供试品:(1)1.5203g　(2)1.5202g 供试品制备: 供试品 —稀盐酸20ml,过滤→ 滤液 —水→ 500ml 量瓶,精密量取 5ml —水→ 10ml 量瓶,精密量取 2ml —盐酸5ml与水21ml→ 置古蔡氏法检砷盐装置 A 瓶中 标准砷溶液:1μg/ml,取 2ml 供试品(1)和(2)所显砷斑的颜色浅于标准砷斑
结　论	以上项目符合规定

复核者：×××　　　　　　　　　　检验者：×××

产品检验原始记录

品名：牛黄解毒片　　　　　　　　　　　　　　　　　　　　　　编号：3/3

检验项目	检 验 记 录
性　状	本品为糖衣片,除去糖衣后显棕黄色;有冰片的香气
鉴　别	(2)化学鉴别　取本品1片,研细,升华,得到白色结晶,加新配制的1%香草醛硫酸溶液1滴,液滴边缘显玫瑰红色
检　查	重量差异:20片重6.352g;平均片重0.3176;重量差异限度:±5.0% 0.3068　0.3129　0.3138　0.3106　0.3208　0.3221　0.3201 0.3152　0.3165　0.3276　0.3229　0.3301　0.3217　0.3092 0.3102　0.3211　0.3185　0.3167　0.3109　0.3243 超出重量差异限度0片　　　　　天平型号:ABS204 崩解时限:供试品6片,开始启动时间是10:00,崩解结束时间10:45
含　量	仪器及检测条件:LC10ATvp高效液相色谱仪;检测波长315nm;C₁₈柱;HA-180M分析天平;流速0.8ml/min;压力20.8MPa;流动相为甲醇-水-磷酸(45:55:0.2) 对照品:$\xrightarrow{甲醇}$100ml量瓶;精密量取5ml$\xrightarrow{甲醇}$10ml量瓶 黄芩苷对照品重(g):(1)0.00720;(2)0.00718 $c_{对1}=\dfrac{0.00720\times1000\times5}{100\times10}=0.0360$mg/ml　$c_{对2}=\dfrac{0.00718\times1000\times5}{100\times10}=0.0359$mg/ml 供试品溶液:供试品$\xrightarrow{70\%乙醇}$100ml量瓶　2ml$\xrightarrow{70\%乙醇}$10ml量瓶 供试品重(g):(1)0.6024　(2)0.6017 1-1供试品含量(mg/片)$=\dfrac{A_{供}\times c_{对}\times稀释倍数\times平均片重}{A_{对}\times供试品取用量}$ 　　　　$=\dfrac{269994.094\times0.0360\times100\times10\times0.3176}{808168.188\times0.6024\times2}=3.17$mg/片 1-2供试品含量(mg/片)$=\dfrac{262641.594\times0.0360\times100\times10\times0.3176}{792060.438\times0.6024\times2}=3.15$mg/片 2-1供试品含量(mg/片)$=\dfrac{264327.500\times0.0359\times100\times10\times0.3176}{788364.625\times0.6017\times2}=3.18$mg/片 2-2供试品含量(mg/片)$=\dfrac{257327.503\times0.0359\times100\times10\times0.3176}{778484.497\times0.6017\times2}=3.13$mg/片 平均:3.16mg/片
结　论	以上项目符合规定

复核者:×××　　　　　　　检验者:×××

附色谱图:

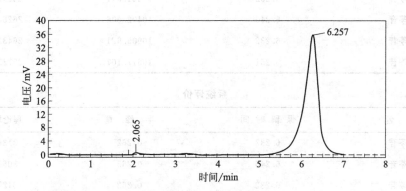

黄芩苷对照品高效液相色谱图

表5　分析结果

分析结果

峰　名	保留时间	峰　高	峰　面　积
对照 1-1 黄芩苷	6.257	35852.410	808168.188
对照 1-2 黄芩苷	6.273	35418.789	792060.438
对照 2-1 黄芩苷	6.273	35541.539	788364.625
对照 2-2 黄芩苷	6.261	35096.117	778484.497

系统评价

峰　名	保留时间	半峰宽	理论塔板数
对照 1-1 黄芩苷	6.257	0.268	3019.760
对照 1-2 黄芩苷	6.273	0.262	3175.834
对照 2-1 黄芩苷	6.273	0.264	3127.602
对照 2-2 黄芩苷	6.261	0.265	3086.217

附色谱图：

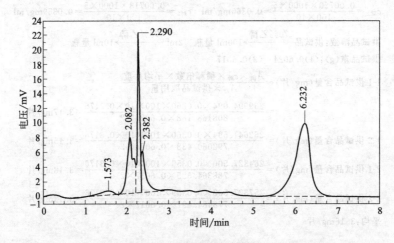

供试品的高效液相色谱图

分析结果

峰　名	保留时间	峰　高	峰　面　积
供试品 1-1 黄芩苷	6.232	10421.941	269994.094
供试品 1-2 黄芩苷	6.240	10402.606	262641.594
供试品 2-1 黄芩苷	6.232	10905.921	264327.500
供试品 2-2 黄芩苷	6.251	10617.107	257327.503

系统评价

峰　名	保留时间	半峰宽	理论塔板数
供试品 1-1 黄芩苷	6.232	0.262	3136.061
供试品 1-2 黄芩苷	6.240	0.265	3061.685
供试品 2-1 黄芩苷	6.232	0.262	3127.602
供试品 2-2 黄芩苷	6.251	0.265	3086.217

产品检验报告书

品名：牛黄解毒片　　　　　　　　　　　　　　　　　　编号：20100014

规　格	18片/盒	批　量	2万盒	收到日期	2010年8月4日
批　号	A4050018	检品数量	10盒×18片/盒	报告日期	2010年8月20日
来　源	×××车间	检验项目	理化检验	检验依据	《中国药典》2010年版一部566页

检验项目	标　准　规　定	检　验　结　果
性　状	本品为素片或包衣片,素片或包衣片除去包衣后显棕黄色;有冰片香气,味微苦、辛	本品除去包衣后显棕黄色,有冰片香气,味微苦、辛
鉴　别	鉴别(2)　应呈正反应	呈正反应
	鉴别(3)　供试品色谱中,在与对照品色谱相应的位置上,显相同颜色的荧光斑点	与对照品色谱图一致
	鉴别(4)　供试品色谱中,在与对照药材色谱相应的位置上,显相同的5个橙黄色荧光主斑点;在与对照品色谱相应的位置上,显相同的橙黄色荧光斑点,置氨蒸气中熏后,日光下检视,斑点变为红色	与对照品色谱图一致。与对照药材色谱图一致
	鉴别(5)　供试品色谱中,在与对照品色谱相应的位置上,显相同颜色的斑点	与对照品色谱图一致
检　查	三氧化二砷:应符合规定 重量差异:应符合规定 崩解时限:供试品6片,1h内应全部崩解	符合规定 符合规定 符合规定
含量测定	每片含黄芩以黄芩苷($C_{21}H_{18}O_{11}$)计,小片不得少于3.0mg	3.16mg/片
结　论	本品按《中国药典》2010年版一部检验,除显微鉴别和微生物限度项目外,其余项目结果符合规定	

复核者：×××　　　　　　　　检验者：×××

习　题

一、填空题

1. 片剂外观应_____,色泽_____,有适宜的_____。

2. 片剂的重量差异操作方法是取供试品_____片,精密称定总重量,以_____除以_____得平均片重;从已_____供试品中,依次用_____取出_____,分别精密称定重量,得_____重量。每片重量与_____相比较(凡_____的片剂,应与_____比较),超出重量差异限度的不得多于_____,并不得有1片超出_____。

二、单选题

1. 标示片重或平均片重在0.3g或0.3g以上,其重量差异限度为_____。
A ±5%　　　　B ±6%　　　　C ±7.5%　　　　D ±9%

2. 中药片剂的硬度一般应能承受_____kgf/cm² 的压力。
A 1~2　　　　B 2~3　　　　C 4~6　　　　D 3~5

3. 检验中药片剂质量时,为了保证分析取样的代表性,一般取_____片研细,再按规定称取适当重量。
A 10　　　　B 20　　　　C 30　　　　D 40

4. 崩解时限检查时,水温要求_____。
A 20℃　　　　B 37℃　　　　C 70℃　　　　D 100℃

三、多选题（选两个或两个以上答案）

1. 片剂应进行_____检查。

A　性状　　　　　　　B　重量差异　　　　　C　装量差异　　　　　D　崩解时限

E　水分

2. 下列剂型做重量差异检查的有_____。

A　合剂　　　　　　　B　颗粒剂　　　　　　C　丸剂　　　　　　　D　片剂

3. 下列剂型做装量差异检查的有_____。

A　合剂　　　　　　　B　颗粒剂　　　　　　C　丸剂　　　　　　　D　片剂

4. 下列剂型做水分检查的有_____。

A　合剂　　　　　　　B　颗粒剂　　　　　　C　丸剂　　　　　　　D　片剂

四、是非题

1.《中国药典》对片剂的硬度没有具体的规定，因为片剂硬度无关紧要。

2. 片剂的作崩解时限检查时，应取 6 片，在规定时间内全部崩解。如有 1 片不能完全崩解，应另取 6 片复试，均全部崩解。

3. 片剂重量差异检查时，刚打开瓶盖，因有事暂时离开，回来后继续称量。

4. 片剂重量差异检查时，用镊子将药片从包装瓶中取出，称完后再放回供试品原包装中。

5. 已包好糖衣的片剂无需检查重量差异。

五、简答题

1. 片剂中常用的赋形剂有哪些？对含量测定有何影响？如何排除其干扰？

2. 片剂一般质量要求包括哪些内容？

六、计算题

用高效液相色谱法测牛黄解毒片中黄芩苷的含量，操作如下：

黄芩苷对照品 $\xrightarrow{\text{甲醇}}$ 100ml 量瓶，精密量取 5ml $\xrightarrow{\text{甲醇}}$ 10ml 量瓶

黄芩苷对照品重（g）：(1) 0.00760　　(2) 0.00774

供试品溶液 $\xrightarrow{70\%\text{乙醇}}$ 100ml 量瓶，精密量取 2ml $\xrightarrow{70\%\text{乙醇}}$ 10ml 量瓶

供试品重（g）：(1) 0.6104　　(2) 0.6127

分别精密吸取对照品溶液 5μl 与供试品溶液各 10μl，注入液相色谱仪，测定数据如下：

	保留时间	$W_{1/2}$	峰面积
对照品 1-1	6.751	0.263	8082
对照品 1-2	6.747	0.271	7926
对照品 2-1	6.948	0.269	7863
对照品 2-2	6.921	0.267	7789
供试品 1-1	6.634	0.272	2671
供试品 1-2	6.629	0.267	2683
供试品 2-1	6.434	0.268	2648
供试品 2-2	6.429	0.263	2692

计算供试品中黄芩苷的含量（mg/片）和理论板数并判定。

标准：每片含黄芩以黄芩苷（$C_{21}H_{18}O_{11}$）计，小片不得少于 3.0mg。

第九章　胶囊剂的分析

胶囊剂系指将饮片用适宜方法加工后，加入适宜辅料填充于空心胶囊或密封于软质囊材中的制剂，可分为硬胶囊、软胶囊（胶丸）和肠溶胶囊。主要供口服用。

第一节　一般质量要求

一、性状

胶囊剂应整洁，不得有黏结、变形、渗漏或囊壳破裂现象，并应无异臭。

二、水分

《中国药典》规定硬胶囊应检查水分。除另有规定外，其水分不得过 9.0%。硬胶囊内容物为液体或半固体者不检查水分。

三、装量差异

在生产过程中，由于空胶囊容积、粉末的流动性以及工艺、设备等原因，可引起胶囊内容物装量的差异，为控制各粒装量的一致性，保证用药剂量的准确，《中国药典》规定了胶囊剂的装量差异限度应在标示装量（或平均装量）的 ±10% 以内，超出装量差异限度的不得多于 2 粒，并不得超出限度 1 倍。

1. 仪器与用具

感量 0.1mg 的天平、扁形称量瓶、小毛刷、镊子和剪刀等。

2. 操作方法

（1）硬胶囊剂　除另有规定外，取供试品 10 粒，分别精密称定重量后，依次放置在固定的位置，分别打开囊帽，倾出内容物（不得损失囊壳），囊壳用小刷或其他适宜的用具将囊壳（包括囊体和囊帽）内外拭净；并依次精密称定每一囊壳重量，即可求出每粒内容物装量和平均装量。

（2）软胶囊剂　除另有规定外，取供试品 10 粒，分别精密称定重量后，依次放置在固定的位置，分别用剪刀剪破囊壳，倾出内容物（不得损失囊壳），囊壳用乙醚等易挥发性溶剂洗净，置通风处使溶剂挥尽，并依次精密称定每一囊壳重量，即可求出每粒内容物的装量和平均装量。

3. 注意事项

① 称量前后，均应仔细检查胶囊数。称量过程中，应避免用手直接接触供试品。已取出的胶囊，不得再放回供试品原包装容器内。

② 每粒胶囊的两次称量中，应注意编号顺序以及囊体和囊帽的对号，不得混淆。

③ 洗涤软胶囊壳的有机溶剂，以乙醚最好。挥散溶剂时，应在通风橱中自然挥散，不得加热或长时间置干燥处，以免软胶囊壳失去水分。

④ 平均装量和每粒的装量，应准确至装量的千分之一。

⑤ 内容物为半固体或液体的硬胶囊剂，装量差异操作方法同软胶囊剂。

4. 原始记录

依次记录每粒胶囊及其自身囊壳的称量数据、每粒内容物重量、平均装量、限度范围、超过限度的粒数、结果判断。

$$每粒内容物重量＝每粒胶囊重量－囊壳重量$$
$$每粒的平均装量＝每粒内容物重量总和÷20$$

每粒装量与标示装量相比较（无标示装量的胶囊剂，与平均装量比较），装量差异限度应在±10.0％以内，超出装量差异限度的不得多于2粒。并不得有1粒超出限度一倍。

5. 检验报告

应在"标准规定"下写标准规定的限度范围，在"检验结果"下写实测数值；实测数值超出规定范围时，应在数值之后加写"不符合规定"。

四、崩解时限

除另有规定外，照崩解时限检查法应符合规定。

第二节 分析特点

胶囊剂分为硬胶囊和软胶囊剂，硬胶囊是将药物粉末或加辅料装入空心胶囊中制成，进行分析时，只需将内容物从胶囊中倾出，以相应的方法提取即可（见片剂等的处理方法）。

软胶囊是指油类等液体药物或混悬液封闭在软胶囊中而成的制剂。软胶囊的囊体主要由明胶及辅料组成，在进行分析时，将胶囊用小刀剪开，倾出内容物，用适当的溶剂洗涤胶皮，使内容物全部洗出。若胶丸中含有挥发油时，也可采用水蒸气蒸馏，使胶皮破裂，挥发油被蒸出，再进行含量测定。

第三节 地奥心血康胶囊的理化鉴别

1. 检验依据

《中国药典》2010年版一部671页。

地奥心血康胶囊

Di'ao Xinxuekang Jiaonang

本品为地奥心血康经加工制成的胶囊。

【性状】 本品为硬胶囊剂，内容物为浅黄色或浅棕黄色的粉末；味微苦。

【鉴别】 略。

【检查】 水分 取本品内容物适量，在105℃干燥至恒重，减失重量不得过11.0％（附录Ⅸ H第一法）。

其他 应符合胶囊剂项下有关的各项规定（附录Ⅰ L）。

【含量测定】 甾体总皂苷 取本品装量差异项下的内容物，混合均匀，精密称取适量（约相当于甾体总皂苷元0.12g），置150ml圆底烧瓶中，加硫酸40％乙醇溶液（取60ml硫酸，缓缓注入适量的40％乙醇溶液中，放冷，加40％乙醇溶液至1000ml，摇匀）50ml，置沸水浴中回流5h，放冷，加水100ml，摇匀，用105℃干燥至恒重的4号垂熔玻璃坩埚滤过，沉淀用水洗涤至滤液不显酸性，105℃干燥至恒重，计算，即得。

本品每粒含甾体总皂苷以甾体总皂苷元计，不得少于 35mg。

伪原薯蓣皂苷　略。

2. 检验原始记录和检验报告书

产品检验原始记录

品名：地奥心血康胶囊　　　　　　　　　　　　　　　　编号：20100012

规　　格	100mg/粒	批　　量	60万粒	收到日期	2010 年 8 月 4 日
批　　号	A4050018	检品数量	10盒	报告日期	2010 年 8 月 20 日
来　　源	×××车间	检验项目	理化检验	检验依据	《中国药典》2010 年版一部 671 页

检验项目	检　验　记　录
性　　状	内容物为浅黄色的粉末;味微苦
鉴　　别	略
检　　查	**干燥失重**　（105℃） 空称量瓶(g) 　　　第一次干燥后称量瓶重(1)18.7647　　(2)17.3286 　　　第二次干燥后称量瓶重 −18.7646　　 − 17.3284 　　　　　　　　　　　　　　 0.0001　　　　　 0.0002 供试品＋称量瓶重(g)　　(1)20.9021　　(2)19.9754 第一次干燥后供试品＋称量瓶重　20.7210　　19.7559 第二次干燥后供试品＋称量瓶重 −20.7185　　−19.7531 　　　　　　　　　　　　　　　 0.0025　　　 0.0028 (1)　　　　　　　　　　　　　　　(2) 干燥失重(%)=$\frac{20.9021-20.7185}{20.9021-18.7646}\times100\%$　　　水分(%)=$\frac{19.9754-19.7531}{19.9754-17.3284}\times100\%$ 　　　　　　　=8.6%　　　　　　　　　　　　　　=8.4% 平均8.5% **装量差异**:取 10 粒,分别称重数据如下(g)。 胶囊重　(1)0.363　　(2)0.369　　(3) 0.385　　(4)0.383　　(5)0.378 囊壳重　−0.074　　−0.076　　−0.074　　−0.075　　−0.073 内容物重　0.289　　0.293　　　0.311　　　0.308　　　0.305 胶囊重　(6)0.367　　(7)0.371　　(8) 0.364　　(9)0.368　　(10)0.385 囊壳重　−0.078　　−0.072　　−0.074　　−0.076　　−0.075 内容物重　0.289　　0.299　　　0.290　　　0.292　　　0.310 平均装量:0.2986g　　　　　　装量差异限度:±10% 限度范围:0.2687～0.3285g　　超出限度范围 0 粒 **崩解时限**:供试品 6 粒,25min 内全部崩解
结　　论	以上项目符合规定

复核者：×××　　　　　　　　　　　检验者：×××

产品检验原始记录

品名：地奥心血康胶囊　　　　　　　　　　　　　　　　　　　　编号：20100013

检验项目	检 验 记 录
含　　量	甾体总皂苷 天平型号：ABS204 供试品：(1)1.0581g　　　　　(2)1.0467g 4号垂熔玻璃坩埚 105℃的恒重值：(1)20.3157　　　(2)20.2047 　　　　　　　　　　　　　　　　 −20.3156　　　　 −20.2045 　　　　　　　　　　　　　　　　　 0.0001　　　　　　 0.0002 操作： 供试品→150ml 圆底烧瓶 —硫酸 40%乙醇溶液 50ml→ 回流 5h —水 100ml 过滤→ 沉淀 → 干燥 → 称重 　(1)20.4639　　　(2)20.3544 　−20.4637　　　 −20.3542 　　 0.0002　　　　　 0.0002 (1)沉淀的重量＝20.4637−20.3156＝0.1481 (2)沉淀的重量＝20.3542−20.2045＝0.1497 计算：(1)甾体总皂苷(mg/粒)＝$\dfrac{\text{沉淀的重量}\times\text{平均装量}}{\text{供试品的重量}}\times 1000$ 　　　　　　　　　　＝$\dfrac{0.1481\times 0.2986}{1.0581}\times 1000=41.799=42\text{mg/粒}$ 　　　(2)甾体总皂苷(mg/粒)＝$\dfrac{0.1497\times 0.2986}{1.0467}\times 1000=42.71=43\text{mg/粒}$ 平均值＝(42＋43)/2 ＝ 42mg/粒（＞35mg/粒） 伪原薯蓣皂苷　略
结　　论	以上项目符合规定

复核者：×××　　　　　　　　　　　　　　　　检验者：×××

产品检验报告书

品名：地奥心血康胶囊　　　　　　　　　　　　　　　　　　　　编号：20100013

规　格	100mg/粒	批　量	60 万粒	收到日期	2010 年 8 月 4 日
批　号	A4050018	检品数量	10 盒×24 粒/盒	报告日期	2010 年 8 月 20 日
来　源	本公司产品	检验项目	理化检验	检验依据	《中国药典》2010 年版一部 671 页

检验项目	标　准　规　定	检　验　结　果
性　状	本品为硬胶囊剂，内容物为浅黄色或浅棕黄色的粉末；味微苦	内容物为浅黄色的粉末；味微苦
鉴　别	薄层鉴别供试品色谱中，在与对照提取物色谱相应的位置上， 显相同颜色的斑点	与对照提取物色谱一致
检　查	干燥失重：减失重量不得过 11.0% 装量差异：应符合规定 崩解时限：应符合规定	8.5% 符合规定 符合规定
含　量	甾体总皂苷　每粒含甾体总皂苷以甾体总皂苷元计，不得少 于 35mg 伪原薯蓣皂苷　每粒含伪原薯蓣皂苷($C_{51}H_{o2}O_{21}$)不得少 于 15.0mg	42mg/粒 16.2mg/粒
结　论	本品按药典 2010 年版一部检验，除微生物限度项目外，其余项目结果符合规定	

复核者：×××　　　　　　　　　　　　　　　　检验者：×××

习 题

一、填空题

1. 硬胶囊内容物，照《中国药典》水分测定法，除另有规定外，不得超过_____。

2. 硬胶囊剂的装量差异，除另有规定外，取供试品_____，分别精密称定重量。

3. 硬胶囊剂的装量差异判断标准为_____与_____相比较（无_____的胶囊剂，与_____比较），装量差异限度应在_____以内，超出装量差异限度的_____。并不得有_____超出限度_____。

二、单选题

1. 地奥心血康胶囊装量差异属于_____。

A 制剂通则检查 B 一般杂质检查 C 特殊杂质检查 D 微生物限度检查

2. 软胶囊装量差异检查时，洗涤囊壳的溶剂为_____。

A 乙醇 B 水 C 乙醚 D 甲醇

3. 胶囊装量差异检查时，平均装量和每粒装量，至少应准确至装量的_____。

A 十分之一 B 百分之一 C 千分之一 D 万分之一

4. 胶囊剂装量检查时，使用的天平至少是感量_____的天平。

A 0.1g B 1.0g C 0.1mg D 0.01mg

5. 胶囊剂装量检查时，操作顺序为（1）_____（2）_____（3）_____（4）_____。

A 倾出内容物 B 称囊壳 C 将胶囊放置固定位置 D 拭净囊壳

三、多选题（选两个或两个以上答案）

1. 下列剂型检测重量差异的是_____，下列剂型检测装量差异的是_____。

A 胶囊 B 糖衣片 C 颗粒剂 D 丸剂

2. 胶囊剂的性状有下列情形之一者属不合格_____。

A 外观整洁 B 黏结、变形 C 囊壳破裂 D 内容物成柱状

3. 下列剂型做水分检查的有_____。

A 糖浆剂 B 颗粒剂 C 丸剂 D 片剂

E 胶囊剂

四、是非题

1. 胶囊剂的崩解时限判断是在规定时间内全部崩解，如有部分颗粒状物未通过筛网，但已软化或无硬心物质者，可作符合规定论。

2. 胶囊剂的水分越低越好。

3. 软胶囊的装量差异检查时，囊壳用乙醚洗净后称重。

4. 胶囊装量检查时的两次称重，应注意编号顺序。

5. 胶囊剂的提取纯化与片剂相同。

五、简答题

胶囊剂一般质量要求包括哪些内容？

六、计算题

1. 地奥心血康胶囊中甾体总皂苷含量测定，数据如下：

供试品重 1.0297g，沉淀物重 0.1503g，根据上题的平均重量计算地奥心血康胶囊中甾体总皂苷含量并判定（标准：每粒含甾体总皂苷以甾体总皂苷元计，不得少于 35mg）。

中药制剂分析技术实验指导

实验一　中药制剂的化学鉴别

【实验目的】

1. 掌握中药制剂的化学鉴别方法。

2. 掌握中药制剂化学鉴别的供试品前处理方法和供试液的制备。

【实验原理】

抗骨增生丸由熟地黄、肉苁蓉、狗脊、鸡血藤等药物组成，本实验通过 70％乙醇水浴回流提取后，大量极性较强的水溶性干扰物质被排除于提取液外，水浴蒸干，加 5％硫酸溶液使生物碱溶解，酸性条件下进行生物碱沉淀反应鉴别。

板蓝根颗粒（冲剂）是由板蓝根水提取物经浓缩后加糖制成，板蓝根含有多种氨基酸，本实验用茚三酮试剂对板蓝根颗粒中的氨基酸进行化学鉴别。

大山楂丸通过乙醇水浴回流提取后，水浴蒸干后加水溶解，再采用萃取法进一步排除杂质干扰，然后采用盐酸-镁粉试验鉴别该药中的黄酮类成分。

【实验步骤】

1. 抗骨增生丸的鉴别

① 取抗骨增生丸（大蜜丸，每丸重 3g）2 丸，剪碎，置圆底烧瓶中。

② 加 70％乙醇 25ml，置水浴上回流 15min。

③ 滤纸过滤，滤液置小烧杯中，用量筒量取滤液 5ml，置于蒸发皿中，水浴上蒸干。

④ 蒸干后的残渣加 5％硫酸溶液 10ml 溶解，滤纸过滤至另一干净的小烧杯。

⑤ 取三支试管，每支试管各加约 1ml 滤液；第一管中加碘化铋钾试液 1～2 滴，生成红棕色沉淀；第二管中加碘化汞钾试液 1～2 滴，生成白色沉淀；第三管中加硅钨酸试液 1～2 滴，生成白色沉淀。

2. 板蓝根颗粒的鉴别

① 称取板蓝根颗粒剂 1g 置小烧杯中，加入水 10ml 溶解（如有不溶物，应过滤）。

② 取上述溶液（或滤液）2ml，加入茚三酮试液 2 滴，沸水浴加热数分钟，应呈紫蓝色。

3. 大山楂丸的鉴别

① 取大山楂丸 9g，切碎，置于圆底烧瓶中。

② 加乙醇 40ml，置水浴上加热回流 10min，滤纸过滤，滤液置于蒸发皿中，水浴上蒸干；残渣加水 10ml，加热使溶解，置分液漏斗中。

③ 用量筒量取正丁醇 15ml 至分液漏斗中，振摇提取，分取正丁醇提取液，置于蒸发皿中，水浴上蒸干，残渣加甲醇 5ml 使溶解，滤纸过滤至小烧杯中。

④ 取滤液 1ml 置试管中，加少量镁粉与盐酸 2～3 滴，水浴加热 4～5min 后，即显橙红色。

【讨论】

1. 上述鉴别反应各鉴别了什么成分？

2. 抗骨增生丸的鉴别时，碘化汞钾试剂为何不能加得太多？

3. 大山楂丸供试品加镁粉与盐酸进行反应，供试滤液为何不能混进水？

实验二　中药制剂的薄层色谱鉴别（一）

【实验目的】

1. 掌握中药制剂薄层色谱鉴别方法。

2. 熟悉中药制剂薄层色谱鉴别的样品前处理方法和供试液的制备。

【实验原理】

逍遥丸由柴胡、当归等七味药材组成，本实验用乙醇作提取溶剂进行超声提取，大量极性较强的水溶性干扰成分被排除于提取液外。

千柏鼻炎片由千里光等多味药材组成，本实验通过乙醇水浴回流提取，大量极性较强的水溶性干扰物质被排除于提取液外。

【实验步骤】

1. 逍遥丸的薄层色谱鉴别

（1）铺板　取两块 10cm×10cm 玻璃薄层板并排放置水平台上，称取硅胶 G 6g 置研钵中，用量筒加水 18ml，按顺时针方向充分研磨混合，调成均匀糊状物，去除表面气泡后，倒在薄层板上，铺成均匀一层，于室温下在水平台上晾干后，在 110℃烘 30min，即置有干燥剂的干燥器中备用。

（2）展开剂的配制　用刻度吸管吸取正己烷 18ml、乙酸乙酯 2ml 混合备用。

（3）供试品溶液的制备　取逍遥丸 1 丸置研钵中研碎，置具塞锥形瓶中，用量筒加乙醇 15ml，超声处理 15min；滤纸过滤，滤液置于蒸发皿中，水浴上蒸干，残渣加乙醇 1ml 使溶解，作为供试品溶液。

（4）当归对照药材的制备　另取对照药材 0.1g，置具塞锥形瓶中，用量筒加乙醇 10ml，超声处理 15min；滤纸过滤，滤液置于蒸发皿中，水浴上蒸干，残渣加乙醇 1ml 使溶解，作为对照药材溶液。

（5）点样　从干燥器中取出薄层板，检查其均匀度，在反射光和透射光下检视，取表面均匀、平整、光滑、无气泡、无麻点、无破损及污染的薄层板点样；用定量毛细管吸取上述两种溶液各 5μl，以垂直方向小心接触板面使成圆点状，点样基线距底边 10mm，点间距离为 10mm，每种溶液分别点两次。

（6）展开　取双槽展开箱，在一侧中加入展开剂 20ml，密闭放置 30min，迅速放入载有供试品的薄层板，立即密闭，展开，在展开约 8cm 时将薄层板取出，迅速在展开剂的前沿处做记号，晾干。

（7）置紫外光灯（365nm）下检视。供试品色谱中，在与对照药材色谱相应的位置上，显相同颜色的荧光斑点。

2. 千柏鼻炎片的薄层色谱鉴别

（1）铺板　同逍遥丸。

（2）展开剂的配制　用刻度吸管吸取甲苯 10ml、乙酸乙酯 8ml、甲酸 2ml 混合备用。

（3）供试品溶液的制备　取千柏鼻炎片 10 片，用小刀刮去糖衣后，置研钵中研细，置圆底烧瓶中，用量筒加乙醇 25ml，置水浴加热回流 1h，滤纸过滤，滤液置于蒸发皿中，水浴上浓缩至近干，残渣加乙醇 2ml 使溶解，作为供试品溶液。

　　（4）千里光对照药材的制备　取千里光对照药材 25g 置烧杯中，加水约 200ml，煎煮 1h，滤纸过滤置于蒸发皿中，水浴上浓缩成稠膏，将稠膏置圆底烧瓶中，用量筒加乙醇 40ml，水浴加热回流 1h，滤纸过滤，滤液置于蒸发皿中，水浴浓缩至近干，残渣加乙醇 2ml 使溶解，制成对照药材溶液。

　　（5）点样　同逍遥丸；点样量为 3μl。

　　（6）展开　同逍遥丸。

　　（7）检视　喷以三氯化铁试液。供试品色谱中，在与对照药材色谱相应的位置上，显相同颜色的斑点。

　　【讨论】

　　1. 通过该实验，你认为在薄层色谱鉴别时，影响薄层色谱图谱的因素是什么？

　　2. 比较逍遥丸与千柏鼻炎片两个品种的前处理方法有何异同？

实验三　中药制剂的薄层色谱鉴别（二）

　　【实验目的】

　　1. 掌握中药制剂薄层色谱鉴别方法。

　　2. 熟悉中药制剂薄层色谱鉴别的样品前处理方法和供试液的制备。

　　【实验原理】

　　六味地黄丸是由熟地黄、牡丹皮、山茱萸、茯苓、山药、泽泻六味中药制成的蜜丸。本实验选用牡丹皮中有效成分丹皮酚作为鉴别对象。由于制剂中所含的蜂蜜对薄层检出有影响，本实验以硅藻土处理样品，使样品易于分散并对蜂蜜进行吸附，以有机溶剂提取，消除蜂蜜的干扰。

　　牛黄解毒片是由冰片、牛黄、大黄、黄芩、石膏等药材制成的中药片剂，本实验用甲醇作为提取溶剂，超声处理，水浴蒸干后，再加盐酸回流，然后采用萃取法分离干扰杂质制成供试品。

　　【实验步骤】

　　1. 六味地黄丸的薄层色谱鉴别

　　（1）铺板　同实验二的逍遥丸。

　　（2）展开剂的配制　用刻度吸管吸取环己烷 18ml、乙酸乙酯 6ml 混合备用。

　　（3）供试品溶液的制备　取六味地黄丸（小蜜丸 9g 或大蜜丸 1 丸）切成小块置研钵中，加硅藻约 4g，研匀，细粉置 100ml 圆底烧瓶中，用量筒加乙醚 40ml，水浴低温（约 50℃）回流 1h，滤纸过滤，滤液置于蒸发皿中，60℃水浴上挥去乙醚，残渣加丙酮 1ml 溶解，作为供试品溶液。

　　（4）丹皮酚对照品的制备　取丹皮酚对照品 10mg，置 10ml 量瓶中，加丙酮至刻度，作为对照品溶液。

　　（5）点样　同逍遥丸；点样量为 10μl。

　　（6）展开　同逍遥丸。

　　（7）检视　喷以盐酸酸性 5％三氯化铁乙醇溶液，电吹风加热至呈现蓝褐色斑点。供试品色谱中，在与对照品色谱相应的位置上，显相同颜色的斑点。

2. 牛黄解毒片薄层色谱鉴别

参见第二章第三节八。

实验四　中药制剂的水分与装量差异测定

【实验目的】

1. 掌握用烘干法对中药制剂丸剂、颗粒剂和胶囊剂进行水分检查的方法和原理。

2. 掌握丸剂、颗粒剂和胶囊剂的装量差异检查方法，熟悉其判定的理论依据。

【实验原理】

中药制剂的水分偏高，容易使药品发生霉变，《中国药典》规定大多数中药制剂均要控制水分含量。

装量差异是中药制剂常规检查项目之一，目的是为了保证服用剂量的准确性。

【实验步骤】

1. 保济丸、板蓝根颗粒和地奥心血康胶囊的水分检查

（1）恒重称量瓶（M_0）　取扁形称量瓶 6 个，按 1～6 编号，置烘箱中，打开瓶盖，调烘箱温度为 100～105℃，干燥 2h，打开烘箱，盖好瓶盖，取出，置干燥器中冷却 30min，用分析天平精密称重，再在同样条件下干燥 1h，冷却，称重，直至连续两次干燥后称重的重量差异在 0.3mg 以下。

（2）供试品重（M_s）

① 取保济丸约 20g，研成细颗粒，混匀，精密称取 2～5g，一式两份，分别平铺于上述干燥至恒重的称量瓶（编号为 1 号和 2 号）中。

② 取板蓝根颗粒，精密称取 2～5g，一式两份，分别平铺于上述干燥至恒重的称量瓶（编号为 3 号和 4 号）中。

③ 取地奥心血康胶囊的内容物约 20g，混匀，精密称取 2～5g，一式两份，分别平铺于上述干燥至恒重的称量瓶（编号为 5 号和 6 号）中。

注：供试品称重：电子天平调零，将已恒重的称量瓶放到天平上，去皮（回零）；加供试品，这时电子天平上显示的数字为供试品重。

（3）干燥至恒重的供试品与称量瓶重（M）　打开上述 1～6 号称量瓶盖，在干燥箱中，于 100～105℃干燥 5h，将瓶盖盖好，移至干燥器中，冷却 30min，依次精密称定重量；在上述温度下再干燥 1h，依次精密称定重量，直至连续两次称重的差异不超过 5mg 时为止。

（4）计算供试品中的水分含量

$$供试品中的水分含量 = 1 - \frac{M - M_0}{M_s} \times 100\%$$

（5）判断标准　保济丸的水分不得过 12.0%；板蓝根颗粒的水分不得过 6.0%；地奥心血康胶囊的水分不得过 9.0%。

2. 保济丸、板蓝根颗粒和地奥心血康胶囊的装量差异检查

① 取保济丸 10 瓶，分别称定每瓶内容物的重量，每瓶装量与标示装量相比较，超出装量差异限度的不得多于 2 瓶，并不得有 1 瓶超出装量差异限度的一倍。

标示装量 1.85g；装量差异限度 ±10%。

② 取板蓝根颗粒 10 袋，分别称定每袋内容物的重量，每袋装量与标示装量相比较，超出装量差异限度的不得多于 2 袋，并不得有 1 袋超出装量差异限度的一倍。

标示装量 10g；装量差异限度±5%。

③ 取地奥心血康胶囊 10 粒，分别精密称定重量后，依次放置在固定的位置，分别打开囊帽，倾出内容物（不得损失囊壳），用小刷或其他适宜的用具将囊壳（包括囊体和囊帽）内外拭净；并依次精密称定每一囊壳重量，即可求出每粒内容物装量和平均装量。每粒内容物装量与平均装量比较，装量差异限度应在±10.0%以内，超出装量差异限度的不得多于 2 粒。并不得有 1 粒超出限度一倍。

【讨论】

1. 丸剂、颗粒剂和胶囊剂的水分测定时供试品的处理各有什么不同，为什么？

2. 丸剂、颗粒剂和胶囊剂的装量差异检查的注意点？

实验五　藿香正气口服液的相对密度和 pH 值的测定

【实验目的】

1. 掌握中药制剂相对密度和 pH 值的测定方法。

2. 熟悉相对密度测定的原理和注意事项。

【实验原理】

藿香正气口服液是由药物提取物配成的液体制剂，其制剂中提取物的浓度改变，相对密度也发生改变，随着相对密度的改变，制剂中的药量也相应发生变化。因此，测定制剂中的相对密度，可以控制含药量，从而保证药品的质量。

【实验步骤】

1. 相对密度的测定

① 取洁净并干燥的比重瓶两个，分别编号并称定其重量（M_0），精确至毫克（mg）。

② 取上述已称定重量的比重瓶，装满藿香正气口服液（温度应低于20℃）后，插入中心有毛细孔的瓶塞，用滤纸将从塞孔溢出的液体擦干，置 20℃ 恒温水浴中，放置 10～20min，随时用滤纸将瓶塞顶端溢出的液体擦干，待液体不再由塞孔溢出（此现象意味着温度已平衡），迅即将比重瓶自水浴中取出，再用滤纸将比重瓶外壁的水擦干，迅速称定重量（M_1），精确至毫克（mg）。

③ 将比重瓶中的藿香正气口服液倾去，用水洗净比重瓶，装满新沸过的冷水，再照上述方法测得同一温度时水的重量（M_2）。

④ 计算

$$供试品的相对密度 = \frac{M_1 - M_0}{M_2 - M_0}$$

相对密度：应不低于 1.01。

2. pH 值的测定

① 取供试品 20 支，置洁净干燥的烧杯中，摇匀。

② 以苯二甲酸盐标准缓冲液为定位用的标准缓冲液；以磷酸盐标准缓冲液为校正用的标准缓冲液；按 pH 计使用说明书操作测定供试品中的 pH 值。

pH 值：应为 4.5～6.5。

【讨论】

1. 测定相对密度时，为什么对温度控制有较高要求？

2. 测定相对密度操作为什么先称取洁净干燥的空比重瓶，再装供试液称重，最后再装水称重？

3. 用酸度计测 pH 值时为什么要用两次测定法？

4. 用酸度计测 pH 值时为什么必须用标准缓冲液校正仪器？校正时应注意些什么？

5. 玻璃电极使用前应如何处理？为什么？使用和安装时应注意哪些问题？

实验六　用古蔡氏法检查牛黄解毒片中三氧化二砷的限量

【实验目的】

1. 掌握古蔡氏法进行砷盐限量检查的操作方法。

2. 了解古蔡氏法进行砷盐限量检查的原理。

【实验原理】

砷在体内积蓄性强，超过一定量引起中毒，故必须对中药制剂进行砷盐限量检查。

本实验以锌为还原剂，在强酸条件下将药品中微量砷还原为具有挥发性的砷化氢气体，与溴化汞试纸作用产生黄色的 AsH（HgBr）$_2$ 或黄褐色的 As（HgBr）$_3$（称为"砷斑"），与同一条件下用一定量标准砷溶液制得的标准砷斑比较，以判断药品中砷盐的含量是否符合限度。

【实验步骤】

① 取仪器装置（见图 3-4）两套，分别编号为 1 号和 2 号。

② 取醋酸铅棉花 60mg 撕成疏松状，每次少量，用细玻璃棒均匀地装入于导气管 C 中，松紧要适度，装管高度为 60～80mm；用玻璃棒夹取溴化汞试纸（试纸大小以能覆盖孔径而不露出平面外为宜），置于旋塞 D 的顶端平面上，盖住孔径，盖上旋塞 E 并旋紧。

③ 取牛黄解毒片 20 片置研钵中研细，精密称取 1.52g 置小烧杯中，加稀盐酸 20ml，时时搅拌 1h，滤纸过滤，滤液置 500ml 量瓶中，残渣加稀盐酸 10ml，搅拌 10min，滤纸过滤，滤液置 500ml 量瓶中，残渣再加稀盐酸 10ml，搅拌 10min，滤纸过滤，滤液置 500ml 量瓶中，加水稀释至刻度，摇匀；用 5ml 移液管从 500ml 量瓶中精密量取 5ml 溶液，置 10ml 量瓶中，加水至刻度，摇匀；用 2ml 移液管从 10ml 量瓶中精密量取 2ml 溶液置 A（1 号）瓶中，加盐酸 5ml 与水 21ml。

④ 用 2ml 移液管精密量取标准砷溶液 2ml，置 A（2 号）瓶中，加盐酸 5ml 与水 21ml。

⑤ A（1 号）瓶和 A（2 号）瓶同时加碘化钾试液 5ml 与酸性氯化亚锡试液 5 滴，在室温放置 10min 后，加锌粒 2g，立即将准备好的导气管 C 密塞于 A 瓶上，并将 A 瓶置 25～40℃水浴中反应 45min，取出溴化汞试纸，A（1 号）瓶所显砷斑颜色不得深于 A（2 号）瓶标准砷斑。

【讨论】

1. 用古蔡氏法检查砷盐限量时，操作方法的要点是什么？

2. 本实验使用锌、碘化钾、氯化亚锡、醋酸铅棉花的作用是什么？

3. 标准砷溶液为什么取用 2ml？

4. 氯化亚锡溶液为什么要新鲜配制？

实验七　黄连上清丸中重金属的检查

【实验目的】

掌握中药制剂重金属检查的原理和方法。

【实验原理】

黄连上清丸的成分之一是石膏，属矿物药。本实验以黄连上清丸为供试品，在酸性条件下进行测定，以一定量的标准铅溶液作为对照，通过显色反应，按溶液颜色的深浅确定供试品中重金属的含量

【实验步骤】

① 取 25ml 纳氏比色管两支，编号为甲、乙。

② 取黄连上清丸 15g，研碎，过二号筛，取约 1.0g，精密称定，置坩埚内；将盛有供试品的坩埚斜置电炉上缓缓灼烧（避免供试品骤然膨胀而逸出），炽灼至供试品全部炭化呈黑色，并不冒浓烟，放冷至室温。

滴加硫酸 0.5～1.0ml，使炭化物全部湿润，在电炉上加热至硫酸蒸气除尽，加硝酸 0.5ml，继续在电炉上加热至白烟完全消失（以上操作应在通风柜内进行）；将坩埚移置高温炉内，盖子斜盖于坩埚上，在 500～600℃炽灼约 60min，使供试品完全灰化，用坩埚钳取出放冷；加盐酸 2ml，置水浴上蒸干后加水 15ml，滴加酚酞指示液 2 滴，滴加氨试液至溶液显淡粉红色，再加醋酸盐缓冲液（pH3.5）2ml，微热溶解后，移置乙管中，加水稀释成 25ml。

③ 取空蒸发皿，加硝酸 0.5ml，蒸干，至氧化氮蒸气除尽后，放冷，加盐酸 2ml，置水浴上蒸干后，加醋酸盐缓冲液（pH3.5）2.0ml 与水 15ml，微热溶解后，移置甲管中，加标准铅溶液一定量，再用水稀释成 25ml。

④ 在甲、乙两管中分别加硫代乙酰胺试液各 2.0ml，摇匀，放置 2min，同置白纸上，自上向下透视，乙管中显出的颜色与甲管比较，不得更深。

⑤ 标准铅溶液的取用量：

$$标准铅溶液(10\mu g/ml)V=\frac{重金属限量\times供试品重(g)}{标准铅溶液浓度(g/ml)}$$

重金属限量：不得过百万分之二十五。

标准铅溶液浓度（g/ml）：0.000010g/ml

【说明】

炽灼期时间较长，本实验可与其他实验穿插安排，以提高效率。

【讨论】

1. 本实验操作时应注意什么？炽灼温度为什么要控制在 500～600℃之间？

2. 供试品如带颜色应如何处理？

3. 对照甲管为什么按实验步骤中第三点操作？

实验八　滴定法测定北豆根片中蝙蝠葛碱的含量

【实验目的】

1. 掌握酸碱滴定法测定中药片剂中生物碱含量的原理和方法。

2. 熟悉酸碱滴定法测定中药片剂的供试品前处理方法。

【实验原理】

北豆根片具有清热解毒，消肿利咽的功效。其主要有效成分是蝙蝠葛碱，先加入定量过量的硫酸标准溶液，使生物碱全部成盐后，剩余的硫酸再用氢氧化钠滴定液回滴。根据所消耗的氢氧化钠的量，计算出剩余硫酸的量，求出和生物碱发生反应的硫酸的量，即可算出被测生物碱的量。

【实验步骤】

① 取北豆根片 20 片，精密称定，置研钵中，研细。

② 精密称取适量（约相当于总生物碱 80mg）置具塞锥形瓶中，加乙酸乙酯 25ml，振摇 30min，滤过，用乙酸乙酯 10ml 分三次洗涤容器及滤渣，洗液与滤液合并置蒸发皿中，于水浴上蒸干，加无水乙醇 10ml 使溶解。

③ 用 25ml 移液管加硫酸滴定液（0.01mol/L）25ml 与甲基红指示液 2 滴，用氢氧化钠滴定液（0.02mol/L）滴定至黄色，即得。

每 1ml 的硫酸滴定液（0.01mol/L）相当于 6.248mg 蝙蝠葛碱（$C_{38}H_{44}N_2O_6$）。北豆根片含生物碱以蝙蝠葛碱（$C_{38}H_{44}N_2O_6$）计，应为标示量的 90.0%～110.0%，标示含量计算公式为：

$$总生物碱（mg/ml）= \frac{\left[25 - \frac{(cV)_{NaOH}}{2c_{H_2SO_4}}\right] \times 6.248 \times \frac{c_{H_2SO_4}}{0.01} \times 平均片重}{供试品的取用量 \times 标示含量} \times 100\%$$

【注意事项】

① 碱性滴定管在使用前首先检查是否漏水。

② 在加入氢氧化钠滴定液前，碱性滴定管应先用氢氧化钠滴定液荡洗 2～3 次（每次 5～10ml）。

③ 装好滴定液后，应检查滴定管尖有无气泡，有则排气泡，排除气泡后，调节液面在 0.00ml 刻度，并记下初读数。

④ 读数时，必须读到小数点后两位，即要求估计到 0.00ml。

⑤ 临近终点时，应半滴加入。

【讨论】

1. 加入硫酸液（0.01mol/L）后，蝙蝠葛碱有什么变化？

2. 加硫酸滴定液时为什么用移液管，而不能用量筒量取？

实验九　紫外-可见分光光度法测定六味地黄颗粒中丹皮酚的含量

【实验目的】

1. 了解紫外-可见分光光度法原理。

2. 掌握紫外-可见分光光度计的操作及含量计算方法。

【实验原理】

物质对光的选择性吸收波长，以及相应的吸收系数是该物质的物理常数。当已知某纯物质在一定条件下的吸收系数后，可用同样条件将该供试品配成溶液，测定其吸光度，即可计算出供试品中该物质的含量。

【实验步骤】

① 取六味地黄颗粒约 2g，置研钵中研细，精密称定，用水蒸气蒸馏，收集馏出液约 450ml，置 500ml 量瓶中，加水稀释至刻度。

② 按照紫外-可见分光光度计的操作说明书，在 274nm 波长处测定吸光度，按丹皮酚（$C_9H_{10}O_3$）的吸收系数（$E_{1cm}^{1\%}$）为 862 计算，即得。

每袋含牡丹皮按丹皮酚（$C_9H_{10}O_3$）计，不得少于 6.0mg。

计算公式：

$$含量(mg/袋)=\frac{A_供\times1\%\times500.0\times1000\times平均装量}{862\times M_供}$$

式中，$A_供$ 为供试品溶液的吸光度；$M_供$ 为供试品取用量。

【讨论】

1. 为什么在 274nm 波长处测定丹皮酚的吸光度？

2. 本实验中的注意事项是什么？

实验十　高效液相色谱法测定复方丹参片中丹参酮ⅡA的含量

【实验目的】

1. 熟悉高效液相色谱法用于中药制剂含量测定的原理和操作方法。

2. 掌握片剂进行高效液相色谱法测定的样品前处理方法。

【实验原理】

复方丹参片由丹参、三七、冰片三味药材组成，本实验采用超声处理加速有效成分的提取，滤过后，用高效液相色谱法，以丹参酮ⅡA为对照品，以外标法计算供试品中丹参酮ⅡA的含量。

【实验步骤】

参见第四章第四节七。

【讨论】

1. 本实验用什么方法计算供试品含量？如何从实验数据中计算理论板数？

2. 流动相为什么要进行过滤和脱气？如何过滤和脱气？

3. 实验中，如果理论板数达不到实验要求应采取哪些方法？

实验十一　高效液相色谱法测定牛黄解毒片中黄芩苷的含量

【实验目的】

1. 熟悉高效液相色谱法用于中药制剂含量测定的原理和操作方法。

2. 熟悉对中药片剂进行样品前处理的方法。

3. 了解高效液相色谱法在中药研究工作中的应用。

【实验原理】

牛黄解毒片由牛黄、大黄、黄芩、冰片、石膏等八味中药制成，黄芩的主要有效成分是黄芩苷，具有弱酸性，可溶于乙醇。本实验采用超声处理加速有效成分的提取，滤过后，用高效液相色谱法，以黄芩苷为对照，以外标法计算供试品中黄芩苷的含量。

【实验步骤】

参见第八章第三节 1。

【讨论】

能否利用高效液相色谱图上所提供的数据自己计算供试品中的含量，并与高效液相色谱图上的供试品含量数据进行比较。

实验十二　薄层色谱法测定黄氏响声丸中贝母素乙的含量

【实验目的】

1. 熟悉薄层色谱法测定的原理和操作方法。

2. 熟悉薄层色谱结果的计算、判定。

3. 掌握薄层色谱供试品制作。

【实验原理】

黄氏响声丸是由薄荷、浙贝母、连翘、蝉蜕、胖大海等十二味药材组成，本实验将黄氏响声丸研细，加碱试液碱化，然后加入脂溶性混合溶液超声处理提取后，冷浸过夜得供试液，在薄层板上展开，进行双波长锯齿扫描，测定贝母素乙含量。

【实验步骤】

① 取黄氏响声丸 5g，除去包衣，研细，取粉末（过四号筛）约 4g，精密称定，加硅藻土适量，充分搅拌均匀，加浓氨试液 1ml 使湿润，密塞，放置 30min，加乙醚-三氯甲烷-乙醇（50∶16∶5）混合溶液 50ml，超声处理 30min，冷浸过夜，滤过，药渣用少量上述混合溶液洗涤 3 次，合并洗液和滤液，挥干，残渣用三氯甲烷溶解，转移至 2ml 量瓶中，并稀释至刻度，摇匀，作为供试品溶液。

② 另取贝母素乙对照品，精密称定，加三氯甲烷制成每 1ml 含 0.5mg 的溶液，作为对照品溶液。

③ 精密吸取供试品溶液 10μl、对照品溶液 4μl 和 8μl，分别点于同一硅胶 G 薄层板上。

④ 以石油醚（60～90℃）-乙酸乙酯-甲醇-浓氨试液（10∶10∶2∶1）为展开剂，展开。

⑤ 取出，晾干，喷以稀碘化铋钾试液，晾干。

⑥ 在薄层板上覆盖同样大小的玻璃板，周围用胶布固定，用薄层色谱仪进行扫描，波长 $\lambda_S = 515$nm，$\lambda_R = 650$nm，测量供试品吸光度积分值与对照品吸光度积分值，计算，即得。

黄氏响声丸每 1g 含浙贝母以贝母素乙（$C_{27}H_{43}NO_3$）计，不得少于 0.10mg。

计算公式：

$$含量(mg/g) = \frac{(F_1 A_供 + F_2) \times 稀释倍数}{供试品取用量}$$

式中，$A_供$ 为测出的供试品峰面积；F_1 和 F_2 为数据处理站给出的数值。

注：计算时注意单位换算。

【讨论】

1. 用此法的注意事项是什么？

2. 为什么要用碱试液碱化黄氏响声丸粉末？

实验十三 气相色谱法测定国公酒中乙醇量

【实验目的】

1. 掌握中药剂中乙醇量测定原理和方法。
2. 熟悉气相色谱测定乙醇量的供试品制备方法。
3. 熟悉气相色谱仪的使用、操作和实验结果的计算。

【实验原理】

国公酒是由当归、羌活、牛膝、防风、独活等三十三味药材制成的酒剂，乙醇含量对中药酒剂质量有一定影响，故测定乙醇含量可作为对中药酒剂质量控制的项目。乙醇量应为 55%~60%。

【实验步骤】

（1）色谱条件与系统适用性试验 用直径为 0.18~0.25mm 的二乙烯苯-乙基乙烯苯型高分子多孔小球作为载体，柱温为 120~150℃；理论板数按正丙醇峰计算应不低于 700，乙醇和正丙醇两峰的分离度应大于 2。

（2）校正因子的测定 精密量取恒温至 20℃ 无水乙醇（作为对照品）4ml、5ml、6ml，分别置 100ml 量瓶中，分别精密加入恒温至 20℃ 的正丙醇（作为内标物质）5ml，加水稀释至刻度，摇匀，取上述三种溶液，注入气相色谱仪中，分别连续进样 3 次，测定峰面积，计算校正因子，所得校正因子的相对标准偏差（RSD）不得大于 2.0%。

（3）供试品的测定 精密量取恒温至 20℃ 的供试品适量（相当于乙醇约 5ml），置 100ml 量瓶中，精密加入恒温至 20℃ 的正丙醇 5ml，加水稀释至刻度，摇匀，取 1μl 注入气相色谱仪，分别连续注样 3 次，并计算出供试品中的乙醇含量，取 3 次计算的平均值作为结果。

注：操作方法参照所使用的气相色谱仪的使用说明书。

计算公式：

$$校正因子 \, f = \frac{A_{内}c_{对}}{A_{对}c_{内}}$$

式中，$A_{内}$ 为内标物质的峰面积；$A_{对}$ 为对照品的峰面积；$c_{内}$ 为内标物质的浓度；$c_{对}$ 为对照品的浓度。

$$c_{供} = f \frac{A_{供}c_{供内}}{A_{供内}}$$

式中，$c_{供}$ 为供试品中待测组分的浓度；$A_{供}$ 为供试品的峰面积；$c_{供内}$ 为供试品中内标物质的浓度；$A_{供内}$ 为供试品中内标物质的峰面积。

【讨论】

1. 内标法有何特点？与外标法有什么不同？
2. 校正因子起什么作用？

【实验原始记录】

实验一　　中药制剂的化学鉴别

班级和学号：　　　　　姓名：　　　　　　实验时间：

室温：　　　℃　　　相对湿度：　　　％

　　1. 抗骨增生丸的鉴别

　　取抗骨增生丸　　　丸，加 70％乙醇　　　　ml，回流　　　　分钟；取滤液

　　ml；残渣加 5％硫酸溶液　　　ml；

　　（1）滤液　　　ml＋碘化铋钾试液　　　滴→

　　（2）滤液　　　ml＋碘化汞钾试液　　　滴→

　　（3）滤液　　　ml＋硅钨酸试液　　　滴→

　　结论：

　　2. 板蓝根颗粒的鉴别

　　称取板蓝根颗粒剂　　　　g，加水　　　　ml，取滤液　　　ml，加茚三酮试液

　　滴，沸水浴加热→

　　结论：

3. 大山楂丸的鉴别

取大山楂丸　　　　g，加乙醇　　　　ml，回流　　　min，蒸干，残渣加水　　　　ml，加正丁醇　　　　ml，正丁醇提取液水浴蒸干，残渣加甲醇　　　　　ml，取滤液　　　ml，加少量镁粉与盐酸　　　滴，水浴加热 4～5min 后→

结论：

讨论：

【实验原始记录】

实验二　中药制剂的薄层色谱鉴别（一）

班级和学号：　　　　　　姓名：　　　　　　实验时间：

室温：　　℃　　　　　　相对湿度：　　　％

1. 逍遥丸的薄层色谱鉴别

品名：　　　　　　规格：　　　　　　批号：

生产企业：

供试品溶液制备：

对照药材溶液的制备：

薄层板：

点样量：

展开剂：

展距：

检视：

　　　　1　　2　　3　　4
　　1,3—对照药材；2,4—供试品

结论：

2. 千柏鼻炎片的薄层色谱鉴别

品名：　　　　　　　规格：　　　　　　　批号：

生产企业：

供试品溶液制备：

对照品溶液制备：

薄层板：

点样量：

展开剂：

展距：

显色剂：

检视：

1,3—对照药材；2,4—供试品

结论：

讨论：

【实验原始记录】

实验三 中药制剂的薄层色谱鉴别 （二）

班级和学号：   姓名：   实验时间：

室温：   ℃   相对湿度：   ％

1. 六味地黄丸的薄层色谱鉴别

品名：   规格：   批号：

生产企业：

供试品溶液制备：

对照品溶液制备：

薄层板：

点样量：

展开剂：

展距：

显色剂：

检视：

　1　　2　　3　　4

1,3—对照药材；2,4—供试品

结论：

2. 牛黄解毒片薄层色谱鉴别

品名：　　　　　　规格：　　　　　　批号：

生产企业：

供试品溶液：

对照药材的制备：

对照品溶液制备：

薄层板：

点样量：

展开剂：

展距：

| 1 | 2 | 3 | 4 | 5 | 6 |

1,4—大黄素对照药品；2,5—大黄对照药材；3,6—供试品

显色剂：

检视：

结论：

讨论：

【实验原始记录】

实验四　中药制剂的水分与装量差异测定

班级和学号：　　　　　姓名：　　　　　　实验时间：
室温：　　℃　　　　相对湿度：　　　％　电子天平型号：

1. 水分测定

称量瓶	(1)	(2)	(3)
第一次恒重			
第二次恒重			
相差≤0.3mg			

称量瓶	(4)	(5)	(6)
第一次恒重			
第二次恒重			
相差≤0.3mg			

供试品	(1)	(2)	(3)
第一次恒重			
第二次恒重			
相差≤5mg			

供试品	(4)	(5)	(6)
第一次恒重			
第二次恒重			
相差≤5mg			

结果计算

保济丸　　(1)

　　　　　　(2)

板蓝根颗粒　(3)

　　　　　　(4)

地奥心血康胶囊 (5)

　　　　　　(6)

结论：

2. 装量差异检查

保济丸 标示装量：

超出装量限度±10％　　　　　　瓶；超出装量限度±2×10％　　　　　　瓶。

板蓝根颗粒 标示装量：

超出装量限度±5％　　　　　　袋；超出装量限度±2×5％　　　　　　袋。

地奥心血康胶囊 平均装量：

胶囊重(1)	(2)	(3)	(4)	(5)

囊壳重

内容物重

胶囊重(6)	(7)	(8)	(9)	(10)

囊壳重

内容物重

超出装量限度±10％　　　　　　瓶；超出装量限度±2×10％　　　　　　瓶。

结论：

讨论：

【实验原始记录】

实验五　藿香正气口服液的相对密度和 pH 值的测定

班级和学号：　　　　姓名：　　　　　　实验时间：

室温：　　℃　　　相对湿度：　　　％

　品名：　　　　　规格：　　　　　标示量：

　批号：　　　　生产企业：

1. 相对密度测度

天平型号：　　　　　　　　　　　测定温度：　　　　℃

空比重瓶重：　　　　　　　(1)　　　　　　　(2)

比重瓶充满供试品后总重：

比重瓶充满水后总重：

(1) 相对密度＝————————————

(2) 相对密度＝————————————

平均：

结论：

2. pH 值测定

pH 计的型号：　　　　　　　　　　　　　　测定温度：　　　℃

定位用的标准缓冲液：

校正用的标准缓冲液：

供试品的制备：

校正数据：　　　　　　　　　　　　　　　　平均值：

供试品测定数据：　　　　　　　　　　　　　平均值：

结论：

讨论：

【实验原始记录】

实验六　用古蔡氏法检查牛黄解毒片中三氧化二砷的限量

班级和学号：　　　　姓名：　　　　　实验时间：

室温：　　℃　　　相对湿度：　　　%

　品名：　　　　　　规格：　　　　　　标示量：

　批号：　　　　　生产企业：

　供试品的制备：

　对照溶液的制备：

供试品溶液和对照溶液 ＋ 碘化钾试液　　　ml ＋ 酸性氯化亚锡试液　　滴，加锌粒 2g，反应　　　min，结果：

结论：

讨论：

【实验原始记录】

实验七　黄连上清丸中重金属的检查

班级和学号：　　　　　姓名：　　　　　　实验时间：

室温：　　　℃　　　相对湿度：　　　　％

　品名：　　　　　　规格：　　　　　　标示量：

　批号：　　　　　　生产企业：

　供试品量：

$$标准铅溶液（10\mu g/ml）取用量 = \frac{重金属限量 \times 供试品重（g）}{标准铅溶液浓度（g/ml）}$$

$$= \underline{\hspace{4cm}} =$$

　炽灼温度：　　　　℃

　简要操作过程：

结果比较：

结论：

讨论：

【实验原始记录】

实验八　滴定法测定北豆根片中蝙蝠葛碱的含量

班级和学号：　　　　　姓名：　　　　　实验时间：

室温：　　　℃　　　相对湿度：　　　　%

　　品名：　　　　　　规格：　　　　标示量：　　　　批号：

　　生产企业：　　　　　　　　　　　天平型号：

　　20 片重：　　　　　平均片重：　　　供试品取用量：

　　硫酸滴定液：　　　mol/L　　　　氢氧化钠滴定液：　　　mol/L

　　批示剂：　　　　　　　　　　　加入硫酸滴定液：　　　ml

　　简要操作：

氢氧化钠滴定液的消耗量：（1）　　　　　ml　　（2）　　　　　ml

计算：

结论：

讨论：

【实验原始记录】

实验九　紫外-可见分光光度法测定六味地黄颗粒中丹皮酚的含量

班级和学号：　　　　　姓名：　　　　　　实验时间：

室温：　　℃　　　相对湿度：　　　%

　品名：　　　　　　规格：　　　　　　标示量：

　批号：　　　　　厂家：

　仪器型号：

　供试品称量：　（1）　　　　　　　　（2）

　平均装量：

　实验数据：

　计算：

结论：

讨论：

【实验原始记录】

实验十 高效液相色谱法测定复方丹参片中丹参酮II_A的含量

班级和学号： 姓名： 实验时间：

室温： ℃ 相对湿度： %

品名： 规格： 标示量：

批号： 生产企业：

仪器及检测条件，高效液相色谱仪型号：

检测波长： nm 色谱柱： 柱温： ℃ 流速： ml/min

压力： MPa 流动相：

分析天平型号：

对照品称量与配制：

供试品称量与配制：

结果计算：

结论：

讨论：

【实验原始记录】

实验十一 高效液相色谱法测定牛黄解毒片中黄芩苷的含量

班级和学号： 姓名： 实验时间：

室温： ℃ 相对湿度： ％

品名： 规格： 标示量：

批号： 生产企业：

仪器及检测条件，高效液相色谱仪型号：

检测波长： nm 色谱柱： 柱温： ℃ 流速： ml/min

压力： MPa 流动相：

分析天平型号：

对照品称量与配制：

供试品称量与配制：

结果计算：

结论：

讨论：

【实验原始记录】

实验十二　薄层色谱法测定黄氏响声丸中贝母素乙的含量

班级和学号：　　　　姓名：　　　　　实验时间：

室温：　　℃　　　相对湿度：　　　%

　　品名：　　　　　规格：　　　　　标示量：

　　批号：　　　　生产企业：

　　供试品称样量：（1）　　　　　　　（2）

　　供试品溶液：

　　对照品称样量：

　　对照品溶液：

　　薄层板：

　　展开剂：

　　点样量：

　　展距：

　　显色剂：

　　薄层色谱仪的型号：

　　扫描方式：

　　测定值：

薄层色谱示意图

1,4—对照品 4μl；2,5—供试品1；

3,7—对照品 8μl；6,8—供试品2

结果计算：

结论：

【实验原始记录】

实验十三　　气相色谱法测定国公酒中乙醇量

班级和学号：　　　　姓名：　　　　　　实验时间：

室温：　　℃　　　相对湿度：　　　　%

　　原始记录：

　　品名：　　　　　规格：　　　　　　标示量：

　　批号：　　　　生产企业：

　　仪器型号：

　　载体：　　　　　　　　　　　　　　　柱温：　　　　　℃

　　空气压力：　　　kg/cm²　　氢气压力：　　　kg/cm²　　载气流量：　　　ml/min

　　内标物：正丙醇　　　ml　　　供试品：　　　　ml

　　对照品：无水乙醇　（1）　　　ml　　（2）　　ml　　（3）　　ml

　　校正因子与 RSD 和供试品含乙醇量的计算：

结论：

附色谱图：

讨论：

参 考 文 献

1   国家药典委员会. 中华人民共和国药典. 2005年版一部. 北京：化学工业出版社，2005

2   中国药品生物制品检定所. 中国药品检验标准操作规范. 2000年版. 北京：中国医药科技出版社，2001

3   国家药典委员会. 中国药典中药薄层色谱彩色图集. 广州：广东科技出版社，1993

4   梁生旺. 中药制剂分析. 北京：中国中医药出版社，2003

5   齐宗韶. 仪器分析技术. 北京：化学工业出版社，2005

6   张欣德. 中药制剂分析. 北京：中国中医药出版社，2002

7   苏薇薇. 药物分析实验. 北京：中国医药科技出版社，1998

8   李永吉. 中药质量检验常规. 北京：北京医科大学中国协和医科大学联合出版社，1993

9   周玉新. 中药指纹图谱技术. 北京：化学工业出版社，2002

10 梁延寿. 现代中药制剂检验技术. 北京：化学工业出版社，2004

11 中国药品生物制品检定所. 中国药品检验标准规范. 北京：化学工业出版社，2005

12 梁生旺. 中药制剂分析习题集. 北京：中国中医药出版社，2003

全国医药中等职业技术学校教材可供书目

	书 名	书 号	主编	主审	定价
1	中医学基础	7876	石 磊	刘笑非	16.00
2	中药与方剂	7893	张晓瑞	范 颖	23.00
3	药用植物基础	7910	秦泽平	初 敏	25.00
4	中药化学基础	7997	张 梅	杜芳麓	18.00
5	中药炮制技术	7861	李松涛	孙秀梅	26.00
6	中药鉴定技术	7986	吕 薇	潘力佳	28.00
7	中药调剂技术	7894	阎 萍	李广庆	16.00
8	中药制剂技术	8001	张 杰	陈 祥	21.00
9	中药制剂分析技术	8040	陶定阑	朱品业	23.00
10	无机化学基础	7332	陈 艳	黄 如	22.00
11	有机化学基础	7999	梁绮思	党丽娟	24.00
12	药物化学基础	8043	叶云华	张春桃	23.00
13	生物化学	7333	王建新	苏怀德	20.00
14	仪器分析	7334	齐宗韶	胡家炽	26.00
15	药用化学基础(一)(第二版)	04538	常光萍	侯秀峰	22.00
16	药用化学基础(二)	7993	陈 蓉	宋丹青	24.00
17	药物分析技术	7336	霍燕兰	何铭新	30.00
18	药品生物测定技术	7338	汪穗福	张新妹	29.00
19	化学制药工艺	7978	金学平	张 珩	18.00
20	现代生物制药技术	7337	劳文艳	李 津	28.00
21	药品储存与养护技术	7860	夏鸿林	徐荣周	22.00
22	职业生涯规划(第二版)	04539	陆祖庆	陆国民	20.00
23	药事法规与管理(第二版)	04879	左淑芬	苏怀德	28.00
24	医药会计实务(第二版)	06017	董桂真	胡仁昱	15.00
25	药学信息检索技术	8066	周淑琴	苏怀德	20.00
26	药学基础	8865	潘 雪	苏怀德	21.00
27	药用医学基础(第二版)	05530	赵绽臣	苏怀德	39.00
28	公关礼仪	9019	陈世伟	李松涛	23.00
29	药用微生物基础	8917	林 勇	黄武军	22.00
30	医药市场营销	9134	杨文章	杨 悦	20.00
31	生物学基础	9016	赵 军	苏怀德	25.00
32	药物制剂技术	8908	刘娇娥	罗杰英	36.00
33	药品购销实务	8387	张 蕾	吴阊云	23.00
34	医药职业道德	00054	谢淑俊	苏怀德	15.00
35	药品 GMP 实务	03810	范松华	文 彬	24.00
36	固体制剂技术	03760	熊野娟	孙忠达	27.00
37	液体制剂技术	03746	孙彤伟	张玉莲	25.00
38	半固体及其他制剂技术	03781	温博栋	王建平	20.00
39	医药商品采购	05231	陆国民	徐 东	25.00
40	药店零售技术	05161	苏兰宜	陈云鹏	26.00
41	医药商品销售	05602	王冬丽	陈军力	29.00
42	药品检验技术	05879	顾 平	董 政	29.00
43	药品服务英语	06297	侯居左	苏怀德	20.00
44	全国医药中等职业技术教育专业技能标准	6282	全国医药职业技术教育研究会		8.00

欲订购上述教材，请联系我社发行部：010-64519684，010-64518888

如果您需要了解详细的信息，欢迎登录我社网站：www.cip.com.cn